응급구조사를 위한

응급의료관계법규

응급구조사를 위한

응급의료관계법규

보문각

이재국(선문대학교)

김영환(마산대학교)

응급구조사를 위한

응급의료관계법규

초판발행 2022년 2월 22일
초판인쇄 2022년 2월 19일

지은이 이재국 · 김영환
펴낸이 이호동
발행처 보문각
블로그 http://bomungak.blog.me
e-mail bomungak@naver.com
주소 서울시 서초구 바우뫼로7길 8
등록번호 302 -2003- 00085
전화 02)468 - 0457
팩스 02)468 - 0458

값 18,000원

ISBN 978-89-6220-434-6 93510

머리말

저출산 고령화 시대가 급속히 진행되면서 생활 패턴의 다양화, 그리고 인구의 도시집중 등에 따른 사고 발생의 다양성과 불확실성의 증가 등으로 긴급구조에 관련한 사고와 재난이 급속히 증가하고 있는 실정입니다. 이에 따라 응급의료에 관련한 업무도 증가하면서 다양한 대응에 관한 복잡한 요구와 관련 법령과 행정이 또한 증가 하고 있는 실정입니다.

인류는 지금까지 경험해 보지 못했던 코로나19의 발생으로 지금 지구촌은 코로나19 사태에 휩싸여 공황상태에 빠져들고 있다. 미국, 러시아, 중국, 영국등 강대국들은 물론 우리나라도 보이지 않는 바이러스 앞에 위협과 고난을 당하고 있습니다. 이러한 때에 세계적으로 대유행하는 긴급재난과 응급의료, 감염병 등의 사고와 질환을 대비하기 위하여 공동대처 하는 것은 사고와 재난 및 질병으로부터 인류를 보호하는데 큰 기여를 할 것으로 판단됩니다. 이러한 때에 저자들은 국민의 안전과 건강을 책임지고 있는 응급의료 현업부서 책임자들에게 응급의료 행정을 기획하고 집행하는데 다소나마 도움을 주고자 응급구조사를 위한 응급의료 관계법규를 출간하기로 하였습니다.

본서는 응급의료업에 종사하시는 보건의료인은 물론 응급의료관련 사업자의 참고서로 활용할 수 있도록 관계법령의 법, 시행령, 시행규칙을 정리하고 응급구조행정업무를 집행하는 전국의 응급구조대와 119소방서 등 응급구조공무원과 업무종사자의 참고 도서가 될 수 있도록 의료법, 응급의료에 관한 법률을 법 · 시행령 · 시행규칙을 상호 연관하여 정리하였습니다. 응급구조업과 응급의료행정업무에 종사하시는 분들께 많은 도움이 될 것임을 확신합니다.

끝으로 본서를 제안하고 발간하는데 참여 하신 관련 여러 교수님들과 도서출판 보문각 이호동 대표님께 진심으로 감사 인사를 드립니다. 법령별로 집필진이 다르고 제한된 시간에 편집함에 내용에 부족한 점이 많으리라 사료됩니다. 너그러이 양해를 해주시고 향후 많은 지도 편달이 있으시기를 독자 여러분께 부탁드립니다.

저자 일동

Contents

제 1 장

의료법

의료법 [시행 2021. 12. 30.] [법률 제17787호, 2020. 12. 29., 타법개정]

의료법 시행령 [시행 2021. 6. 30.] [대통령령 제31774호, 2021. 6. 15., 일부개정]

의료법 시행규칙 [시행 2021. 12. 11.] [보건복지부령 제747호, 2020. 9. 4., 일부개정]

제1장 총 칙

제1조(목적)

이 법은 모든 국민이 수준 높은 의료 혜택을 받을 수 있도록 국민의료에 필요한 사항을 규정함으로써 국민의 건강을 보호하고 증진하는 데에 목적이 있다.

제2조(의료인)

① 이 법에서 "의료인"이란 보건복지부장관의 면허를 받은 의사 · 치과의사 · 한의사 · 조산사 및 간호사를 말한다.

② 의료인은 종별에 따라 다음 각 호의 임무를 수행하여 국민보건 향상을 이루고 국민의 건강한 생활 확보에 이바지할 사명을 가진다.

1. 의사는 의료와 보건지도를 임무로 한다.
2. 치과의사는 치과 의료와 구강 보건지도를 임무로 한다.
3. 한의사는 한방 의료와 한방 보건지도를 임무로 한다.
4. 조산사는 조산(助産)과 임산부 및 신생아에 대한 보건과 양호지도를 임무로 한다.
5. 간호사는 다음 각 목의 업무를 임무로 한다.

   가. 환자의 간호요구에 대한 관찰, 자료수집, 간호판단 및 요양을 위한 간호

   나. 의사, 치과의사, 한의사의 지도하에 시행하는 진료의 보조

   다. 간호 요구자에 대한 교육 · 상담 및 건강증진을 위한 활동의 기획과 수행, 그 밖의 대통령령으로 정하는 보건활동

   라. 제80조에 따른 간호조무사가 수행하는 가목부터 다목까지의 업무보조에 대한 지도

시행령 제2조(간호사의 보건활동)

1. 「농어촌 등 보건의료를 위한 특별조치법」 제19조에 따라 보건진료 전담공무원으로서 하는 보건활동
2. 「모자보건법」 제10조제1항에 따른 모자보건전문가가 행하는 모자보건 활동
3. 「결핵예방법」 제18조에 따른 보건활동
4. 그 밖의 법령에 따라 간호사의 보건활동으로 정한 업무

제3조(의료기관)

① 이 법에서 "의료기관"이란 의료인이 공중(公衆) 또는 특정 다수인을 위하여 의료 · 조산의 업(이하 "의료업"이라 한다)을 하는 곳을 말한다.

② 의료기관은 다음 각 호와 같이 구분한다.

1. 의원급 의료기관: 의사, 치과의사 또는 한의사가 주로 외래환자를 대상으로 각각 그 의료행위를 하는 의료기관으로서 그 종류는 다음 각 목과 같다.
    가. 의원
    나. 치과의원
    다. 한의원
2. 조산원: 조산사가 조산과 임산부 및 신생아를 대상으로 보건활동과 교육 · 상담을 하는 의료기관을 말한다.
3. 병원급 의료기관: 의사, 치과의사 또는 한의사가 주로 입원환자를 대상으로 의료행위를 하는 의료기관으로서 그 종류는 다음 각 목과 같다.
    가. 병원
    나. 치과병원
    다. 한방병원
    라. 요양병원(「정신건강증진 및 정신질환자 복지서비스 지원에 관한 법률」 제3조제5호에 따른 정신의료기관 중 정신병원, 「장애인복지법」 제58조제1항제4호에 따른 의료재활시설로서 제3조의2의 요건을 갖춘 의료기관을 포함한다. 이하 같다)
    마. 종합병원
    바. 정신병원

③ 보건복지부장관은 보건의료정책에 필요하다고 인정하는 경우에는 제2항제1호부터 제3호까지의 규정에 따른 의료기관의 종류별 표준업무를 정하여 고시할 수 있다.

④항~⑧항삭제

시행규칙 제28조(의료기관 개설허가 사항의 변경허가)

① 법 제33조제5항에 따라 의료기관의 개설허가를 받은 자가 그 개설 장소를 이전하거나 다음 각 호의 어느 하나에 해당하는 개설허가 사항의 변경허가를 받으려면 의료기관 개설허가증과 변경사항을 확인할 수 있는 서류의 사본을 첨부하여 별지 제16호서식의 허가사항 변경신청서(전자문서로 된 신청서를 포함한다)를 시 · 도지사에게 제출하여야 한다. 다만, 종합병원의 개설 장소가 이전되는 경우, 제2호에 따라 종합병원으로 변경되는 경우 또는 제3호에 따라 종합병원의 주요시설 변경이 있는 경우에는 「전기사업법 시행규칙」 제38조제3항 본문에 따른 전기안전점검확인서를 함께 제출하여야 한다.

1. 의료기관 개설자의 변경 사항
2. 법 제3조제2항에 따른 의료기관의 종류 변경 또는 진료과목의 변동 사항
3. 진료과목 증감이나 입원실 등 주요시설 변경에 따른 시설 변동 내용
4. 의료기관의 명칭 변경 사항
5. 의료기관의 의료인 수

② 제1항에 따른 개설허가 변경신청과 관련하여 그 변경사항에 대한 확인 방법 및 기준에 관하여는 제25조제2항을 준용한다. 다만, 같은 항 제3호의 경우에는 의료기관 개설장소의 이전, 제1항제2호 및 제3호에 따른 의료기관의 종류 변경 및 시설 변동만 해당한다.

③ 시 · 도지사는 제1항에 따라 변경허가를 한 때에 의료기관 개설허가증을 고쳐쓸 필요가 있으면 이를 개서하여 주거나 재발급하여야 한다.

시행규칙 제40조(의료기관의 명칭 표시)

법 제42조제2항에 따라 의료기관의 명칭 표시는 다음 각 호에 정하는 바에 따른다.

1. 의료기관이 명칭을 표시하는 경우에는 법 제3조제2항에 따른 의료기관의 종류에 따르는 명칭(종합병원의 경우에는 종합병원 또는 병원) 앞에 고유명칭을 붙인다. 이 경우 그 고유명칭은 의료기관의 종류 명칭과 동일한 크기로 하되, 의료기관의 종류 명칭과 혼동할 우려가 있거나 특정 진료과목 또는 질환명과 비슷한 명칭을 사용하지 못한다.
2. 제1호에도 불구하고 법 제3조의4제1항에 따라 상급종합병원으로 지정받은 종합병원은 의료기관의 종류에 따른 명칭 대신 상급종합병원의 명칭을 표시할 수 있다.
3. 제1호에도 불구하고 법 제3조의5제1항에 따라 전문병원으로 지정받은 병원은 지정받은 특정 진료과목 또는 질환명을 표시할 수 있으며, 의료기관의 종류에 따른 명칭 대신 전문병원의 명칭을 표시할 수 있다.
4. 병원 · 한방병원 · 치과병원 · 의원 · 한의원 또는 치과의원의 개설자가 전문의인 경우에는 그 의료기관의 고유명칭과 의료기관의 종류 명칭 사이에 인정받은 전문과목을 삽입하여 표시할 수 있다. 이 경우 의료기관의 고유명칭 앞에 전문과목 및 전문의를 함께 표시할 수 있다.
5. 제32조에 따른 부속 의료기관이 명칭을 표시하는 경우에는 의료기관의 종류에 따르는 명칭 앞에 그 개설기관의 명칭과 "부속"이라는 문자를 붙여야 한다.
6. 의료기관의 명칭표시판에는 다음 각 목의 사항만을 표시할 수 있다. 다만, 장소가 좁거나 그 밖에 부득이한 사유가 있는 경우에는 제41조제4항에도 불구하고 같은 조 제1항에 따른 진료과목을 명칭표시판에 함께 표시할 수 있다.
   가. 의료기관의 명칭
   나. 전화번호
   다. 진료에 종사하는 의료인의 면허 종류 및 성명
   라. 상급종합병원으로 지정받은 사실(법 제3조의4제1항에 따라 상급종합병원으로 지정받은 종합병원만 해당한다)
   마. 전문병원으로 지정받은 사실(법 제3조의5제1항에 따라 전문병원으로 지정받은 병원만 해당한다)
   바. 병원 · 한방병원 · 치과병원 · 의원 · 한의원 또는 치과의원의 개설자가 전문의인 경우에는 해당 개설자의 전문의 자격 및 전문과목
   사. 법 제58조제1항에 따라 의료기관 인증을 받은 사실
7. 제6호가목에 따른 의료기관의 명칭은 한글로 표시하되, 외국어를 함께 표시할 수 있다.

제3조의2(병원 등)

병원 · 치과병원 · 한방병원 및 요양병원(이하 "병원 등"이라 한다)은 30개 이상의 병상(병원 · 한방병원만 해당한다) 또는 요양병상(요양병원만 해당하며, 장기입원이 필요한 환자를 대상으로 의료행위를 하기 위하여 설치한 병상을 말한다)을 갖추어야 한다.

제3조의3(종합병원)

① 종합병원은 다음 각 호의 요건을 갖추어야 한다.

1. 100개 이상의 병상을 갖출 것
2. 100병상 이상 300병상 이하인 경우에는 내과 · 외과 · 소아청소년과 · 산부인과 중 3개 진료과목, 영상의학과, 마취통증의학과와 진단검사의학과 또는 병리과를 포함한 7개 이상의 진료과목을 갖추고 각 진료과목마다 전속하는 전문의를 둘 것
3. 300병상을 초과하는 경우에는 내과, 외과, 소아청소년과, 산부인과, 영상의학과, 마취통증의학과, 진단검사의학과 또는 병리과, 정신건강의학과 및 치과를 포함한 9개 이상의 진료과목을 갖추고 각 진료과목마다 전속하는 전문의를 둘 것

② 종합병원은 제1항제2호 또는 제3호에 따른 진료과목(이하 이 항에서 "필수진료과목"이라 한다) 외에 필요하면 추가로 진료과목을 설치 · 운영할 수 있다. 이 경우 필수진료과목 외의 진료과목에 대하여는 해당 의료기관에 전속하지 아니한 전문의를 둘 수 있다.

제3조의4(상급종합병원 지정)

① 보건복지부장관은 다음 각 호의 요건을 갖춘 종합병원 중에서 중증질환에 대하여 난이도가 높은 의료행위를 전문적으로 하는 종합병원을 상급종합병원으로 지정할 수 있다.

1. 보건복지부령으로 정하는 20개 이상의 진료과목을 갖추고 각 진료과목마다 전속하는 전문의를 둘 것
2. 제77조 제1항에 따라 전문의가 되려는 자를 수련시키는 기관일 것
3. 보건복지부령으로 정하는 인력 · 시설 · 장비 등을 갖출 것
4. 질병군별(疾病群別) 환자구성 비율이 보건복지부령으로 정하는 기준에 해당할 것

② 보건복지부장관은 제1항에 따른 지정을 하는 경우 제1항 각 호의 사항 및 전문성 등에 대하여 평가를 실시하여야 한다.

③ 보건복지부장관은 제1항에 따라 상급종합병원으로 지정받은 종합병원에 대하여 3년마다 제2항에 따른 평가를 실시하여 재지정하거나 지정을 취소할 수 있다.

④ 보건복지부장관은 제2항 및 제3항에 따른 평가업무를 관계 전문기관 또는 단체에 위탁

할 수 있다.

⑤ 상급종합병원 지정 · 재지정의 기준 · 절차 및 평가업무의 위탁 절차 등에 관하여 필요한 사항은 보건복지부령으로 정한다.

제3조의5(전문병원 지정)

① 보건복지부장관은 병원급 의료기관 중에서 특정 진료과목이나 특정 질환 등에 대하여 난이도가 높은 의료행위를 하는 병원을 전문병원으로 지정할 수 있다.

② 제1항에 따른 전문병원은 다음 각 호의 요건을 갖추어야 한다.

1. 특정 질환별 · 진료과목별 환자의 구성비율 등이 보건복지부령으로 정하는 기준에 해당할 것
2. 보건복지부령으로 정하는 수 이상의 진료과목을 갖추고 각 진료과목마다 전속하는 전문의를 둘 것

③ 보건복지부장관은 제1항에 따라 전문병원으로 지정하는 경우 제2항 각 호의 사항 및 진료의 난이도 등에 대하여 평가를 실시하여야 한다.

④ 보건복지부장관은 제1항에 따라 전문병원으로 지정받은 의료기관에 대하여 3년마다 제3항에 따른 평가를 실시하여 전문병원으로 재지정할 수 있다.

⑤ 보건복지부장관은 제1항 또는 제4항에 따라 지정받거나 재지정받은 전문병원이 다음 각 호의 어느 하나에 해당하는 경우에는 그 지정 또는 재지정을 취소할 수 있다. 다만, 제1호에 해당하는 경우에는 그 지정 또는 재지정을 취소하여야 한다. 〈신설 2015. 1. 28.〉

1. 거짓이나 그 밖의 부정한 방법으로 지정 또는 재지정을 받은 경우
2. 지정 또는 재지정의 취소를 원하는 경우
3. 제4항에 따른 평가 결과 제2항 각 호의 요건을 갖추지 못한 것으로 확인된 경우

⑥ 보건복지부장관은 제3항 및 제4항에 따른 평가업무를 관계 전문기관 또는 단체에 위탁할 수 있다.

⑦ 전문병원 지정 · 재지정의 기준 · 절차 및 평가업무의 위탁 절차 등에 관하여 필요한 사항은 보건복지부령으로 정한다.

제2장 의료인

제1절 자격과 면허

제4조(의료인과 의료기관의 장의 의무)

① 의료인과 의료기관의 장은 의료의 질을 높이고 의료관련감염(의료기관 내에서 환자, 환자의 보호자, 의료인 또는 의료기관 종사자 등에게 발생하는 감염을 말한다. 이하 같다)을 예방하며 의료기술을 발전시키는 등 환자에게 최선의 의료서비스를 제공하기 위하여 노력하여야 한다.

② 의료인은 다른 의료인 또는 의료법인 등의 명의로 의료기관을 개설하거나 운영할 수 없다.

③ 의료기관의 장은 「보건의료기본법」 제6조 · 제12조 및 제13조에 따른 환자의 권리 등 보건복지부령으로 정하는 사항을 환자가 쉽게 볼 수 있도록 의료기관 내에 게시하여야 한다. 이 경우 게시 방법, 게시 장소 등 게시에 필요한 사항은 보건복지부령으로 정한다.

④ 삭제

⑤ 의료기관의 장은 환자와 보호자가 의료행위를 하는 사람의 신분을 알 수 있도록 의료인, 제27조제1항 각 호 외의 부분 단서에 따라 의료행위를 하는 같은 항 제3호에 따른 학생, 제80조에 따른 간호조무사 및 「의료기사 등에 관한 법률」 제2조에 따른 의료기사에게 의료기관 내에서 대통령령으로 정하는 바에 따라 명찰을 달도록 지시 · 감독하여야 한다.

다만, 응급의료상황, 수술실 내인 경우, 의료행위를 하지 아니할 때, 그 밖에 대통령령으로 정하는 경우에는 명찰을 달지 아니하도록 할 수 있다.

⑥ 의료인은 일회용 의료기기(한 번 사용할 목적으로 제작되거나 한 번의 의료행위에서 한 환자에게 사용하여야 하는 의료기기로서 보건복지부령으로 정하는 의료기기를 말한다. 이하 같다)를 한 번 사용한 후 다시 사용하여서는 아니 된다.

시행령 제2조의2(명찰의 표시 내용 등)

① 법 제4조제5항 본문에 따라 의료행위를 하는 사람의 신분을 알 수 있도록 명찰을 달도록 하는 경우에는 다음 각 호의 구분에 따른다.

1. 명찰의 표시 내용: 다음 각 목의 구분에 따른 사항을 포함할 것
   가. 의료인: 의료인의 종류별 명칭 및 성명. 다만, 법 제77조제1항에 따른 전문의의 경우에는 전문과목별 명칭 및 성명을 표시할 수 있다.
   나. 법 제27조제1항제3호에 따른 학생: 학생의 전공분야 명칭 및 성명
   다. 법 제80조에 따른 간호조무사: 간호조무사의 명칭 및 성명
   라. 「의료기사 등에 관한 법률」 제2조에 따른 의료기사: 의료기사의 종류별 명칭 및 성명
2. 명찰의 표시 방법: 의복에 표시 또는 부착하거나 목에 거는 방식 그 밖에 이에 준하는 방식으로 표시할 것
3. 명찰의 제작 방법: 인쇄, 각인(刻印), 부착, 자수(刺繡) 또는 이에 준하는 방법으로 만들 것
4. 명찰의 규격 및 색상: 명찰의 표시 내용을 분명하게 알 수 있도록 할 것

② 제1항에 따른 명찰의 표시 내용, 표시 방법, 제작 방법 및 명찰의 규격 · 색상 등에 필요한 세부 사항은 보건복지부장관이 정하여 고시한다.

③ 법 제4조제5항 단서에서 "대통령령으로 정하는 경우"란 다음 각 호의 어느 하나에 해당하는 시설 내에 있는 경우를 말한다.
1. 격리병실
2. 무균치료실
3. 제1호 또는 제2호와 유사한 시설로서 보건복지부장관이 병원감염 예방에 필요하다고 인정하여 고시하는 시설

시행규칙 제1조의2(입원 환자의 방문 기준)

의료기관의 장은 법 제4조제1항에 따라 입원 환자를 보호하고 병원감염을 예방하기 위하여 필요하다고 인정하는 경우에는 외부인의 입원 환자에 대한 방문 기준을 별도로 마련하여 운영할 수 있다.

시행규칙 제1조의3(환자의 권리 등의 게시)

① 「의료법」(이하 "법"이라 한다) 제4조제3항 전단에서 "「보건의료기본법」 제6조 · 제12조 및 제13조에 따른 환자의 권리 등 보건복지부령으로 정하는 사항"이란 별표 1과 같다.

② 의료기관의 장은 법 제4조제3항 후단에 따라 제1항에 따른 사항을 접수창구나 대기실 등 환자 또는 환자의 보호자가 쉽게 볼 수 있는 장소에 게시하여야 한다.

시행규칙 제3조의2(재사용이 금지되는 일회용 의료기기)

법 제4조제6항에서 "보건복지부령으로 정하는 의료기기"란 다음 각 호의 의료기기를 말한다.
1. 사람의 신체에 의약품, 혈액, 지방 등을 투여 · 채취하기 위하여 사용하는 주사침, 주사기, 수액용기와 연결줄 등을 포함하는 수액세트
2. 제1호에 준하는 의료기기로서 감염 또는 손상의 위험이 매우 높아 보건복지부장관이 재사용을 금지할 필요가 있다고 인정하는 의료기기

시행규칙 제25조(의료기관 개설신고)

① 법 제33조제3항에 따라 의원 · 치과의원 · 한의원 또는 조산원을 개설하려는 자는 별지 제14호서식의 의료기관 개설신고서(전자문서로 된 신고서를 포함한다)에 다음 각 호의 서류(전자문서를 포함한다)를 첨부하여 시장 · 군수 · 구청장(자치구의 구청장을 말한다. 이하 같다)에게 신고하여야 한다. 이 경우 시장 · 군수 · 구청장은 「전자정부법」 제36조제1항에 따른 행정정보의 공동이용을 통하여 법인 등기사항증명서를 확인하여야 한다.
1. 개설하려는 자가 법인인 경우: 법인 설립 허가증 사본(「공공기관의 운영에 관한 법률」에 따른 준정부기관은 제외한다), 정관 사본 및 사업계획서 사본
2. 개설하려는 자가 의료인인 경우: 면허증 사본

3. 건물평면도 사본 및 그 구조설명서 사본
4. 의료인 등 근무인원에 대한 확인이 필요한 경우: 면허(자격)증 사본 1부
5. 법 제36조제1호 · 제2호 · 제4호 및 제5호의 준수사항에 적합함을 증명하는 서류

② 시장 · 군수 · 구청장은 제1항에 따른 의료기관 개설신고를 받은 경우에는 다음 각 호의 사항을 확인하여야 한다. 이 경우 제3호에 대해서는 「화재예방, 소방시설 설치 · 유지 및 안전관리에 관한 법률」 제7조제6항 전단에 따라 그 확인을 요청하여야 한다. [개정 2017.6.21]

1. 법 제4조제2항, 제33조제2항, 같은 조 제6항부터 제8항까지 및 제64조제2항에 따른 의료기관의 개설기준에 위배되는지 여부
2. 법 제36조제1호 · 제2호 · 제4호 및 제5호의 준수사항에 적합한지 여부
3. 「화재예방, 소방시설 설치 · 유지 및 안전관리에 관한 법률 시행령」 별표 5에 따라 의료기관이 갖추어야 하는 소방시설에 적합한지 여부
4. 그 밖에 다른 법령에 따라 의료기관의 개설이 제한되거나 금지되는지 여부

③ 시장 · 군수 · 구청장은 제1항에 따른 의료기관 개설신고가 적법하다고 인정하는 경우에는 해당 신고를 수리하고, 별지 제15호서식의 의료기관 개설신고증명서를 발급하여야 한다. [개정 2015.5.29, 2017.6.21]

④ 시장 · 군수 · 구청장은 분기별 의료기관의 개설신고 수리 상황을 매 분기가 끝난 후 15일까지 시 · 도지사를 거쳐 보건복지부장관에게 보고하여야 한다.

⑤ 시장 · 군수 · 구청장은 제3항에 따라 의료기관 개설신고증명서를 발급한 경우에는 의료기관별로 관리카드를 작성 · 비치하여 신고 사항의 변경신고 및 행정처분 내용 등을 기록 · 관리하여야 한다.

제4조의2(간호 · 간병통합서비스 제공 등)

① 간호 · 간병통합서비스란 보건복지부령으로 정하는 입원 환자를 대상으로 보호자 등이 상주하지 아니하고 간호사, 제80조에 따른 간호조무사 및 그 밖에 간병지원인력(이하 이 조에서 "간호 · 간병통합서비스 제공인력"이라 한다)에 의하여 포괄적으로 제공되는 입원서비스를 말한다.

② 보건복지부령으로 정하는 병원급 의료기관은 간호 · 간병통합서비스를 제공할 수 있도록 노력하여야 한다.

③ 제2항에 따라 간호 · 간병통합서비스를 제공하는 병원급 의료기관(이하 이 조에서 "간호 · 간병통합서비스 제공기관"이라 한다)은 보건복지부령으로 정하는 인력, 시설, 운영 등의 기준을 준수하여야 한다.

④ 「공공보건의료에 관한 법률」 제2조제3호에 따른 공공보건의료기관 중 보건복지부령으로 정하는 병원급 의료기관은 간호 · 간병통합서비스를 제공하여야 한다. 이 경우 국가 및 지방자치단체는 필요한 비용의 전부 또는 일부를 지원할 수 있다.

⑤ 간호 · 간병통합서비스 제공기관은 보호자 등의 입원실 내 상주를 제한하고 환자 병문

안에 관한 기준을 마련하는 등 안전관리를 위하여 노력하여야 한다.

⑥ 간호 · 간병통합서비스 제공기관은 간호 · 간병통합서비스 제공인력의 근무환경 및 처우 개선을 위하여 필요한 지원을 하여야 한다.

⑦ 국가 및 지방자치단체는 간호 · 간병통합서비스의 제공 · 확대, 간호 · 간병통합서비스 제공인력의 원활한 수급 및 근무환경 개선을 위하여 필요한 시책을 수립하고 그에 따른 지원을 하여야 한다.

시행규칙 제1조의4(간호 · 간병통합서비스의 제공 환자 및 제공 기관)

① 법 제4조의2제1항에서 "보건복지부령으로 정하는 입원 환자"란 다음 각 호의 어느 하나에 해당하는 입원 환자를 말한다.

1. 환자에 대한 진료 성격이나 질병 특성상 보호자 등의 간병을 제한할 필요가 있는 입원 환자
2. 환자의 생활 여건이나 경제 상황 등에 비추어 보호자 등의 간병이 현저히 곤란하다고 인정되는 입원 환자
3. 그 밖에 환자에 대한 의료관리상 의사 · 치과의사 또는 한의사가 간호 · 간병통합서비스가 필요하다고 인정하는 입원 환자

② 법 제4조의2제2항에서 "보건복지부령으로 정하는 병원급 의료기관"이란 병원, 치과병원, 한방병원 및 종합병원을 말한다.

③ 법 제4조의2제3항에서 "보건복지부령으로 정하는 인력, 시설, 운영 등의 기준"이란 별표 1의2에 따른 기준을 말한다.

④ 법 제4조의2제4항 전단에서 "보건복지부령으로 정하는 병원급 의료기관"이란 병원, 치과병원, 한방병원 및 종합병원을 말한다. 다만, 다음 각 호의 어느 하나에 해당하는 의료기관은 제외한다.

1. 「군보건의료에 관한 법률」 제2조제4호에 따른 군보건의료기관
2. 「치료감호법」 제16조의2제1항제2호에 따라 법무부장관이 지정하는 국립정신의료기관

시행규칙 제1조의5(간호 · 간병통합서비스의 제공 절차)

① 법 제4조의2에 따라 간호 · 간병통합서비스를 제공받으려는 경우에는 간호 · 간병통합서비스에 대한 의사 · 치과의사 또는 한의사의 의견서 및 환자의 동의서(환자가 동의할 수 없는 불가피한 사유가 있는 경우에는 보호자의 동의서를 말한다)를 첨부하여 의료기관의 장에게 신청하여야 한다.

② 제1항에도 불구하고 의료기관의 장은 입원 환자에 대한 진료 및 관리의 특성상 간호 · 간병통합서비스가 특히 필요하다고 인정하는 경우에는 입원 환자의 동의(환자가 동의할 수 없는 불가피한 사유가 있는 경우에는 보호자의 동의를 말한다)를 받아 간호 · 간병통합서비스를 제공할 수 있다.

③ 제1항 및 제2항에 따른 간호 · 간병통합서비스의 제공 절차 및 방법 등에 필요한 세부 사항은 보건복지부장관이 정하여 고시한다.

제4조의3(의료인의 면허 대여 금지 등)

① 의료인은 제5조(의사 · 치과의사 및 한의사를 말한다), 제6조(조산사를 말한다) 및 제7조(간호사를 말한다)에 따라 받은 면허를 다른 사람에게 대여하여서는 아니 된다.

② 누구든지 제5조부터 제7조까지에 따라 받은 면허를 대여 받아서는 아니 되며, 면허 대여를 알선하여서도 아니 된다.

제5조(의사 · 치과의사 및 한의사 면허)

① 의사 · 치과의사 또는 한의사가 되려는 자는 다음 각 호의 어느 하나에 해당하는 자격을 가진 자로서 제9조에 따른 의사 · 치과의사 또는 한의사 국가시험에 합격한 후 보건복지부장관의 면허를 받아야 한다.

1. 「고등교육법」 제11조의2에 따른 인정기관(이하 "평가인증기구"라 한다)의 인증(이하 "평가인증기구의 인증"이라 한다)을 받은 의학 · 치의학 또는 한의학을 전공하는 대학을 졸업하고 의학사 · 치의학사 또는 한의학사 학위를 받은 자
2. 평가인증기구의 인증을 받은 의학 · 치의학 또는 한의학을 전공하는 전문대학원을 졸업하고 석사학위 또는 박사학위를 받은 자
3. 외국의 제1호나 제2호에 해당하는 학교(보건복지부장관이 정하여 고시하는 인정기준에 해당하는 학교를 말한다)를 졸업하고 외국의 의사 · 치과의사 또는 한의사 면허를 받은 자로서 제9조에 따른 예비시험에 합격한 자

② 평가인증기구의 인증을 받은 의학 · 치의학 또는 한의학을 전공하는 대학 또는 전문대학원을 6개월 이내에 졸업하고 해당 학위를 받을 것으로 예정된 자는 제1항제1호 및 제2호의 자격을 가진 자로 본다. 다만, 그 졸업예정시기에 졸업하고 해당 학위를 받아야 면허를 받을 수 있다.

③ 제1항에도 불구하고 입학 당시 평가인증기구의 인증을 받은 의학 · 치의학 또는 한의학을 전공하는 대학 또는 전문대학원에 입학한 사람으로서 그 대학 또는 전문대학원을 졸업하고 해당 학위를 받은 사람은 같은 항 제1호 및 제2호의 자격을 가진 사람으로 본다.

제6조(조산사 면허)

조산사가 되려는 자는 다음 각 호의 어느 하나에 해당하는 자로서 제9조에 따른 조산사 국가시험에 합격한 후 보건복지부장관의 면허를 받아야 한다.

1. 간호사 면허를 가지고 보건복지부장관이 인정하는 의료기관에서 1년간 조산 수습과정을 마친 자
2. 외국의 조산사 면허(보건복지부장관이 정하여 고시하는 인정기준에 해당하는 면허를 말한다)를 받은 자

시행규칙 제3조(조산 수습의료기관 및 수습생 정원)

① 법 제6조제1호에 따른 조산(助産) 수습의료기관으로 보건복지부장관의 인정을 받을 수 있는 의료기관은 「전문의의 수련 및 자격인정 등에 관한 규정」 에 따른 산부인과 수련병원 및 소아청소년과 수련병원으로서 월평균 분만 건수가 100건 이상 되는 의료기관이어야 한다.

② 제1항에 따라 수습의료기관으로 인정받으려는 자는 별지 제1호서식의 조산 수습의료기관 인정신청서에 다음 각 호의 서류를 첨부하여 보건복지부장관에게 제출하여야 한다.
1. 수습생 모집계획서 및 수습계획서와 수습과정의 개요를 적은 서류
2. 신청일이 속하는 달의 전달부터 소급하여 1년간의 월별 분만 실적을 적은 서류
③ 수습생의 정원은 제2항제2호의 월별 분만 실적에 따라 산출된 월평균 분만 건수의 10분의 1 이내로 한다.
④ 수습의료기관은 매년 1월 15일까지 전년도 분만 실적을 보건복지부장관에게 보고하여야 한다.
⑤ 보건복지부장관은 제4항에 따라 보고된 연간 분만 실적이 제1항에 따른 기준에 미치지 못하는 경우에는 그 수습의료기관의 인정을 철회할 수 있고 제3항에 따른 기준에 미치지 못하는 경우에는 그 수습생의 정원을 조정할 수 있다.

시행규칙 제4조(면허증 발급)
① 영 제8조제1항에서 "보건복지부령으로 정하는 서류"란 다음 각 호의 서류를 말한다.
1. 다음 각 목의 구분에 따른 서류. 다만, 법률 제8366호 의료법 전부개정법률 부칙 제9조에 해당하는 자는 이를 증명할 수 있는 서류를 추가하여 제출하여야 한다.
가. 법 제5조제1항제1호 또는 제2호에 해당하는 자: 의학사 · 치과의학사 · 한의학사의 학위증 사본 또는 의학 · 치의학 · 한의학전문대학원의 석사학위증이나 박사학위증 사본
나. 법 제5조제1항제3호에 해당하는 자: 의학사 · 치과의학사 · 한의학사의 학위증 사본 또는 의학 · 치의학 · 한의학전문대학원의 석사학위증이나 박사학위증 사본과 그 면허증 사본
다. 법 제6조제1호에 해당하는 자 : 조산수습과정 이수증명서
라. 법 제6조제2호에 해당하는 자 : 면허증 사본
마. 법 제7조제1호에 해당하는 자 : 졸업증명서
바. 법 제7조제2호에 해당하는 자 : 졸업증명서와 그 면허증 사본
2. 법 제8조제1호 본문에 해당하는 자가 아님을 증명하는 의사의 진단서 또는 법 제8조제1호 단서에 해당하는 자임을 증명하는 전문의의 진단서
3. 법 제8조제2호에 해당하는 자가 아님을 증명하는 의사의 진단서
4. 응시원서의 사진과 같은 사진(가로 3.5센티미터, 세로 4.5센티미터) 2장
② 보건복지부장관은 영 제8조제2항에 따라 면허증 발급을 신청한 자에게 그 종류에 따라 별지 제2호서식의 면허증을 발급한다.
③ 제2항에 따른 면허증은 영 제8조제1항에 따른 면허증 발급을 신청한 날부터 14일 이내에 발급하여야 한다. 다만, 법 제5조제1항제3호 및 법 제7조제2호에 해당하는 자의 경우에는 외국에서 면허를 받은 사실 등에 대한 조회가 끝난 날부터 14일 이내에 면허증을 발급한다.
④ 영 제4조제2항에 따라 보건복지부장관이 시험관리능력이 있다고 인정하여 지정 · 고시하는 관계 전문기관(이하 "국가시험등관리기관"이라 한다)의 장은 법 제9조에 따른 국가시험등(이하 "국가시험등"이라 한다)을 실시하면 합격자 발표를 한 후 그 합격자에 대한 다음 각 호의 사항을 보건복지부장관에게 보고하여야 한다.
1. 성명, 성별 및 주민등록번호
2. 출신 학교 및 졸업 연월일
3. 합격번호 및 합격 연월일
4. 국적(외국인만 해당한다)

제7조(간호사 면허)

① 간호사가 되려는 자는 다음 각 호의 어느 하나에 해당하는 자로서 제9조에 따른 간호사 국가시험에 합격한 후 보건복지부장관의 면허를 받아야 한다.

1. 평가인증기구의 인증을 받은 간호학을 전공하는 대학이나 전문대학[구제(舊制) 전문학교와 간호학교를 포함한다]을 졸업한 자
2. 외국의 제1호에 해당하는 학교(보건복지부장관이 정하여 고시하는 인정기준에 해당하는 학교를 말한다)를 졸업하고 외국의 간호사 면허를 받은 자

② 제1항에도 불구하고 입학 당시 평가인증기구의 인증을 받은 간호학을 전공하는 대학 또는 전문대학에 입학한 사람으로서 그 대학 또는 전문대학을 졸업하고 해당 학위를 받은 사람은 같은 항 제1호에 해당하는 사람으로 본다.

제8조(결격사유 등)

다음 각 호의 어느 하나에 해당하는 자는 의료인이 될 수 없다.

1. 「정신건강증진 및 정신질환자 복지서비스 지원에 관한 법률」 제3조제1호에 따른 정신질환자. 다만, 전문의가 의료인으로서 적합하다고 인정하는 사람은 그러하지 아니하다.
2. 마약 · 대마 · 향정신성의약품 중독자
3. 피성년 후견인 · 피한정 후견인
4. 이 법 또는 「형법」 제233조, 제234조, 제269조, 제270조, 제317조제1항 및 제347조(허위로 진료비를 청구하여 환자나 진료비를 지급하는 기관이나 단체를 속인 경우만을 말한다), 「보건범죄단속에 관한 특별조치법」, 「지역보건법」, 「후천성면역결핍증 예방법」, 「응급의료에 관한 법률」, 「농어촌 등 보건의료를 위한 특별조치법」, 「시체해부 및 보존에 관한 법률」, 「혈액관리법」, 「마약류관리에 관한 법률」, 「약사법」, 「모자보건법」, 그 밖에 대통령령으로 정하는 의료 관련 법령을 위반하여 금고 이상의 형을 선고받고 그 형의 집행이 종료되지 아니하였거나 집행을 받지 아니하기로 확정되지 아니한 자

시행규칙 제77조(한지 의료인의 의사면허 등의 신청)

① 법 제79조제4항에 따라 한지 의료인이 의사, 치과의사 또는 한의사 면허를 받으려는 경우에는 별지 제28호서식의 신청서(전자문서로 된 신청서를 포함한다)에 다음 각 호의 서류(전자문서를 포함한다)를 첨부하여 현재의 근무지 또는 최종 근무지의 관할 시 · 도지사를 거쳐 보건복지부장관에게 제출하여야 한다.

1. 한지 의료인 면허증
2. 법 제79조제4항에 따른 경력을 증명하는 서류 각 1부
3. 법 제8조제1호 본문에 해당하는 자가 아님을 증명하는 의사의 진단서 또는 법 제8조제1호 단서에 해당하는 자임을 증명하는 전문의의 진단서
4. 법 제8조제2호에 해당하는 자가 아님을 증명하는 의사의 진단서
5. 사진(신청 전 6개월 이내에 모자 등을 쓰지 않고 촬영한 천연색 상반신 정면사진으로 가로 3.5센티미터, 세로 4.5센티미터의 사진을 말한다) 5장

② 삭제
③ 제1항의 신청서를 받은 시 · 도지사는 신청인에게 별지 제28호서식의 접수증을 발급하여야 한다.
④ 제1항에 따라 면허증 발급신청을 한 자는 그 신청일부터 면허증을 받는 날까지 제3항의 접수증을 한지 의료인 면허증을 갈음하여 사용할 수 있다.

제9조(국가시험 등)

① 의사 · 치과의사 · 한의사 · 조산사 또는 간호사 국가시험과 의사 · 치과의사 · 한의사 예비시험(이하 "국가시험 등"이라 한다)은 매년 보건복지부장관이 시행한다.
② 보건복지부장관은 국가시험 등의 관리를 대통령령으로 정하는 바에 따라 「한국보건의료인국가시험원법」에 따른 한국보건의료인국가시험원에 맡길 수 있다.
③ 보건복지부장관은 제2항에 따라 국가시험 등의 관리를 맡긴 때에는 그 관리에 필요한 예산을 보조할 수 있다.
④ 국가시험 등에 필요한 사항은 대통령령으로 정한다.

시행령 제3조(국가시험 등의 범위)
① 법 제9조제1항에 따른 의사 · 치과의사 · 한의사 · 조산사(助産師) 또는 간호사 국가시험(이하 "국가시험"이라 한다)은 각각 의학 · 치의학 · 한방의학 · 조산학 · 간호학 및 보건의약 관계 법규에 관하여 의사 · 치과의사 · 한의사 · 조산사 또는 간호사로서 갖추어야 할 지식과 기능에 관하여 행한다.
② 법 제9조제1항에 따른 의사 · 치과의사 · 한의사 예비시험(이하 "예비시험"이라 한다)은 법 제5조제1항제3호에 해당하는 자격을 가진 자가 제1항에 따른 국가시험에 응시하는 데에 필요한 지식과 기능에 관하여 실시하되, 1차 시험과 2차 시험으로 구분하여 실시한다.
③ 예비시험에 합격한 자는 다음 회의 국가시험부터 그 예비시험(1차 시험과 2차 시험을 포함한다)을 면제한다.

제10조(응시자격 제한 등)

① 제8조 각 호의 어느 하나에 해당하는 자는 국가시험등에 응시할 수 없다.
② 부정한 방법으로 국가시험 등에 응시한 자나 국가시험 등에 관하여 부정행위를 한 자는 그 수험을 정지시키거나 합격을 무효로 한다.
③ 보건복지부장관은 제2항에 따라 수험이 정지되거나 합격이 무효가 된 사람에 대하여 처

분의 사유와 위반 정도 등을 고려하여 대통령령으로 정하는 바에 따라 그 다음에 치러지는 이 법에 따른 국가시험 등의 응시를 3회의 범위에서 제한할 수 있다.

시행령 제9조의2(국가시험 등 응시제한)
법 제10조제3항에 따른 국가시험등의 응시제한 기준은 별표 1과 같다.

제11조(면허 조건과 등록)

① 보건복지부장관은 보건의료 시책에 필요하다고 인정하면 제5조에서 제7조까지의 규정에 따른 면허를 내줄 때 3년 이내의 기간을 정하여 특정 지역이나 특정 업무에 종사할 것을 면허의 조건으로 붙일 수 있다.

② 보건복지부장관은 제5조부터 제7조까지의 규정에 따른 면허를 내줄 때에는 그 면허에 관한 사항을 등록대장에 등록하고 면허증을 내주어야 한다.

③ 제2항의 등록대장은 의료인의 종별로 따로 작성 · 비치하여야 한다.

④ 면허등록과 면허증에 필요한 사항은 보건복지부령으로 정한다.

시행령 제10조(면허 조건)
① 법 제11조제1항에서 "특정 지역"이란 보건복지부장관이 정하는 보건의료 취약지를 말하고, "특정 업무"란 국 · 공립 보건의료기관의 업무와 국 · 공 · 사립 보건의학연구기관의 기초의학 분야에 속하는 업무를 말한다.
② 법 제11조제1항에 따라 특정 지역이나 특정 업무에 종사하는 의료인에게는 예산의 범위에서 수당을 지급한다.
③ 법 제11조제1항에 따른 면허 조건의 이행 방법과 종사명령의 절차 등에 관하여 필요한 사항은 보건복지부령으로 정한다.

시행규칙 제5조(면허등록대장 등)
① 법 제11조제2항에 따른 등록대장은 별지 제3호서식의 면허등록대장에 따른다.
② 의료인은 제1항의 등록대장의 기재 사항이나 면허증의 기재 사항이 변경될 때에는 등록대장의 기재 사항 정정이나 면허증 갱신을 신청하여야 한다.
③ 제2항에 따라 등록대장의 기재 사항 정정 등을 신청하려는 자는 별지 제4호서식의 면허등록대장 정정(면허증 갱신) 신청서에 다음 각 호의 서류를 첨부하여 보건복지부장관에게 제출하여야 한다.
1. 면허증
2. 사진(신청 전 6개월 이내에 모자 등을 쓰지 않고 촬영한 천연색 상반신 정면사진으로 가로 3.5센티미터, 세로 4.5센티미터의 사진을 말한다) 2장(면허증 갱신을 신청하는 경우에만 첨부한다)
3. 변경 사실을 증명할 수 있는 서류

제12조(의료기술 등에 대한 보호)

① 의료인이 하는 의료 · 조산 · 간호 등 의료기술의 시행(이하 "의료행위"라 한다)에 대하여

는 이 법이나 다른 법령에 따로 규정된 경우 외에는 누구든지 간섭하지 못한다.

② 누구든지 의료기관의 의료용 시설 · 기재 · 약품, 그 밖의 기물 등을 파괴 · 손상하거나 의료기관을 점거하여 진료를 방해하여서는 아니 되며, 이를 교사하거나 방조하여서는 아니 된다.

③ 누구든지 의료행위가 이루어지는 장소에서 의료행위를 행하는 의료인, 제80조에 따른 간호조무사 및 「의료기사 등에 관한 법률」 제2조에 따른 의료기사 또는 의료행위를 받는 사람을 폭행 · 협박하여서는 아니 된다.

제13조(의료기재 압류 금지)

의료인의 의료 업무에 필요한 기구 · 약품, 그 밖의 재료는 압류하지 못한다.

제14조(기구 등 우선공급)

① 의료인은 의료행위에 필요한 기구 · 약품, 그 밖의 시설 및 재료를 우선적으로 공급받을 권리가 있다.

② 의료인은 제1항의 권리에 부수(附隨)되는 물품, 노력, 교통수단에 대하여서도 제1항과 같은 권리가 있다.

제15조(진료거부 금지 등)

① 의료인 또는 의료기관 개설자는 진료나 조산 요청을 받으면 정당한 사유 없이 거부하지 못한다.

② 의료인은 응급환자에게 「응급의료에 관한 법률」에서 정하는 바에 따라 최선의 처치를 하여야 한다.

제16조(세탁물 처리)

① 의료기관에서 나오는 세탁물은 의료인 · 의료기관 또는 특별자치시장 · 특별자치도지사 · 시장 · 군수 · 구청장(자치구의 구청장을 말한다. 이하 같다)에게 신고한 자가 아니면 처리할 수 없다.

② 제1항에 따라 세탁물을 처리하는 자는 보건복지부령으로 정하는 바에 따라 위생적으로 보관 · 운반 · 처리하여야 한다.

③ 의료기관의 개설자와 제1항에 따라 의료기관 세탁물처리업 신고를 한 자(이하 이 조에서 "세탁물처리업자"라 한다)는 제1항에 따른 세탁물의 처리업무에 종사하는 사람에게 보건복지부령으로 정하는 바에 따라 감염 예방에 관한 교육을 실시하고 그 결과를 기록하고 유지하여야 한다.

④ 세탁물처리업자가 보건복지부령으로 정하는 신고사항을 변경하거나 그 영업의 휴업(1개월 이상의 휴업을 말한다) · 폐업 또는 재개업을 하려는 경우에는 보건복지부령으로 정하는 바에 따라 특별자치시장 · 특별자치도지사 · 시장 · 군수 · 구청장에게 신고하여야 한다.

⑤ 제1항에 따른 세탁물을 처리하는 자의 시설 · 장비 기준, 신고 절차 및 지도 · 감독, 그 밖에 관리에 필요한 사항은 보건복지부령으로 정한다.

시행령 제17조의2 (폐업 · 휴업 시 조치사항)

시장 · 군수 · 구청장(자치구의 구청장을 말한다. 이하 같다)은 법 제40조제1항에 따라 의료업의 폐업 또는 휴업 신고를 받은 경우에는 같은 조 제5항에 따라 다음 각 호의 사항에 대한 확인 조치를 해야 한다.

1. 법 제16조제1항에 따라 의료기관에서 나온 세탁물의 적정한 처리를 완료하였는지 여부
2. 법 제40조제2항에 따라 법 제22조제1항에 따른 진료기록부등(전자의무기록을 포함한다. 이하 "진료기록부등"이라 한다)을 적정하게 넘겼거나 직접 보관하고 있는지 여부
3. 법 제40조제4항에 따라 환자의 권익 보호를 위한 조치를 하였는지 여부
4. 그 밖에 제1호부터 제3호까지의 규정에 준하는 사항으로서 의료업의 폐업 또는 휴업의 적정한 관리를 위하여 보건복지부장관이 특히 필요하다고 인정하는 사항

제17조(진단서 등)

① 의료업에 종사하고 직접 진찰하거나 검안(檢案)한 의사[이하 이 항에서는 검안서에 한하여 검시(檢屍)업무를 담당하는 국가기관에 종사하는 의사를 포함한다], 치과의사, 한의사가 아니면 진단서 · 검안서 · 증명서를 작성하여 환자(환자가 사망하거나 의식이 없는 경우에는 직계존속 · 비속, 배우자 또는 배우자의 직계존속을 말하며, 환자가 사망하거나 의식이 없는 경우로서 환자의 직계존속 · 비속, 배우자 및 배우자의 직계존속이 모두 없는 경우에는 형제자매를 말한다) 또는 「형사소송법」 제222조제1항에 따라 검시(檢屍)를 하는 지방검찰청검사(검안서에 한한다)에게 교부하지 못한다. 다만, 진료 중이던 환자가 최종 진료 시부터 48시간 이내에 사망한 경우에는 다시 진료하지 아니하더라도 진단서나 증명서를 내줄 수 있으며, 환자 또는 사망자를 직접 진찰하거나 검안한 의사 · 치과의사 또는 한의사가 부득이한 사유로 진단서 · 검안서 또는 증명서를 내줄 수 없으면 같은 의료기관에 종사하는 다른 의사 · 치과의사 또는 한의사가 환자의 진료기록부 등에 따라 내줄 수 있다.

② 의료업에 종사하고 직접 조산한 의사 · 한의사 또는 조산사가 아니면 출생 · 사망 또는 사산 증명서를 내주지 못한다. 다만, 직접 조산한 의사 · 한의사 또는 조산사가 부득이한 사유로 증명서를 내줄 수 없으면 같은 의료기관에 종사하는 다른 의사 · 한의사 또는 조산사가 진료기록부 등에 따라 증명서를 내줄 수 있다.

③ 의사 · 치과의사 또는 한의사는 자신이 진찰하거나 검안한 자에 대한 진단서 · 검안서 또는 증명서 교부를 요구받은 때에는 정당한 사유 없이 거부하지 못한다.

④ 의사 · 한의사 또는 조산사는 자신이 조산(助産)한 것에 대한 출생 · 사망 또는 사산 증명서 교부를 요구받은 때에는 정당한 사유 없이 거부하지 못한다.

⑤ 제1항부터 제4항까지의 규정에 따른 진단서, 증명서의 서식 · 기재사항, 그 밖에 필요한 사항은 보건복지부령으로 정한다.

시행규칙 제9조(진단서의 기재 사항)

① 법 제17조제1항에 따라 의사 · 치과의사 또는 한의사가 발급하는 진단서에는 별지 제5호의2서식에 따라 다음 각 호의 사항을 적고 서명 날인하여야 한다.

1. 환자의 성명, 주민등록번호 및 주소
2. 병명 및 「통계법」 제22조제1항 전단에 따른 한국표준 질병 · 사인 분류에 따른 질병분류기호(이하 "질병분류기호"라 한다)
3. 발병 연월일 및 진단 연월일
4. 치료 내용 및 향후 치료에 대한 소견
5. 입원 · 퇴원 연월일
6. 의료기관의 명칭 · 주소, 진찰한 의사 · 치과의사 또는 한의사(부득이한 사유로 다른 의사 등이 발급하는 경우에는 발급한 의사 등을 말한다)의 성명 · 면허자격 · 면허번호

② 질병의 원인이 상해(傷害)로 인한 것인 경우에는 별지 제5호의3서식에 따라 제1항 각 호의 사항 외에 다음 각 호의 사항을 적어야 한다.

1. 상해의 원인 또는 추정되는 상해의 원인
2. 상해의 부위 및 정도
3. 입원의 필요여부
4. 외과적 수술 여부
5. 합병증의 발생 가능 여부
6. 통상 활동의 가능 여부
7. 식사의 가능 여부
8. 상해에 대한 소견
9. 치료기간

③ 제1항의 병명 기재는 「통계법」 제22조제1항 전단에 따라 고시된 한국표준 질병 · 사인 분류에 따른다.

④ 진단서에는 연도별로 그 종류에 따라 일련번호를 붙이고 진단서를 발급한 경우에는 그 부본(副本)을 갖추어 두어야 한다.

시행규칙 제10조(사망진단서 등)

법 제17조제1항에 따라 의사 · 치과의사 또는 한의사가 발급하는 사망진단서 또는 시체검안서는 별지 제6호서식에 따른다.

시행규칙 제11조(출생증명서, 사산 또는 사태증명서)

법 제17조제2항에 따라 의사 · 한의사 또는 조산사가 발급하는 출생증명서는 별지 제7호서식에 따르고, 사산(死産) 또는 사태(死胎) 증명서는 별지 제8호서식에 따른다.

제17조의2(처방전)

① 의료업에 종사하고 직접 진찰한 의사, 치과의사 또는 한의사가 아니면 처방전[의사나 치과의사가 「전자서명법」에 따른 전자서명이 기재된 전자문서 형태로 작성한 처방전(이하 "전자처방전"이라 한다)을 포함한다. 이하 같다]을 작성하여 환자에게 교부하거나 발송(전자처방전에 한정한다. 이하 이 조에서 같다)하지 못하며, 의사, 치과의사 또는 한의사에게 직접 진찰을 받은 환자가 아니면 누구든지 그 의사, 치과의사 또는 한의사가 작성한 처방전을 수령하지 못한다.

② 제1항에도 불구하고 의사, 치과의사 또는 한의사는 다음 각 호의 어느 하나에 해당하는 경우로서 해당 환자 및 의약품에 대한 안전성을 인정하는 경우에는 환자의 직계존속 · 비속, 배우자 및 배우자의 직계존속, 형제자매 또는 「노인복지법」 제34조에 따른 노인의료복지시설에서 근무하는 사람 등 대통령령으로 정하는 사람(이하 이 조에서 "대리수령자"라 한다)에게 처방전을 교부하거나 발송할 수 있으며 대리수령자는 환자를 대리하여 그 처방전을 수령할 수 있다.

1. 환자의 의식이 없는 경우
2. 환자의 거동이 현저히 곤란하고 동일한 상병(傷病)에 대하여 장기간 동일한 처방이 이루어지는 경우

③ 처방전의 발급 방법 · 절차 등에 필요한 사항은 보건복지부령으로 정한다.

시행령 제10조의2(대리수령자의 범위)

법 제17조의2제2항 각 호 외의 부분에서 "대통령령으로 정하는 사람"이란 다음 각 호의 어느 하나에 해당하는 사람을 말한다.

1. 환자의 직계존속 · 비속 및 직계비속의 배우자
2. 환자의 배우자 및 배우자의 직계존속
3. 환자의 형제자매
4. 「노인복지법」 제34조에 따른 노인의료복지시설에서 근무하는 사람
5. 그 밖에 환자의 계속적인 진료를 위해 필요한 경우로서 보건복지부장관이 인정하는 사람

시행규칙 제11조의2(처방전의 대리수령 방법)

① 법 제17조의2제2항에 따른 대리수령자(이하 "대리수령자"라 한다)가 처방전을 수령하려는 때에는 의사, 치과의사 또는 한의사에게 별지 제8호의2서식의 처방전 대리수령 신청서를 제출해야 한다. 이 경우 다음 각 호의 서류를 함께 제시해야 한다.

1. 대리수령자의 신분증(주민등록증, 여권, 운전면허증, 그 밖에 공공기관에서 발행한 본인임을 확인할 수 있는 신분증을 말한다. 이하 같다) 또는 그 사본
2. 환자와의 관계를 증명할 수 있는 다음 각 목의 구분에 따른 서류
   가. 영 제10조의2제1호부터 제3호까지의 규정에 해당하는 사람: 가족관계증명서, 주민등록표 등본 등 친족관계임을 확인할 수 있는 서류

나. 영 제10조의2제4호에 해당하는 사람: 「노인복지법」 제34조에 따른 노인의료복지시설에서 발급한 재직증명서

3. 환자의 신분증 또는 그 사본. 다만, 「주민등록법」 제24조제1항에 따른 주민등록증이 발급되지 않은 만 17세 미만의 환자는 제외한다.

② 의사, 치과의사 또는 한의사는 제1항에 따라 제출받은 처방전 대리수령 신청서를 제출받은 날부터 1년간 보관해야 한다.

제18조(처방전 작성과 교부)

① 의사나 치과의사는 환자에게 의약품을 투여할 필요가 있다고 인정하면 「약사법」에 따라 자신이 직접 의약품을 조제할 수 있는 경우가 아니면 보건복지부령으로 정하는 바에 따라 처방전을 작성하여 환자에게 내주거나 발송(전자처방전만 해당된다)하여야 한다.

② 제1항에 따른 처방전의 서식, 기재사항, 보존, 그 밖에 필요한 사항은 보건복지부령으로 정한다.

③ 누구든지 정당한 사유 없이 전자처방전에 저장된 개인정보를 탐지하거나 누출 · 변조 또는 훼손하여서는 아니 된다.

④ 제1항에 따라 처방전을 발행한 의사 또는 치과의사(처방전을 발행한 한의사를 포함한다)는 처방전에 따라 의약품을 조제하는 약사 또는 한약사가 「약사법」 제26조제2항에 따라 문의한 때 즉시 이에 응하여야 한다. 다만, 다음 각 호의 어느 하나에 해당하는 사유로 약사 또는 한약사의 문의에 응할 수 없는 경우 사유가 종료된 때 즉시 이에 응하여야 한다.

1. 「응급의료에 관한 법률」 제2조제1호에 따른 응급환자를 진료 중인 경우
2. 환자를 수술 또는 처치 중인 경우
3. 그 밖에 약사의 문의에 응할 수 없는 정당한 사유가 있는 경우

⑤ 의사, 치과의사 또는 한의사가 「약사법」에 따라 자신이 직접 의약품을 조제하여 환자에게 그 의약품을 내어주는 경우에는 그 약제의 용기 또는 포장에 환자의 이름, 용법 및 용량, 그 밖에 보건복지부령으로 정하는 사항을 적어야 한다. 다만, 급박한 응급의료상황 등 환자의 진료 상황이나 의약품의 성질상 그 약제의 용기 또는 포장에 적는 것이 어려운 경우로서 보건복지부령으로 정하는 경우에는 그러하지 아니하다.

시행규칙 제12조(처방전의 기재 사항 등)

① 법 제18조에 따라 의사나 치과의사는 환자에게 처방전을 발급하는 경우에는 별지 제9호서식의 처방전에 다음 각 호의 사항을 적은 후 서명(「전자서명법」에 따른 전자서명을 포함한다)하거나 도장을 찍어야 한다. 다만, 제3호의 사항은 환자가 요구한 경우에는 적지 않는다.

1. 환자의 성명 및 주민등록번호
2. 의료기관의 명칭, 전화번호 및 팩스번호
3. 질병분류기호
4. 의료인의 성명 · 면허종류 및 번호
5. 처방 의약품의 명칭(일반명칭, 제품명이나 「약사법」 제51조에 따른 대한민국약전에서 정한 명칭을 말한다) · 분량 · 용법 및 용량
6. 처방전 발급 연월일 및 사용기간
7. 의약품 조제시 참고 사항
8. 「국민건강보험법 시행령」 별표 2에 따라 건강보험 가입자 또는 피부양자가 요양급여 비용의 일부를 부담하는 행위 · 약제 및 치료재료에 대하여 보건복지부장관이 정하여 고시하는 본인부담 구분기호
9. 「의료급여법 시행령」 별표 1 및 「의료급여법 시행규칙」 별표 1의2에 따라 수급자가 의료급여 비용의 전부 또는 일부를 부담하는 행위 · 약제 및 치료재료에 대하여 보건복지부장관이 정하여 고시하는 본인부담 구분기호

② 의사나 치과의사는 환자에게 처방전 2부를 발급하여야 한다. 다만, 환자가 그 처방전을 추가로 발급하여 줄 것을 요구하는 경우에는 환자가 원하는 약국으로 팩스 · 컴퓨터통신 등을 이용하여 송부할 수 있다.

③ 의사나 치과의사는 환자를 치료하기 위하여 필요하다고 인정되면 다음 내원일(內院日)에 사용할 의약품에 대하여 미리 처방전을 발급할 수 있다.

④ 제1항부터 제3항까지의 규정은 「약사법」 제23조제4항에 따라 의사나 치과의사 자신이 직접 조제할 수 있음에도 불구하고 처방전을 발행하여 환자에게 발급하려는 경우에 준용한다.

시행규칙 제13조(약제용기 등의 기재사항)

① 법 제18조제5항 본문에서 "보건복지부령으로 정하는 사항"이란 다음 각 호의 사항을 말한다.
1. 약제의 내용 · 외용의 구분에 관한 사항
2. 조제자의 면허 종류 및 성명
3. 조제 연월일
4. 조제자가 근무하는 의료기관의 명칭 · 소재지

② 법 제18조제5항 단서에서 "보건복지부령으로 정하는 경우"란 다음 각 호의 경우를 말한다.
1. 급박한 응급의료상황으로서 환자에 대한 신속한 약제 사용이 필요한 경우
2. 주사제의 주사 등 해당 약제의 성질상 환자에 대한 즉각적 사용이 이루어지는 경우

제18조의2(의약품정보의 확인)

① 의사 및 치과의사는 제18조에 따른 처방전을 작성하거나 「약사법」 제23조제4항에 따라 의약품을 자신이 직접 조제하는 경우에는 다음 각 호의 정보(이하 "의약품정보"라 한다)를 미리 확인하여야 한다.
1. 환자에게 처방 또는 투여되고 있는 의약품과 동일한 성분의 의약품인지 여부
2. 식품의약품안전처장이 병용금기, 특정연령대 금기 또는 임부금기 등으로 고시한 성분이 포함되는지 여부

3. 그 밖에 보건복지부령으로 정하는 정보

② 제1항에도 불구하고 의사 및 치과의사는 급박한 응급의료상황 등 의약품정보를 확인할 수 없는 정당한 사유가 있을 때에는 이를 확인하지 아니할 수 있다.

③ 제1항에 따른 의약품정보의 확인방법 · 절차, 제2항에 따른 의약품정보를 확인할 수 없는 정당한 사유 등은 보건복지부령으로 정한다.

> **시행규칙 제13조의2(의약품정보의 확인)**
> ① 법 제18조의2제1항제3호에서 "보건복지부령으로 정하는 정보"란 다음 각 호의 어느 하나에 해당하는 정보를 말한다.
> 1. 「약사법」 제39조 및 제71조에 따른 회수 또는 폐기 등의 대상이 되는 의약품인지 여부
> 2. 「의약품 등의 안전에 관한 규칙」 별표 제4의3 제14호에 따라 안전성 속보 또는 안전성 서한을 전파한 의약품인지 여부
> 3. 그 밖에 제1호 및 제2호에 준하는 의약품으로서 보건복지부장관 또는 식품의약품안전처장이 의약품의 안전한 사용을 위하여 그 확인이 필요하다고 공고한 의약품인지 여부
>
> ② 의사 및 치과의사는 법 제18조의2제1항에 따라 같은 항 각 호의 정보(이하 이 조에서 "의약품정보"라 한다)를 미리 확인하려는 경우에는 보건복지부장관이 정하는 바에 따라 「약사법」 제23조의3제1항에 따른 의약품안전사용정보시스템(이하 "정보시스템"이라 한다)을 통하여 확인할 수 있다. 다만, 정보시스템의 물리적 결함이나 손상, 그 밖의 불가피한 사유로 해당 정보시스템을 사용할 수 없는 경우에는 보건복지부장관이 정하는 방법으로 확인할 수 있다.
>
> ③ 의사 및 치과의사는 법 제18조의2제2항에 따라 다음 각 호의 어느 하나에 해당하는 경우에는 의약품정보를 확인하지 아니할 수 있다.
> 1. 급박한 응급의료상황인 경우
> 2. 긴급한 재해구호상황인 경우
> 3. 그 밖에 제1호 및 제2호에 준하는 경우로서 보건복지부장관이 정하여 고시하는 경우

제19조(정보 누설 금지)

① 의료인이나 의료기관 종사자는 이 법이나 다른 법령에 특별히 규정된 경우 외에는 의료 · 조산 또는 간호업무나 제17조에 따른 진단서 · 검안서 · 증명서 작성 · 교부 업무, 제18조에 따른 처방전 작성 · 교부 업무, 제21조에 따른 진료기록 열람 · 사본 교부 업무, 제22조제2항에 따른 진료기록부등 보존 업무 및 제23조에 따른 전자의무기록 작성 · 보관 · 관리 업무를 하면서 알게 된 다른 사람의 정보를 누설하거나 발표하지 못한다.

② 제58조제2항에 따라 의료기관 인증에 관한 업무에 종사하는 자 또는 종사하였던 자는 그 업무를 하면서 알게 된 정보를 다른 사람에게 누설하거나 부당한 목적으로 사용하여서는 아니 된다.

제20조(태아 성 감별 행위 등 금지)

① 의료인은 태아 성 감별을 목적으로 임부를 진찰하거나 검사하여서는 아니 되며, 같은 목

적을 위한 다른 사람의 행위를 도와서도 아니 된다.

② 의료인은 임신 32주 이전에 태아나 임부를 진찰하거나 검사하면서 알게 된 태아의 성(性)을 임부, 임부의 가족, 그 밖의 다른 사람이 알게 하여서는 아니 된다.

제21조(기록 열람 등)

① 환자는 의료인, 의료기관의 장 및 의료기관 종사자에게 본인에 관한 기록(추가기재 · 수정된 경우 추가기재 · 수정된 기록 및 추가기재 · 수정 전의 원본을 모두 포함한다. 이하 같다)의 전부 또는 일부에 대하여 열람 또는 그 사본의 발급 등 내용의 확인을 요청할 수 있다. 이 경우 의료인, 의료기관의 장 및 의료기관 종사자는 정당한 사유가 없으면 이를 거부하여서는 아니 된다.

② 의료인, 의료기관의 장 및 의료기관 종사자는 환자가 아닌 다른 사람에게 환자에 관한 기록을 열람하게 하거나 그 사본을 내주는 등 내용을 확인할 수 있게 하여서는 아니 된다.

③ 제2항에도 불구하고 의료인, 의료기관의 장 및 의료기관 종사자는 다음 각 호의 어느 하나에 해당하면 그 기록을 열람하게 하거나 그 사본을 교부하는 등 그 내용을 확인할 수 있게 하여야 한다. 다만, 의사 · 치과의사 또는 한의사가 환자의 진료를 위하여 불가피하다고 인정한 경우에는 그러하지 아니하다.

1. 환자의 배우자, 직계 존속 · 비속, 형제 · 자매(환자의 배우자 및 직계 존속 · 비속, 배우자의 직계존속이 모두 없는 경우에 한정한다) 또는 배우자의 직계 존속이 환자 본인의 동의서와 친족관계임을 나타내는 증명서 등을 첨부하는 등 보건복지부령으로 정하는 요건을 갖추어 요청한 경우
2. 환자가 지정하는 대리인이 환자 본인의 동의서와 대리권이 있음을 증명하는 서류를 첨부하는 등 보건복지부령으로 정하는 요건을 갖추어 요청한 경우
3. 환자가 사망하거나 의식이 없는 등 환자의 동의를 받을 수 없어 환자의 배우자, 직계 존속 · 비속, 형제 · 자매(환자의 배우자 및 직계 존속 · 비속, 배우자의 직계존속이 모두 없는 경우에 한정한다) 또는 배우자의 직계 존속이 친족관계임을 나타내는 증명서 등을 첨부하는 등 보건복지부령으로 정하는 요건을 갖추어 요청한 경우
4. 「국민건강보험법」 제14조, 제47조, 제48조 및 제63조에 따라 급여비용 심사 · 지급 · 대상여부 확인 · 사후관리 및 요양급여의 적정성 평가 · 가감지급 등을 위하여 국민건강보험공단 또는 건강보험심사평가원에 제공하는 경우
5. 「의료급여법」 제5조, 제11조, 제11조의3 및 제33조에 따라 의료급여 수급권자 확인, 급여비용의 심사 · 지급, 사후관리 등 의료급여 업무를 위하여 보장기관(시 ·

군 · 구), 국민건강보험공단, 건강보험심사평가원에 제공하는 경우

6.「형사소송법」 제106조, 제215조 또는 제218조에 따른 경우

6의2.「군사법원법」 제146조, 제254조 또는 제257조에 따른 경우

7.「민사소송법」 제347조에 따라 문서제출을 명한 경우

8.「산업재해보상보험법」 제118조에 따라 근로복지공단이 보험급여를 받는 근로자를 진료한 산재보험 의료기관(의사를 포함한다)에 대하여 그 근로자의 진료에 관한 보고 또는 서류 등 제출을 요구하거나 조사하는 경우

9.「자동차손해배상 보장법」 제12조제2항 및 제14조에 따라 의료기관으로부터 자동차보험진료수가를 청구받은 보험회사등이 그 의료기관에 대하여 관계 진료기록의 열람을 청구한 경우

10.「병역법」 제11조의2에 따라 지방병무청장이 병역판정검사와 관련하여 질병 또는 심신장애의 확인을 위하여 필요하다고 인정하여 의료기관의 장에게 병역판정검사대상자의 진료기록 · 치료 관련 기록의 제출을 요구한 경우

11.「학교안전사고 예방 및 보상에 관한 법률」 제42조에 따라 공제회가 공제급여의 지급 여부를 결정하기 위하여 필요하다고 인정하여「국민건강보험법」 제42조에 따른 요양기관에 대하여 관계 진료기록의 열람 또는 필요한 자료의 제출을 요청하는 경우

12.「고엽제후유의증 등 환자지원 및 단체설립에 관한 법률」 제7조제3항에 따라 의료기관의 장이 진료기록 및 임상소견서를 보훈병원장에게 보내는 경우

13.「의료사고 피해구제 및 의료분쟁 조정 등에 관한 법률」 제28조제1항 또는 제3항에 따른 경우

14.「국민연금법」 제123조에 따라 국민연금공단이 부양가족연금, 장애연금 및 유족연금 급여의 지급심사와 관련하여 가입자 또는 가입자였던 사람을 진료한 의료기관에 해당 진료에 관한 사항의 열람 또는 사본 교부를 요청하는 경우

14의2. 다음 각 목의 어느 하나에 따라 공무원 또는 공무원이었던 사람을 진료한 의료기관에 해당 진료에 관한 사항의 열람 또는 사본 교부를 요청하는 경우

가.「공무원연금법」 제92조에 따라 인사혁신처장이 퇴직유족급여 및 비공무상장해급여와 관련하여 요청하는 경우

나.「공무원연금법」 제93조에 따라 공무원연금공단이 퇴직유족급여 및 비공무상장해급여와 관련하여 요청하는 경우

다. 「공무원 재해보상법」 제57조 및 제58조에 따라 인사혁신처장(같은 법 제61조에 따라 업무를 위탁받은 자를 포함한다)이 요양급여, 재활급여, 장해급여, 간병급여 및 재해유족급여와 관련하여 요청하는 경우

14의3. 「사립학교교직원 연금법」 제19조제4항제4호의2에 따라 사립학교교직원연금공단이 요양급여, 장해급여 및 재해유족급여의 지급심사와 관련하여 교직원 또는 교직원이었던 자를 진료한 의료기관에 해당 진료에 관한 사항의 열람 또는 사본 교부를 요청하는 경우

15. 「장애인복지법」 제32조제7항에 따라 대통령령으로 정하는 공공기관의 장이 장애정도에 관한 심사와 관련하여 장애인 등록을 신청한 사람 및 장애인으로 등록한 사람을 진료한 의료기관에 해당 진료에 관한 사항의 열람 또는 사본 교부를 요청하는 경우

16. 「감염병의 예방 및 관리에 관한 법률」 제18조의4 및 제29조에 따라 질병관리청장, 시ㆍ도지사 또는 시장ㆍ군수ㆍ구청장이 감염병의 역학조사 및 예방접종에 관한 역학조사를 위하여 필요하다고 인정하여 의료기관의 장에게 감염병환자등의 진료기록 및 예방접종을 받은 사람의 예방접종 후 이상반응에 관한 진료기록의 제출을 요청하는 경우

17. 「국가유공자 등 예우 및 지원에 관한 법률」 제74조의8제1항제7호에 따라 보훈심사위원회가 보훈심사와 관련하여 보훈심사대상자를 진료한 의료기관에 해당 진료에 관한 사항의 열람 또는 사본 교부를 요청하는 경우

18. 「한국보훈복지의료공단법」 제24조의2에 따라 한국보훈복지의료공단이 같은 법 제6조제1호에 따른 국가유공자등에 대한 진료기록등의 제공을 요청하는 경우

④ 진료기록을 보관하고 있는 의료기관이나 진료기록이 이관된 보건소에 근무하는 의사ㆍ치과의사 또는 한의사는 자신이 직접 진료하지 아니한 환자의 과거 진료 내용의 확인 요청을 받은 경우에는 진료기록을 근거로 하여 사실을 확인하여 줄 수 있다.

⑤ 제1항, 제3항 또는 제4항의 경우 의료인, 의료기관의 장 및 의료기관 종사자는 「전자서명법」에 따른 전자서명이 기재된 전자문서를 제공하는 방법으로 환자 또는 환자가 아닌 다른 사람에게 기록의 내용을 확인하게 할 수 있다.

시행령 제10조의3(환자에 관한 기록 열람 등)
법 제21조제3항제15호에서 "대통령령으로 정하는 공공기관"이란 「국민연금법」 제24조에 따른 국민연금공단을 말한다.

시행규칙 제13조의3(기록 열람 등의 요건)

① 법 제21조제3항제1호에 따라 환자의 배우자, 직계 존속 · 비속, 형제 · 자매(환자의 배우자 및 직계 존속 · 비속, 배우자의 직계존속이 모두 없는 경우에 한정한다. 이하 같다) 또는 배우자의 직계 존속(이하 이 조에서 "친족"이라 한다)이 환자에 관한 기록의 열람이나 그 사본의 발급을 요청할 경우에는 다음 각 호의 서류(전자문서를 포함한다. 이하 이 조에서 같다)를 갖추어 의료인, 의료기관의 장 및 의료기관 종사자에게 제출해야 한다.

1. 기록 열람이나 사본 발급을 요청하는 자의 신분증 사본
2. 가족관계증명서, 주민등록표 등본 등 친족관계임을 확인할 수 있는 서류. 다만, 환자의 형제 · 자매가 요청하는 경우에는 환자의 배우자 및 직계존속 · 비속, 배우자의 직계 존속이 모두 없음을 증명하는 자료를 함께 제출하여야 한다.
3. 환자가 자필서명한 별지 제9호의2서식의 동의서. 다만, 환자가 만 14세 미만의 미성년자인 경우에는 제외한다.
4. 삭제

② 법 제21조제3항제2호에 따라 환자가 지정하는 대리인이 환자에 관한 기록의 열람이나 그 사본의 발급을 요청할 경우에는 다음 각 호의 서류를 갖추어 의료인, 의료기관의 장 및 의료기관 종사자에게 제출하여야 한다.

1. 기록열람이나 사본발급을 요청하는 자의 신분증 사본
2. 환자가 자필 서명한 별지 제9호의2서식의 동의서 및 별지 제9호의3서식의 위임장. 이 경우 환자가 만 14세 미만의 미성년자인 경우에는 환자의 법정대리인이 작성하여야 하며, 가족관계증명서 등 법정대리인임을 확인할 수 있는 서류를 첨부하여야 한다.
3. 환자의 신분증 사본. 다만, 「주민등록법」 제24조제1항에 따른 주민등록증이 발급되지 않은 만 17세 미만의 환자는 제외한다.

③ 법 제21조제3항제3호에 따라 환자의 동의를 받을 수 없는 상황에서 환자의 친족이 환자에 관한 기록의 열람이나 그 사본 발급을 요청할 경우에는 별표 2의2에서 정하는 바에 따라 서류를 갖추어 의료인, 의료기관의 장 및 의료기관 종사자에게 제출하여야 한다.

④ 의료인, 의료기관의 장 및 의료기관 종사자는 환자가 본인에 관한 기록의 열람이나 그 사본의 발급을 요청하는 경우 요청인이 환자 본인임을 확인해야 한다.

⑤ 제1항 및 제3항에 따라 친족이 환자에 관한 기록의 열람이나 그 사본의 발급을 요청하는 경우 그 요청자는 신분증 사본의 제출을 갈음하여 다음 각 호의 어느 하나에 해당하는 방법으로 본인확인 절차를 거칠 수 있다.

1. 휴대전화를 통한 본인인증 등 「정보통신망 이용촉진 및 정보보호 등에 관한 법률」 제23조의3에 따른 본인확인기관에서 제공하는 본인확인의 방법
2. 「전자서명법」 제2조제3호에 따른 공인전자서명 또는 같은 법 제2조제8호에 따른 공인인증서를 통한 본인확인의 방법
3. 「정보통신망 이용촉진 및 정보보호 등에 관한 법률 시행령」 제9조의2제1항제1호에 따른 바이오정보를 통한 본인확인의 방법

제21조의2(진료기록의 송부 등)

① 의료인 또는 의료기관의 장은 다른 의료인 또는 의료기관의 장으로부터 제22조 또는 제23조에 따른 진료기록의 내용 확인이나 진료기록의 사본 및 환자의 진료경과에 대한 소

견 등을 송부 또는 전송할 것을 요청받은 경우 해당 환자나 환자 보호자의 동의를 받아 그 요청에 응하여야 한다. 다만, 해당 환자의 의식이 없거나 응급환자인 경우 또는 환자의 보호자가 없어 동의를 받을 수 없는 경우에는 환자나 환자 보호자의 동의 없이 송부 또는 전송할 수 있다.

② 의료인 또는 의료기관의 장이 응급환자를 다른 의료기관에 이송하는 경우에는 지체 없이 내원 당시 작성된 진료기록의 사본 등을 이송하여야 한다.

③ 보건복지부장관은 제1항 및 제2항에 따른 진료기록의 사본 및 진료경과에 대한 소견 등의 전송 업무를 지원하기 위하여 전자정보시스템(이하 이 조에서 "진료기록전송지원시스템"이라 한다)을 구축 · 운영할 수 있다.

④ 보건복지부장관은 진료기록전송지원시스템의 구축 · 운영을 대통령령으로 정하는 바에 따라 관계 전문기관에 위탁할 수 있다. 이 경우 보건복지부장관은 그 소요 비용의 전부 또는 일부를 지원할 수 있다.

⑤ 제4항에 따라 업무를 위탁받은 전문기관은 다음 각 호의 사항을 준수하여야 한다.

1. 진료기록전송지원시스템이 보유한 정보의 누출, 변조, 훼손 등을 방지하기 위하여 접근 권한자의 지정, 방화벽의 설치, 암호화 소프트웨어의 활용, 접속기록 보관 등 대통령령으로 정하는 바에 따라 안전성 확보에 필요한 기술적 · 관리적 조치를 할 것
2. 진료기록전송지원시스템 운영 업무를 다른 기관에 재위탁하지 아니할 것
3. 진료기록전송지원시스템이 보유한 정보를 제3자에게 임의로 제공하거나 유출하지 아니할 것

⑥ 보건복지부장관은 의료인 또는 의료기관의 장에게 보건복지부령으로 정하는 바에 따라 제1항 본문에 따른 환자나 환자 보호자의 동의에 관한 자료 등 진료기록전송지원시스템의 구축 · 운영에 필요한 자료의 제출을 요구하고 제출받은 목적의 범위에서 보유 · 이용할 수 있다. 이 경우 자료 제출을 요구받은 자는 정당한 사유가 없으면 이에 따라야 한다.

⑦ 그 밖에 진료기록전송지원시스템의 구축 · 운영 등에 필요한 사항은 보건복지부령으로 정한다.

⑧ 누구든지 정당한 사유 없이 진료기록전송지원시스템에 저장된 정보를 누출 · 변조 또는 훼손하여서는 아니 된다.

⑨ 진료기록전송지원시스템의 구축 · 운영에 관하여 이 법에서 규정된 것을 제외하고는 「개인정보 보호법」에 따른다.

시행령 제10조의4(진료기록전송지원시스템 구축 · 운영 업무의 위탁)

① 보건복지부장관은 법 제21조의2제4항 전단에 따라 같은 조 제3항에 따른 진료기록전송지원시스템(이하 "진료기록전송지원시스템"이라 한다)의 구축 · 운영에 관한 업무를 다음 각 호의 전문기관에 위탁할 수 있다.

1. 「공공기관의 운영에 관한 법률」 제4조에 따른 공공기관 중 그 설립목적이 보건의료 또는 사회보장과 관련되는 공공기관
2. 위탁 업무 수행에 필요한 조직 · 인력 및 전문성 등을 고려하여 보건복지부장관이 정하여 고시하는 전문기관

② 보건복지부장관은 법 제21조의2제4항 전단에 따라 진료기록전송지원시스템의 구축 · 운영업무를 위탁하려는 경우에는 그 위탁 기준 · 절차 및 방법 등에 관한 사항을 미리 공고하여야 한다.

③ 보건복지부장관은 법 제21조의2제4항 전단에 따라 진료기록전송지원시스템의 구축 · 운영 업무를 위탁한 경우에는 그 위탁 내용 및 수탁자 등에 관한 사항을 관보에 고시하고, 보건복지부의 인터넷 홈페이지에 게재하여야 한다.

④ 법 제21조의2제4항 전단에 따라 진료기록전송지원시스템의 구축 · 운영 업무를 위탁받은 전문기관은 사업운영계획, 사업집행현황, 자금운용계획 및 자금집행내역 등에 관한 사항을 보건복지부장관에게 보고하여야 한다.

⑤ 제2항부터 제4항까지의 규정에 따른 위탁 기준 등의 공고, 위탁 내용 등의 고시 또는 위탁 업무의 보고 등에 필요한 세부사항은 보건복지부장관이 정하여 고시한다.

시행령 제10조의5(진료기록전송지원시스템 보유 정보의 안전성 확보 조치)

① 법 제21조의2제4항 전단에 따라 진료기록전송지원시스템의 구축 · 운영 업무를 위탁받은 전문기관은 법 제21조의2제5항제1호에 따라 진료기록전송지원시스템이 보유한 정보의 안전성 확보를 위하여 다음 각 호의 조치를 하여야 한다.

1. 진료기록전송지원시스템이 보유한 정보의 안전성 확보를 위한 관리계획의 수립 · 시행
2. 진료기록전송지원시스템이 보유한 정보에 대한 접근 통제 및 접근 권한의 제한
3. 진료기록전송지원시스템에의 불법 접근을 차단하기 위한 방화벽 · 침입차단시스템 및 침입탐지시스템의 설치 · 운영
4. 진료기록전송지원시스템이 보유한 정보를 안전하게 저장 · 전송할 수 있는 암호화 기술 등의 개발 · 관리
5. 진료기록전송지원시스템이 보유한 정보에 대한 보안프로그램의 설치 · 갱신
6. 진료기록전송지원시스템에 대한 접속기록의 보관 · 관리
7. 진료기록전송지원시스템이 보유한 정보에 대한 위 · 변조 방지 프로그램 등의 설치 · 갱신
8. 진료기록전송지원시스템과 연결되어 운영되는 다른 정보시스템에 대한 보안체제의 마련 · 실시
9. 그 밖에 제1호부터 제8호까지의 규정에 준하는 조치로서 진료기록전송지원시스템의 보유 정보에 대한 안전성 확보를 위하여 보건복지부장관이 특히 필요하다고 인정하는 조치

② 제1항에 따른 진료기록전송지원시스템 보유 정보의 안전성 확보 조치에 필요한 세부 사항은 보건복지부장관이 정하여 고시한다.

시행규칙 제13조의4(진료기록전송지원시스템의 구축 · 운영)

① 보건복지부장관은 법 제21조의2제3항에 따른 진료기록전송지원시스템(이하 "진료기록전송지원시스템"이라 한다)의 효율적 운영을 위하여 필요하다고 인정하는 경우에는 다음 각 호의 조치를 할 수 있다.

1. 진료기록전송지원시스템과 연결되어 있는 다른 정보시스템과의 호환성 및 보안성에 대한 점검 · 관리

2. 진료기록전송지원시스템의 평가 및 개선에 관한 기준의 수립 · 시행
3. 진료기록전송지원시스템에 관한 이용매뉴얼의 작성 · 배포
4. 그 밖에 제1호부터 제3호까지의 조치에 준하는 것으로서 진료기록전송지원시스템의 효율적 운영에 특히 필요하다고 보건복지부장관이 인정하는 조치

② 보건복지부장관은 법 제21조의2제6항 전단에 따라 의료인 또는 의료기관의 장에게 자료제출을 요구하는 경우에는 제출자료의 범위, 이용목적, 이용범위 및 제출방법 등이 포함된 서면(전자문서를 포함한다)으로 하여야 한다.

제2절 권리와 의무

제22조(진료기록부 등)

① 의료인은 각각 진료기록부, 조산기록부, 간호기록부, 그 밖의 진료에 관한 기록(이하 "진료기록부 등"이라 한다)을 갖추어 두고 환자의 주된 증상, 진단 및 치료 내용 등 보건복지부령으로 정하는 의료행위에 관한 사항과 의견을 상세히 기록하고 서명하여야 한다.

② 의료인이나 의료기관 개설자는 진료기록부등[제23조제1항에 따른 전자의무기록(電子醫務記錄)을 포함하며, 추가기재 · 수정된 경우 추가기재 · 수정된 진료기록부등 및 추가기재 · 수정 전의 원본을 모두 포함한다. 이하 같다]을 보건복지부령으로 정하는 바에 따라 보존하여야 한다.

③ 의료인은 진료기록부등을 거짓으로 작성하거나 고의로 사실과 다르게 추가기재 · 수정하여서는 아니 된다.

④ 보건복지부장관은 의료인이 진료기록부등에 기록하는 질병명, 검사명, 약제명 등 의학용어와 진료기록부등의 서식 및 세부내용에 관한 표준을 마련하여 고시하고 의료인 또는 의료기관 개설자에게 그 준수를 권고할 수 있다.

시행규칙 제14조(진료기록부 등의 기재 사항)

① 법 제22조제1항에 따라 진료기록부 · 조산기록부와 간호기록부(이하 "진료기록부등"이라 한다)에 기록해야 할 의료행위에 관한 사항과 의견은 다음 각 호와 같다.

1. 진료기록부
   가. 진료를 받은 사람의 주소 · 성명 · 연락처 · 주민등록번호 등 인적사항
   나. 주된 증상. 이 경우 의사가 필요하다고 인정하면 주된 증상과 관련한 병력(病歷) · 가족력(家族歷)을 추가로 기록할 수 있다.
   다. 진단결과 또는 진단명
   라. 진료경과(외래환자는 재진환자로서 증상 · 상태, 치료내용이 변동되어 의사가 그 변동을 기록할 필요가 있다고 인정하는 환자만 해당한다)
   마. 치료 내용(주사 · 투약 · 처치 등)

바. 진료 일시(日時)

2. 조산기록부

가. 조산을 받은 자의 주소 · 성명 · 연락처 · 주민등록번호 등 인적사항

나. 생 · 사산별(生 · 死産別) 분만 횟수

다. 임신 후의 경과와 그에 대한 소견

라. 임신 중 의사에 의한 건강진단의 유무(결핵 · 성병에 관한 검사를 포함한다)

마. 분만 장소 및 분만 연월일시분(年月日時分)

바. 분만의 경과 및 그 처치

사. 산아(産兒) 수와 그 성별 및 생 · 사의 구별

아. 산아와 태아부속물에 대한 소견

자. 삭제

차. 산후의 의사의 건강진단 유무

3. 간호기록부

가. 간호를 받는 사람의 성명

나. 체온 · 맥박 · 호흡 · 혈압에 관한 사항

다. 투약에 관한 사항

라. 섭취 및 배설물에 관한 사항

마. 처치와 간호에 관한 사항

바. 간호 일시(日時)

② 의료인은 진료기록부등을 한글로 기록하도록 노력하여야 한다.

③ 삭제

시행규칙 제15조(진료기록부 등의 보존)

① 의료인이나 의료기관 개설자는 법 제22조제2항에 따른 진료기록부등을 다음 각 호에 정하는 기간 동안 보존하여야 한다. 다만, 계속적인 진료를 위하여 필요한 경우에는 1회에 한정하여 다음 각 호에 정하는 기간의 범위에서 그 기간을 연장하여 보존할 수 있다.

1. 환자 명부 : 5년
2. 진료기록부 : 10년
3. 처방전 : 2년
4. 수술기록 : 10년
5. 검사내용 및 검사소견기록 : 5년
6. 방사선 사진(영상물을 포함한다) 및 그 소견서 : 5년
7. 간호기록부 : 5년
8. 조산기록부: 5년
9. 진단서 등의 부본(진단서 · 사망진단서 및 시체검안서 등을 따로 구분하여 보존할 것) : 3년

② 제1항의 진료에 관한 기록은 마이크로필름이나 광디스크 등(이하 이 조에서 "필름"이라 한다)에 원본대로 수록하여 보존할 수 있다.

③ 제2항에 따른 방법으로 진료에 관한 기록을 보존하는 경우에는 필름촬영책임자가 필름의 표지에 촬영 일시와 본인의 성명을 적고, 서명 또는 날인하여야 한다.

제23조(전자의무기록)

① 의료인이나 의료기관 개설자는 제22조의 규정에도 불구하고 진료기록부등을 「전자서

명법」에 따른 전자서명이 기재된 전자문서(이하 "전자의무기록"이라 한다)로 작성 · 보관할 수 있다.

② 의료인이나 의료기관 개설자는 보건복지부령으로 정하는 바에 따라 전자의무기록을 안전하게 관리 · 보존하는 데에 필요한 시설과 장비를 갖추어야 한다.

③ 누구든지 정당한 사유 없이 전자의무기록에 저장된 개인정보를 탐지하거나 누출 · 변조 또는 훼손하여서는 아니 된다.

④ 의료인이나 의료기관 개설자는 전자의무기록에 추가기재 · 수정을 한 경우 보건복지부령으로 정하는 바에 따라 접속기록을 별도로 보관하여야 한다.

시행령 제10조의6(전자의무기록의 표준화)

법 제23조의2제1항에 따라 보건복지부장관이 정하여 고시하는 표준의 대상은 다음 각 호와 같다.

1. 법 제23조제1항에 따른 전자의무기록(電子醫務記錄)(이하 "전자의무기록"이라 한다)의 서식 · 용어 및 내용 등에 관한 사항
2. 법 제23조제2항에 따라 전자의무기록의 안전한 관리 · 보존에 필요한 시설 및 장비에 관한 사항
3. 법 제23조의2제1항에 따른 전자의무기록시스템(이하 "전자의무기록시스템"이라 한다)의 구조 · 형태 및 기능 등에 관한 사항
4. 그 밖에 제1호부터 제3호까지의 규정에 준하는 대상으로서 전자의무기록의 효율적 · 통일적 관리 · 활용을 위하여 보건복지부장관이 특히 필요하다고 인정하는 대상

시행규칙 제16조(전자의무기록의 관리 · 보존에 필요한 시설과 장비 등)

① 의료인이나 의료기관의 개설자는 법 제23조제2항에 따라 전자의무기록(電子醫務記錄)을 안전하게 관리 · 보존하기 위하여 다음 각 호의 시설과 장비를 갖추어야 한다.

1. 전자의무기록의 생성 · 저장과 전자서명을 검증할 수 있는 장비
2. 전자서명이 있은 후 전자의무기록의 변경 여부 확인 등 전자의무기록의 이력관리를 위하여 필요한 장비
3. 전자의무기록의 백업저장장비
4. 네트워크 보안에 관한 시설과 장비(제1호부터 제3호까지에 따른 장비가 유무선 인터넷과 연결된 경우에 한정한다)
5. 법 제23조의2제1항에 따른 전자의무기록시스템(이하 "전자의무기록시스템"이라 한다) 보안에 관한 시설과 장비
6. 전자의무기록 보존장소에 대한 다음 각 목의 어느 하나에 해당하는 물리적 접근 방지 시설과 장비
   가. 출입통제구역 등 통제 시설
   나. 잠금장치
7. 의료기관(법 제49조에 따라 부대사업을 하는 장소를 포함한다) 외의 장소에 제1호에 따른 전자의무기록의 저장장비 또는 제3호에 따른 백업저장장비를 설치하는 경우에는 다음 각 목의 시설과 장비
   가. 전자의무기록 시스템의 동작 여부와 상태를 실시간으로 점검할 수 있는 시설과 장비
   나. 전자의무기록 시스템에 장애가 발생한 경우 제1호 및 제2호에 따른 장비를 대체할 수 있는 예비 장비
   다. 폐쇄회로 텔레비전 등의 감시 장비

라. 재해예방시설

② 의료인이나 의료기관 개설자는 법 제23조제4항에 따라 전자의무기록에 추가기재 · 수정을 한 경우 제1항제2호에 따른 장비에 접속 기록을 별도로 보관하여야 한다.

③ 제1항 각 호에 따라 갖추어야 하는 시설과 장비 및 제2항에 따른 접속 기록 보관에 관한 구체적인 사항은 보건복지부장관이 정하여 고시한다.

제23조의2(전자의무기록의 표준화 등)

① 보건복지부장관은 전자의무기록이 효율적이고 통일적으로 관리 · 활용될 수 있도록 기록의 작성, 관리 및 보존에 필요한 전산정보처리시스템(이하 이 조에서 "전자의무기록시스템"이라 한다), 시설, 장비 및 기록 서식 등에 관한 표준을 정하여 고시하고 전자의무기록시스템을 제조 · 공급하는 자, 의료인 또는 의료기관 개설자에게 그 준수를 권고할 수 있다.

② 보건복지부장관은 전자의무기록시스템이 제1항에 따른 표준, 전자의무기록시스템 간 호환성, 정보 보안 등 대통령령으로 정하는 인증 기준에 적합한 경우에는 인증을 할 수 있다.

③ 제2항에 따라 인증을 받은 자는 대통령령으로 정하는 바에 따라 인증의 내용을 표시할 수 있다. 이 경우 인증을 받지 아니한 자는 인증의 표시 또는 이와 유사한 표시를 하여서는 아니 된다.

④ 보건복지부장관은 다음 각 호의 어느 하나에 해당하는 경우에는 제2항에 따른 인증을 취소할 수 있다. 다만, 제1호에 해당하는 경우에는 인증을 취소하여야 한다.

1. 거짓이나 그 밖의 부정한 방법으로 인증을 받은 경우
2. 제2항에 따른 인증 기준에 미달하게 된 경우

⑤ 보건복지부장관은 전자의무기록시스템의 기술 개발 및 활용을 촉진하기 위한 사업을 할 수 있다.

⑥ 제1항에 따른 표준의 대상, 제2항에 따른 인증의 방법 · 절차 등에 필요한 사항은 대통령령으로 정한다.

시행령 제10조의6(전자의무기록의 표준화)

법 제23조의2제1항에 따라 보건복지부장관이 정하여 고시하는 표준의 대상은 다음 각 호와 같다.

1. 법 제23조제1항에 따른 전자의무기록(電子醫務記錄)(이하 "전자의무기록"이라 한다)의 서식 · 용어 및 내용 등에 관한 사항
2. 법 제23조제2항에 따라 전자의무기록의 안전한 관리 · 보존에 필요한 시설 및 장비에 관한 사항
3. 법 제23조의2제1항에 따른 전자의무기록시스템(이하 "전자의무기록시스템"이라 한다)의 구조 · 형태 및 기능 등에 관한 사항

4. 그 밖에 제1호부터 제3호까지의 규정에 준하는 대상으로서 전자의무기록의 효율적 · 통일적 관리 · 활용을 위하여 보건복지부장관이 특히 필요하다고 인정하는 대상

시행령 제10조의7(전자의무기록시스템의 인증)

① 전자의무기록시스템의 인증 기준은 다음 각 호와 같다.

1. 법 제23조의2제1항에 따라 보건복지부장관이 정하여 고시하는 표준에 적합할 것
2. 전자의무기록시스템 간 전자적 전송에 필요한 호환성이 확보될 것
3. 전자의무기록시스템에 대한 관리적 · 기술적 · 물리적 정보 보안이 확보될 것
4. 그 밖에 제1호부터 제3호까지의 규정에 준하는 기준으로서 전자의무기록시스템의 기능 · 구조 및 형태 등을 고려하여 보건복지부장관이 특히 필요하다고 인정하는 기준

② 법 제23조의2제2항에 따라 전자의무기록시스템의 인증을 받으려는 자는 전자의무기록시스템 인증 신청서(전자문서로 된 신청서를 포함한다)에 다음 각 호의 서류(전자문서로 된 서류를 포함한다)를 첨부하여 보건복지부장관에게 제출하여야 한다.

1. 제1항에 따른 인증 기준에 적합함을 증명하는 서류
2. 전자의무기록시스템 설계서
3. 전자의무기록시스템 설명서 및 성능진단 결과서
4. 그 밖에 제1호부터 제3호까지의 규정에 준하는 서류로서 전자의무기록시스템의 인증을 위하여 보건복지부장관이 특히 필요하다고 인정하여 고시하는 서류

③ 보건복지부장관은 제2항에 따른 인증 신청의 전문적 검토를 위하여 필요하다고 인정하는 경우에는 보건의료 또는 정보통신 관련 기관 · 법인 · 단체 또는 전문가 등에게 자료 또는 의견의 제출을 요청할 수 있다.

④ 보건복지부장관은 제2항에 따른 인증 신청에 대하여 그 인증 여부를 결정한 경우에는 신청인에게 서면으로 그 결과를 알려야 한다.

⑤ 보건복지부장관은 법 제23조의2제2항에 따라 전자의무기록시스템의 인증을 한 경우에는 신청인에게 인증서를 발급하고, 그 인증 내용을 보건복지부의 인터넷 홈페이지 등에 게재하여야 한다.

⑥ 제1항부터 제5항까지에서 규정한 사항 외에 전자의무기록시스템의 인증 기준, 인증 절차, 인증 방법 및 변경 인증 등에 필요한 세부 사항은 보건복지부장관이 정하여 고시한다.

시행령 제10조의8(전자의무기록시스템의 인증 표시)

① 법 제23조의2제2항에 따라 전자의무기록시스템의 인증을 받은 자는 같은 조 제3항 전단에 따라 인증의 내용을 표시하려는 경우에는 그 표시 내용, 표시 크기, 표시 색상 및 표시 도안 등에 관하여 보건복지부장관이 정하여 고시하는 기준에 따라 표시하여야 한다.

② 보건복지부장관은 법 제23조의2제3항 전단에 따른 인증 내용의 표시 사항에 대하여 그 보완이나 개선이 필요하다고 인정하는 경우에는 전자의무기록시스템의 인증을 받은 자에 대하여 그 보완이나 개선에 필요한 사항을 권고할 수 있다.

제23조의3(진료정보 침해사고의 통지)

① 의료인 또는 의료기관 개설자는 전자의무기록에 대한 전자적 침해행위로 진료정보가 유출되거나 의료기관의 업무가 교란 · 마비되는 등 대통령령으로 정하는 사고(이하 "진료정보 침해사고"라 한다)가 발생한 때에는 보건복지부장관에게 즉시 그 사실을 통지하여야 한다.

② 보건복지부장관은 제1항에 따라 진료정보 침해사고의 통지를 받거나 진료정보 침해사고가 발생한 사실을 알게 되면 이를 관계 행정기관에 통보하여야 한다.

시행령 제10조의9(진료정보 침해사고의 유형)
① 법 제23조의3제1항에서 "진료정보가 유출되거나 의료기관의 업무가 교란 · 마비되는 등 대통령령으로 정하는 사고"란 다음 각 호의 어느 하나에 해당하는 사고를 말한다.
1. 진료정보의 도난 · 유출
2. 진료정보의 파기 · 손상 · 은닉 · 멸실
3. 전자의무기록시스템의 교란 · 마비

시행규칙 제16조의2(진료정보 침해사고의 통지 방법)
① 의료인 또는 의료기관 개설자는 법 제23조의3제1항에 따른 진료정보 침해사고(이하 "진료정보 침해사고"라 한다)가 발생한 경우 다음 각 호의 사항을 서면, 전화, 팩스, 전자우편 또는 이와 유사한 방법으로 보건복지부장관에게 통지해야 한다.
1. 의료기관의 명칭
2. 진료정보 침해사고의 발생일시
3. 진료정보의 유출 범위 등 피해내역
4. 진료정보 침해사고의 대응을 위한 기술지원 요청사항

제23조의4(진료정보 침해사고의 예방 및 대응 등)

① 보건복지부장관은 진료정보 침해사고의 예방 및 대응을 위하여 다음 각 호의 업무를 수행한다.

1. 진료정보 침해사고에 관한 정보의 수집 · 전파
2. 진료정보 침해사고의 예보 · 경보
3. 진료정보 침해사고에 대한 긴급조치
4. 전자의무기록에 대한 전자적 침해행위의 탐지 · 분석
5. 그 밖에 진료정보 침해사고 예방 및 대응을 위하여 대통령령으로 정하는 사항

② 보건복지부장관은 제1항에 따른 업무의 전부 또는 일부를 전문기관에 위탁할 수 있다.

③ 제1항에 따른 업무를 수행하는 데 필요한 절차 및 방법, 제2항에 따른 업무의 위탁 절차 등에 필요한 사항은 보건복지부령으로 정한다.

시행령 제10조의10(진료정보 침해사고의 예방 및 대응을 위한 조치)
법 제23조의4제1항제5호에서 "대통령령으로 정하는 사항"이란 다음 각 호의 사항을 말한다.
1. 의료기관의 전자의무기록시스템에 대한 취약점 점검
2. 의료인 또는 의료기관 개설자에 대한 교육 및 훈련
3. 그 밖에 전자의무기록의 안전성 및 신뢰성을 확보하기 위해 필요한 사항으로서 보건복지부장관이 정하여 고시하는 사항

시행규칙 제16조의3(진료정보 침해사고에 대한 긴급조치)
① 보건복지부장관은 의료인, 의료기관 개설자 또는 관계 행정기관 등을 통해 진료정보 침해사고가 발생한 사실을 알게 된 경우 그 피해의 확산을 방지하기 위하여 법 제23조의4제1항제3호에 따라 다음 각 호의 조치를 할 수 있다.
1. 의료기관의 전자의무기록시스템에 대한 접속경로의 차단 요청
2. 진료정보 침해사고의 원인 · 경위 등에 관한 조사. 이 경우 현장조사에 관한 사항은 해당 의료기관의 장과 미리 협의해야 한다.
② 의료인 또는 의료기관의 개설자는 특별한 사유가 없으면 제1항에 따른 조치에 협조해야 한다.

시행규칙 제16조의4(진료정보 침해사고의 예방 및 대응을 위한 업무의 위탁)
보건복지부장관은 법 제23조의4제2항에 따라 같은 조 제1항 각 호에 따른 진료정보 침해사고의 예방 및 대응을 위한 업무를 「사회보장급여의 이용 · 제공 및 수급권자 발굴에 관한 법률」 제29조에 따른 한국사회보장정보원에 위탁한다.

제23조의5(부당한 경제적 이익등의 취득 금지)

① 의료인, 의료기관 개설자(법인의 대표자, 이사, 그 밖에 이에 종사하는 자를 포함한다. 이하 이 조에서 같다) 및 의료기관 종사자는 「약사법」 제47조제2항에 따른 의약품공급자로부터 의약품 채택 · 처방유도 · 거래유지 등 판매촉진을 목적으로 제공되는 금전, 물품, 편익, 노무, 향응, 그 밖의 경제적 이익(이하 "경제적 이익등"이라 한다)을 받거나 의료기관으로 하여금 받게 하여서는 아니 된다. 다만, 견본품 제공, 학술대회 지원, 임상시험 지원, 제품설명회, 대금결제조건에 따른 비용할인, 시판 후 조사 등의 행위(이하 "견본품 제공등의 행위"라 한다)로서 보건복지부령으로 정하는 범위 안의 경제적 이익등인 경우에는 그러하지 아니하다.

② 의료인, 의료기관 개설자 및 의료기관 종사자는 「의료기기법」 제6조에 따른 제조업자, 같은 법 제15조에 따른 의료기기 수입업자, 같은 법 제17조에 따른 의료기기 판매업자 또는 임대업자로부터 의료기기 채택 · 사용유도 · 거래유지 등 판매촉진을 목적으로 제공되는 경제적 이익등을 받거나 의료기관으로 하여금 받게 하여서는 아니 된다. 다만, 견본품 제공 등의 행위로서 보건복지부령으로 정하는 범위 안의 경제적 이익등인 경우에는 그러하지 아니하다.

시행규칙 제16조의5(경제적 이익 등의 범위)
법 제23조의5제1항 단서 및 제2항 단서에서 "보건복지부령으로 정하는 범위 안의 경제적 이익등"이란 별표 2의3과 같다

제24조(요양방법 지도)

의료인은 환자나 환자의 보호자에게 요양방법이나 그 밖에 건강관리에 필요한 사항을 지도하여야 한다.

제24조의2(의료행위에 관한 설명)

① 의사 · 치과의사 또는 한의사는 사람의 생명 또는 신체에 중대한 위해를 발생하게 할 우려가 있는 수술, 수혈, 전신마취(이하 이 조에서 "수술등"이라 한다)를 하는 경우 제2항에 따른 사항을 환자(환자가 의사결정능력이 없는 경우 환자의 법정대리인을 말한다. 이하 이 조에서 같다)에게 설명하고 서면(전자문서를 포함한다. 이하 이 조에서 같다)으로 그 동의를 받아야 한다. 다만, 설명 및 동의 절차로 인하여 수술등이 지체되면 환자의 생명이 위험하여지거나 심신상의 중대한 장애를 가져오는 경우에는 그러하지 아니하다.

② 제1항에 따라 환자에게 설명하고 동의를 받아야 하는 사항은 다음 각 호와 같다.

1. 환자에게 발생하거나 발생 가능한 증상의 진단명
2. 수술등의 필요성, 방법 및 내용
3. 환자에게 설명을 하는 의사, 치과의사 또는 한의사 및 수술등에 참여하는 주된 의사, 치과의사 또는 한의사의 성명
4. 수술등에 따라 전형적으로 발생이 예상되는 후유증 또는 부작용
5. 수술등 전후 환자가 준수하여야 할 사항

③ 환자는 의사, 치과의사 또는 한의사에게 제1항에 따른 동의서 사본의 발급을 요청할 수 있다. 이 경우 요청을 받은 의사, 치과의사 또는 한의사는 정당한 사유가 없으면 이를 거부하여서는 아니 된다.

④ 제1항에 따라 동의를 받은 사항 중 수술등의 방법 및 내용, 수술등에 참여한 주된 의사, 치과의사 또는 한의사가 변경된 경우에는 변경 사유와 내용을 환자에게 서면으로 알려야 한다.

⑤ 제1항 및 제4항에 따른 설명, 동의 및 고지의 방법 · 절차 등 필요한 사항은 대통령령으로 정한다.

시행령 제10조의11(의료행위에 관한 설명)

① 법 제24조의2제1항 본문에 따라 의사 · 치과의사 또는 한의사가 환자(환자가 의사결정능력이 없는 경우 환자의 법정대리인을 말한다. 이하 이 조에서 같다)로부터 받는 동의서에는 해당 환자의 서명 또는 기명날인이 있어야 한다.

② 법 제24조의2제4항에 따라 의사 · 치과의사 또는 한의사가 수술 · 수혈 또는 전신마취의 방법 · 내용 등의 변경 사유 및 변경 내용을 환자에게 서면으로 알리는 경우 환자의 보호를 위하여 필요

하다고 인정하는 때에는 보건복지부장관이 정하는 바에 따라 구두의 방식을 병행하여 설명할 수 있다.
③ 의사 · 치과의사 또는 한의사는 법 제24조의2제1항 본문에 따른 서면의 경우에는 환자의 동의를 받은 날, 같은 조 제4항에 따른 서면은 환자에게 알린 날을 기준으로 각각 2년간 보존 · 관리하여야 한다.

제25조(신고)

① 의료인은 대통령령으로 정하는 바에 따라 최초로 면허를 받은 후부터 3년마다 그 실태와 취업상황 등을 보건복지부장관에게 신고하여야 한다.
② 보건복지부장관은 제30조제3항의 보수교육을 이수하지 아니한 의료인에 대하여 제1항에 따른 신고를 반려할 수 있다.
③ 보건복지부장관은 제1항에 따른 신고 수리 업무를 대통령령으로 정하는 바에 따라 관련 단체 등에 위탁할 수 있다.

시행령 제11조(신고)
① 법 제25조제1항에 따라 의료인은 그 실태와 취업상황 등을 제8조 또는 법 제65조에 따라 면허증을 발급 또는 재발급 받은 날부터 매 3년이 되는 해의 12월 31일까지 보건복지부장관에게 신고하여야 한다. 다만, 법률 제10609호 의료법 일부개정법률 부칙 제2조제1항에 따라 신고를 한 의료인의 경우에는 그 신고한 날부터 매 3년이 되는 해의 12월 31일까지 신고하여야 한다.
② 법 제25조제3항에 따라 보건복지부장관은 제1항에 따른 신고 수리 업무를 법 제28조에 따른 의사회 · 치과의사회 · 한의사회 · 조산사회 및 간호사회(이하 "중앙회"라 한다)에 위탁한다.
③ 제1항에 따른 신고의 방법 및 절차 등에 관하여 필요한 사항은 보건복지부령으로 정한다.

시행규칙 제17조(의료인의 실태 등의 신고 및 보고)
① 법 제25조제1항 및 영 제11조제1항에 따라 의료인의 실태와 취업상황 등을 신고하려는 사람은 별지 제10호서식의 의료인의 실태 등 신고서를 작성하여 법 제28조에 따른 중앙회(이하 "중앙회"라 한다)의 장(이하 "각 중앙회장"이라 한다)에게 제출하여야 한다.
② 제1항에 따른 신고를 받은 각 중앙회장은 신고인이 제20조에 따른 보수교육(補修敎育)을 이수하였는지 여부를 확인하여야 한다.
③ 각 중앙회장은 제1항에 따른 신고 내용과 결과를 반기별로 보건복지부장관에게 보고하여야 한다. 다만, 법 제66조제4항에 따라 면허의 효력이 정지된 의료인이 제1항에 따른 신고를 한 경우에는 그 내용과 결과를 지체 없이 보건복지부장관에게 보고하여야 한다.

제26조(변사체 신고)

의사 · 치과의사 · 한의사 및 조산사는 사체를 검안하여 변사(變死)한 것으로 의심되는 때에는 사체의 소재지를 관할하는 경찰서장에게 신고하여야 한다.

제3절 의료행위의 제한

제27조(무면허 의료행위 등 금지)

① 의료인이 아니면 누구든지 의료행위를 할 수 없으며 의료인도 면허된 것 이외의 의료행위를 할 수 없다. 다만, 다음 각 호의 어느 하나에 해당하는 자는 보건복지부령으로 정하는 범위에서 의료행위를 할 수 있다.

1. 외국의 의료인 면허를 가진 자로서 일정 기간 국내에 체류하는 자
2. 의과대학, 치과대학, 한의과대학, 의학전문대학원, 치의학전문대학원, 한의학전문대학원, 종합병원 또는 외국 의료원조기관의 의료봉사 또는 연구 및 시범사업을 위하여 의료행위를 하는 자
3. 의학 · 치과의학 · 한방의학 또는 간호학을 전공하는 학교의 학생

② 의료인이 아니면 의사 · 치과의사 · 한의사 · 조산사 또는 간호사 명칭이나 이와 비슷한 명칭을 사용하지 못한다.

③ 누구든지 「국민건강보험법」이나 「의료급여법」에 따른 본인부담금을 면제하거나 할인하는 행위, 금품 등을 제공하거나 불특정 다수인에게 교통편의를 제공하는 행위 등 영리를 목적으로 환자를 의료기관이나 의료인에게 소개 · 알선 · 유인하는 행위 및 이를 사주하는 행위를 하여서는 아니 된다. 다만, 다음 각 호의 어느 하나에 해당하는 행위는 할 수 있다.

1. 환자의 경제적 사정 등을 이유로 개별적으로 관할 시장 · 군수 · 구청장의 사전승인을 받아 환자를 유치하는 행위
2. 「국민건강보험법」 제109조에 따른 가입자나 피부양자가 아닌 외국인(보건복지부령으로 정하는 바에 따라 국내에 거주하는 외국인은 제외한다)환자를 유치하기 위한 행위

④ 제3항제2호에도 불구하고 「보험업법」 제2조에 따른 보험회사, 상호회사, 보험설계사, 보험대리점 또는 보험중개사는 외국인환자를 유치하기 위한 행위를 하여서는 아니 된다.

⑤ 누구든지 의료인이 아닌 자에게 의료행위를 하게 하거나 의료인에게 면허 사항 외의 의료행위를 하게 하여서는 아니 된다.

시행규칙 제18조(외국면허 소지자의 의료행위)
법 제27조제1항제1호에 따라 외국의 의료인 면허를 가진 자로서 다음 각 호의 어느 하나에 해당하는 업무를 수행하기 위하여 국내에 체류하는 자는 그 업무를 수행하기 위하여 필요한 범위에서 보건복지부장관의 승인을 받아 의료행위를 할 수 있다.

1. 외국과의 교육 또는 기술협력에 따른 교환교수의 업무
2. 교육연구사업을 위한 업무
3. 국제의료봉사단의 의료봉사 업무

시행규칙 제19조(의과대학생 등의 의료행위)

① 법 제27조제1항제2호에 따른 의료행위의 범위는 다음 각 호와 같다.
1. 국민에 대한 의료봉사활동을 위한 의료행위
2. 전시 · 사변이나 그 밖에 이에 준하는 국가비상사태 시에 국가나 지방자치단체의 요청에 따라 행하는 의료행위
3. 일정한 기간의 연구 또는 시범 사업을 위한 의료행위

② 법 제27조제1항제3호에 따라 의학 · 치과의학 · 한방의학 또는 간호학을 전공하는 학교의 학생은 다음 각 호의 의료행위를 할 수 있다.
1. 전공 분야와 관련되는 실습을 하기 위하여 지도교수의 지도 · 감독을 받아 행하는 의료행위
2. 국민에 대한 의료봉사활동으로서 의료인의 지도 · 감독을 받아 행하는 의료행위
3. 전시 · 사변이나 그 밖에 이에 준하는 국가비상사태 시에 국가나 지방자치단체의 요청에 따라 의료인의 지도 · 감독을 받아 행하는 의료행위

시행규칙 제19조의2(유치행위를 할 수 없는 국내 거주 외국인의 범위)

법 제27조제3항제2호에 따라 외국인환자를 유치할 수 있는 대상에서 제외되는 국내에 거주하는 외국인은 「국민건강보험법」 제93조에 따른 가입자나 피부양자가 아닌 국내에 거주하는 외국인으로서 다음 각 호의 어느 하나에 해당하는 외국인을 말한다.
1. 「출입국관리법」 제31조에 따라 외국인등록을 한 사람[「출입국관리법 시행령」 제12조 및 별표 1에 따른 기타(G-1)의 체류자격을 가진 사람은 제외한다]
2. 「재외동포의 출입국과 법적지위에 관한 법률」 제6조에 따라 국내거소신고를 한 외국국적동포

제27조의2 삭제

제4절 의료인 단체

제28조(중앙회와 지부)

① 의사 · 치과의사 · 한의사 · 조산사 및 간호사는 대통령령으로 정하는 바에 따라 각각 전국적 조직을 두는 의사회 · 치과의사회 · 한의사회 · 조산사회 및 간호사회(이하 "중앙회"라 한다)를 각각 설립하여야 한다.

② 중앙회는 법인으로 한다.

③ 제1항에 따라 중앙회가 설립된 경우에는 의료인은 당연히 해당하는 중앙회의 회원이 되며, 중앙회의 정관을 지켜야 한다.

④ 중앙회에 관하여 이 법에 규정되지 아니한 사항에 대하여는 「민법」 중 사단법인에 관한 규정을 준용한다.

⑤ 중앙회는 대통령령으로 정하는 바에 따라 특별시 · 광역시 · 도와 특별자치도(이하 "시 ·

도"라 한다)에 지부를 설치하여야 하며, 시 · 군 · 구(자치구만을 말한다. 이하 같다)에 분회를 설치할 수 있다. 다만, 그 외의 지부나 외국에 의사회 지부를 설치하려면 보건복지부장관의 승인을 받아야 한다.

⑥ 중앙회가 지부나 분회를 설치한 때에는 그 지부나 분회의 책임자는 지체 없이 특별시장 · 광역시장 · 도지사 · 특별자치도지사(이하 "시 · 도지사"라 한다) 또는 시장 · 군수 · 구청장에게 신고하여야 한다.

⑦ 각 중앙회는 제66조의2에 따른 자격정지 처분 요구에 관한 사항 등을 심의 · 의결하기 위하여 윤리위원회를 둔다.

⑧ 윤리위원회의 구성, 운영 등에 관한 사항은 대통령령으로 정한다.

시행령 제11조의2(윤리위원회의 구성)

① 법 제28조제7항에 따른 윤리위원회(이하 "윤리위원회"라 한다)는 위원장 1명을 포함한 11명의 위원으로 구성한다.

② 위원장은 위원 중에서 각 중앙회의 장이 위촉한다.

③ 위원은 다음 각 호의 사람 중에서 각 중앙회의 장이 성별을 고려하여 위촉하되, 제2호에 해당하는 사람이 4명 이상 포함되어야 한다.

1. 각 중앙회 소속 회원으로서 의료인 경력이 10년 이상인 사람
2. 의료인이 아닌 사람으로서 법률, 보건, 언론, 소비자 권익 등에 관하여 경험과 학식이 풍부한 사람

④ 위원의 임기는 3년으로 하며, 한 번만 연임할 수 있다.

시행령 제15조(중앙회의 지부)

법 제28조제5항에 따라 중앙회는 그 설립등기를 끝낸 날부터 3주일 이내에 특별시 · 광역시 · 도와 특별자치도에 각각 지부를 설치하여야 한다. 다만, 외국에 두는 의사회 지부는 이에 관한 정관 변경 허가를 받은 날부터 10주일 이내에 설치하여야 한다.

시행령 제30조(의료기관인증위원회의 구성)

법 제58조의2제1항에 따른 의료기관인증위원회(이하 "인증위원회"라 한다)의 위원은 다음 각 호의 구분에 따라 보건복지부장관이 임명하거나 위촉한다.

1. 법 제28조에 따른 의료인 단체 및 법 제52조에 따른 의료기관단체에서 추천하는 사람 5명
2. 노동계, 시민단체(「비영리민간단체지원법」 제2조에 따른 비영리민간단체를 말한다), 소비자단체(「소비자기본법」 제29조에 따른 소비자단체를 말한다)에서 추천하는 사람 5명
3. 보건의료 또는 의료기관 시설물 안전진단에 관한 학식과 경험이 풍부한 사람 3명
4. 보건복지부 소속 3급 이상 공무원 또는 고위공무원단에 속하는 공무원 1명

시행령 제31조의6(간호인력 취업교육센터 운영의 위탁)

① 보건복지부장관은 법 제60조의3제2항에 따라 같은 조 제1항에 따른 간호인력 취업교육센터(이하 "간호인력 취업교육센터"라 한다)의 운영을 다음 각 호의 전문기관 또는 단체에 위탁할 수 있다.

1. 법 제28조제1항 또는 제5항에 따른 간호사회 또는 간호사회의 지부
2. 「공공기관의 운영에 관한 법률」 제4조에 따른 공공기관 중 그 설립 목적이 보건의료와 관련되는 공공기관

3. 그 밖에 위탁 업무 수행에 필요한 조직 · 인력 및 전문성 등을 고려하여 보건복지부장관이 고시하는 전문기관 또는 단체

② 보건복지부장관은 법 제60조의3제2항에 따라 간호인력 취업교육센터의 운영을 위탁하려는 경우에는 그 위탁 기준 · 절차 및 방법 등에 관한 사항을 미리 공고하여야 한다.

③ 보건복지부장관은 법 제60조의3제2항에 따라 간호인력 취업교육센터의 운영을 위탁한 경우에는 그 위탁 내용 및 수탁자 등에 관한 사항을 관보에 고시하고, 보건복지부 인터넷 홈페이지에 게시하여야 한다.

④ 법 제60조의3제2항에 따라 간호인력 취업교육센터의 운영을 위탁받은 전문기관 또는 단체는 보건복지부장관이 정하는 바에 따라 사업운영계획, 사업집행현황, 자금운용계획 및 자금집행내역 등에 관한 사항을 보건복지부장관에게 보고하여야 한다.

⑤ 제2항부터 제4항까지의 규정에 따른 위탁 기준 등의 공고, 위탁 내용 등의 고시 또는 위탁 업무의 보고 등에 필요한 세부사항은 보건복지부장관이 정하여 고시한다.

시행규칙 제17조(의료인의 실태 등의 신고 및 보고)

① 법 제25조제1항 및 영 제11조제1항에 따라 의료인의 실태와 취업상황 등을 신고하려는 사람은 별지 제10호서식의 의료인의 실태 등 신고서를 작성하여 법 제28조에 따른 중앙회(이하 "중앙회"라 한다)의 장(이하 "각 중앙회장"이라 한다)에게 제출하여야 한다.

② 제1항에 따른 신고를 받은 각 중앙회장은 신고인이 제20조에 따른 보수교육(補修教育)을 이수하였는지 여부를 확인하여야 한다.

③ 각 중앙회장은 제1항에 따른 신고 내용과 결과를 반기별로 보건복지부장관에게 보고하여야 한다. 다만, 법 제66조제4항에 따라 면허의 효력이 정지된 의료인이 제1항에 따른 신고를 한 경우에는 그 내용과 결과를 지체 없이 보건복지부장관에게 보고하여야 한다.

제29조(설립 허가 등)

① 중앙회를 설립하려면 대표자는 대통령령으로 정하는 바에 따라 정관과 그 밖에 필요한 서류를 보건복지부장관에게 제출하여 설립 허가를 받아야 한다.

② 중앙회의 정관에 적을 사항은 대통령령으로 정한다.

③ 중앙회가 정관을 변경하려면 보건복지부장관의 허가를 받아야 한다.

시행령 제12조(중앙회의 설립 허가신청)

법 제29조제1항에 따라 중앙회 설립 허가를 받으려면 다음 각 호의 서류를 갖추어 보건복지부장관에게 제출하여야 한다.

1. 정관
2. 사업계획서
3. 자산명세서
4. 설립결의서
5. 설립대표자의 선출 경위에 관한 서류
6. 임원의 취임승낙서와 이력서

시행령 제13조(정관의 기재 사항 등)

법 제29조제2항에 따라 중앙회의 정관에 적어야 할 사항은 다음과 같다. [개정 2012.4.27]

1. 목적
2. 명칭
3. 중앙회 · 지부 · 분회의 소재지
4. 재산 또는 회계와 그 밖에 관리 · 운영에 관한 사항
5. 임원의 선임(選任)에 관한 사항
6. 회원의 자격 및 징계에 관한 사항
7. 정관 변경에 관한 사항
8. 공고 방법에 관한 사항
9. 윤리위원회의 운영 등에 관한 사항

시행령 제14조(정관 변경의 허가신청)
법 제29조제3항에 따라 중앙회가 정관 변경의 허가를 받으려면 다음 각 호의 서류를 갖추어 보건복지부장관에게 제출하여야 한다.
1. 정관 변경의 내용과 그 이유를 적은 서류
2. 정관 변경에 관한 회의록
3. 신구 정관대조표와 그 밖의 참고서류

시행규칙 제16조의4(진료정보 침해사고의 예방 및 대응을 위한 업무의 위탁)
보건복지부장관은 법 제23조의4제2항에 따라 같은 조 제1항 각 호에 따른 진료정보 침해사고의 예방 및 대응을 위한 업무를 「사회보장급여의 이용 · 제공 및 수급권자 발굴에 관한 법률」 제29조에 따른 한국사회보장정보원에 위탁한다.

제30조(협조 의무)

① 중앙회는 보건복지부장관으로부터 의료와 국민보건 향상에 관한 협조 요청을 받으면 협조하여야 한다.

② 중앙회는 보건복지부령으로 정하는 바에 따라 회원의 자질 향상을 위하여 필요한 보수(補修)교육을 실시하여야 한다.

③ 의료인은 제2항에 따른 보수교육을 받아야 한다.

시행규칙 제20조(보수교육)
① 중앙회는 법 제30조제2항에 따라 다음 각 호의 사항이 포함된 보수교육을 매년 실시하여야 한다.
1. 직업윤리에 관한 사항
2. 업무 전문성 향상 및 업무 개선에 관한 사항
3. 의료 관계 법령의 준수에 관한
4. 선진 의료기술 등의 동향 및 추세 등에 관한 사항
5. 그 밖에 보건복지부장관이 의료인의 자질 향상을 위하여 필요하다고 인정하는 사항

② 의료인은 제1항에 따른 보수교육을 연간 8시간 이상 이수하여야 한다.
③ 보건복지부장관은 제1항에 따른 보수교육의 내용을 평가할 수 있다.
④ 각 중앙회장은 제1항에 따른 보수교육을 다음 각 호의 기관으로 하여금 실시하게 할 수 있다.

1. 법 제28조제5항에 따라 설치된 지부(이하 "지부"라 한다) 또는 중앙회의 정관에 따라 설치된 의학 · 치의학 · 한의학 · 간호학 분야별 전문학회 및 전문단체
2. 의과대학 · 치과대학 · 한의과대학 · 의학전문대학원 · 치의학전문대학원 · 한의학전문대학원 · 간호대학 및 그 부속병원
3. 수련병원
4. 「한국보건복지인력개발원법」에 따른 한국보건복지인력개발원
5. 다른 법률에 따른 보수교육 실시기관

⑤ 각 중앙회장은 의료인이 제4항제5호의 기관에서 보수교육을 받은 경우 그 교육이수 시간의 전부 또는 일부를 보수교육 이수시간으로 인정할 수 있다.

⑥ 다음 각 호의 어느 하나에 해당하는 사람에 대하여는 해당 연도의 보수교육을 면제한다.
1. 전공의
2. 의과대학 · 치과대학 · 한의과대학 · 간호대학의 대학원 재학생
3. 영 제8조에 따라 면허증을 발급받은 신규 면허취득자
4. 보건복지부장관이 보수교육을 받을 필요가 없다고 인정하는 사람

⑦ 다음 각 호의 어느 하나에 해당하는 사람에 대하여는 해당 연도의 보수교육을 유예할 수 있다.
1. 해당 연도에 6개월 이상 환자진료 업무에 종사하지 아니한 사람
2. 보건복지부장관이 보수교육을 받기가 곤란하다고 인정하는 사람

⑧ 제6항 또는 제7항에 따라 보수교육이 면제 또는 유예되는 사람은 해당 연도의 보수교육 실시 전에 별지 제10호의2서식의 보수교육 면제 · 유예 신청서에 보수교육 면제 또는 유예 대상자임을 증명할 수 있는 서류를 첨부하여 각 중앙회장에게 제출하여야 한다.

⑨ 제8항에 따른 신청을 받은 각 중앙회장은 보수교육 면제 또는 유예 대상자 여부를 확인하고, 보수교육 면제 또는 유예 대상자에게 별지 제10호의3서식의 보수교육 면제 · 유예 확인서를 교부하여야 한다.

제31조 삭제

제32조(감독)

보건복지부장관은 중앙회나 그 지부가 정관으로 정한 사업 외의 사업을 하거나 국민보건 향상에 장애가 되는 행위를 한 때 또는 제30조제1항에 따른 요청을 받고 협조하지 아니한 경우에는 정관을 변경하거나 임원을 새로 뽑을 것을 명할 수 있다.

제3장 의료기관

제1절 의료기관의 개설

제33조(개설 등)

① 의료인은 이 법에 따른 의료기관을 개설하지 아니하고는 의료업을 할 수 없으며, 다음 각 호의 어느 하나에 해당하는 경우 외에는 그 의료기관 내에서 의료업을 하여야 한다.

1. 「응급의료에 관한 법률」 제2조제1호에 따른 응급환자를 진료하는 경우
2. 환자나 환자 보호자의 요청에 따라 진료하는 경우
3. 국가나 지방자치단체의 장이 공익상 필요하다고 인정하여 요청하는 경우
4. 보건복지부령으로 정하는 바에 따라 가정간호를 하는 경우
5. 그 밖에 이 법 또는 다른 법령으로 특별히 정한 경우나 환자가 있는 현장에서 진료를 하여야 하는 부득이한 사유가 있는 경우

② 다음 각 호의 어느 하나에 해당하는 자가 아니면 의료기관을 개설할 수 없다. 이 경우 의사는 종합병원 · 병원 · 요양병원 또는 의원을, 치과의사는 치과병원 또는 치과의원을, 한의사는 한방병원 · 요양병원 또는 한의원을, 조산사는 조산원만을 개설할 수 있다.

1. 의사, 치과의사, 한의사 또는 조산사
2. 국가나 지방자치단체
3. 의료업을 목적으로 설립된 법인(이하 "의료법인"이라 한다)
4. 「민법」이나 특별법에 따라 설립된 비영리법인
5. 「공공기관의 운영에 관한 법률」에 따른 준정부기관, 「지방의료원의 설립 및 운영에 관한 법률」에 따른 지방의료원, 「한국보훈복지의료공단법」에 따른 한국보훈복지의료공단

③ 제2항에 따라 의원 · 치과의원 · 한의원 또는 조산원을 개설하려는 자는 보건복지부령으로 정하는 바에 따라 시장 · 군수 · 구청장에게 신고하여야 한다.

④ 제2항에 따라 종합병원 · 병원 · 치과병원 · 한방병원 또는 요양병원을 개설하려면 제33조의2에 따른 시 · 도 의료기관개설위원회의 심의를 거쳐 보건복지부령으로 정하는 바에 따라 시 · 도지사의 허가를 받아야 한다. 이 경우 시 · 도지사는 개설하려는 의료기관

이 다음 각 호의 어느 하나에 해당하는 경우에는 개설허가를 할 수 없다.

1. 제36조에 따른 시설기준에 맞지 아니하는 경우
2. 제60조제1항에 따른 기본시책과 같은 조 제2항에 따른 수급 및 관리계획에 적합하지 아니한 경우

⑤ 제3항과 제4항에 따라 개설된 의료기관이 개설 장소를 이전하거나 개설에 관한 신고 또는 허가사항 중 보건복지부령으로 정하는 중요사항을 변경하려는 때에도 제3항 또는 제4항과 같다.

⑥ 조산원을 개설하는 자는 반드시 지도의사(指導醫師)를 정하여야 한다.

⑦ 다음 각 호의 어느 하나에 해당하는 경우에는 의료기관을 개설할 수 없다.

1. 약국 시설 안이나 구내인 경우
2. 약국의 시설이나 부지 일부를 분할 · 변경 또는 개수하여 의료기관을 개설하는 경우
3. 약국과 전용 복도 · 계단 · 승강기 또는 구름다리 등의 통로가 설치되어 있거나 이런 것들을 설치하여 의료기관을 개설하는 경우
4. 「건축법」 등 관계 법령에 따라 허가를 받지 아니하거나 신고를 하지 아니하고 건축 또는 증축 · 개축한 건축물에 의료기관을 개설하는 경우

⑧ 제2항제1호의 의료인은 어떠한 명목으로도 둘 이상의 의료기관을 개설 · 운영할 수 없다. 다만, 2 이상의 의료인 면허를 소지한 자가 의원급 의료기관을 개설하려는 경우에는 하나의 장소에 한하여 면허 종별에 따른 의료기관을 함께 개설할 수 있다.

⑨ 의료법인 및 제2항제4호에 따른 비영리법인(이하 이 조에서 "의료법인 등"이라 한다)이 의료기관을 개설하려면 그 법인의 정관에 개설하고자 하는 의료기관의 소재지를 기재하여 대통령령으로 정하는 바에 따라 정관의 변경허가를 얻어야 한다(의료법인등을 설립할 때에는 설립 허가를 말한다. 이하 이 항에서 같다). 이 경우 그 법인의 주무관청은 정관의 변경허가를 하기 전에 그 법인이 개설하고자 하는 의료기관이 소재하는 시 · 도지사 또는 시장 · 군수 · 구청장과 협의하여야 한다.

⑩ 의료기관을 개설 · 운영하는 의료법인 등은 다른 자에게 그 법인의 명의를 빌려주어서는 아니 된다.

시행령 제16조(의료법인 등의 의료기관 개설을 위한 정관변경 허가 등)

① 법 제33조제2항제3호에 따른 의료법인(이하 "의료법인"이라 한다) 및 같은 항 제4호에 따른 비영리법인이 같은 조 제9항 전단에 따라 법인 설립허가 또는 정관 변경허가를 받으려는 경우에는 다음 각 호의 구분에 따른 서류를 주무관청에 제출하여야 한다.

1. 법인 설립허가를 받으려는 경우: 다음 각 목의 서류
   가. 의료기관의 개설 · 운영이 목적사업에 해당한다는 사실과 의료기관의 소재지가 반영된 정관안
   나. 의료기관 개설 · 운영을 위한 사업계획서 및 자금조달계획서
   다. 의료기관의 시설 · 장비 및 인력 등의 확보 계획서
   라. 법 제33조제2항제4호에 따른 비영리법인이 법인 설립허가 시 관계 법령에 따라 필요한 서류(비영리법인만 해당한다)
   마. 법 제48조제1항에 따른 의료법인 설립허가에 필요한 서류(의료법인만 해당한다)
   바. 그 밖에 의료기관의 개설 · 운영과 관련하여 보건복지부장관이 필요하다고 인정하여 고시하는 서류
2. 정관 변경허가를 받으려는 경우: 다음 각 목의 서류
   가. 의료기관의 개설 · 운영이 목적사업에 해당한다는 사실과 의료기관의 소재지가 반영된 정관변경안
   나. 제1호나목 및 다목의 서류
   다. 법 제33조제2항제4호에 따른 비영리법인이 정관 변경허가 시 관계 법령에 따라 필요한 서류(비영리법인만 해당한다)
   라. 법 제48조제3항에 따른 정관 변경허가에 필요한 서류(의료법인만 해당한다)
   마. 그 밖에 의료기관의 개설 · 운영과 관련하여 보건복지부장관이 필요하다고 인정하여 고시하는 서류

② 제1항 각 호의 서류(제1호라목 · 마목 및 제2호다목 · 라목은 제외한다)에 대한 작성기준, 작성방법 및 세부내용 등에 관한 사항은 보건복지부장관이 정하여 고시한다.

시행령 제20조(의료법인 등의 사명)

의료법인과 법 제33조제2항제4호에 따라 의료기관을 개설한 비영리법인은 의료업(법 제49조에 따라 의료법인이 하는 부대사업을 포함한다)을 할 때 공중위생에 이바지하여야 하며, 영리를 추구하여서는 아니 된다.

시행규칙 제25조(의료기관 개설신고)

① 법 제33조제3항에 따라 의원 · 치과의원 · 한의원 또는 조산원을 개설하려는 자는 별지 제14호서식의 의료기관 개설신고서(전자문서로 된 신고서를 포함한다)에 다음 각 호의 서류(전자문서를 포함한다)를 첨부하여 시장 · 군수 · 구청장(자치구의 구청장을 말한다. 이하 같다)에게 신고해야 한다. 이 경우 시장 · 군수 · 구청장은 「전자정부법」 제36조제1항에 따른 행정정보의 공동이용을 통하여 법인 등기사항증명서(개설하려는 자가 법인인 경우만 해당한다) 또는 의료인 면허증(개설하려는 자가 의료인인 경우만 해당한다)을 확인해야 하며, 신고인이 의료인 면허증의 확인에 동의하지 않는 경우에는 그 사본을 첨부하도록 해야 한다.

1. 개설하려는 자가 법인인 경우: 법인 설립 허가증 사본(「공공기관의 운영에 관한 법률」에 따른 준정부기관은 제외한다), 정관 사본 및 사업계획서 사본
2. 삭제
3. 건물평면도 사본 및 그 구조설명서 사본
4. 의료인 등 근무인원에 대한 확인이 필요한 경우: 면허(자격)증 사본 1부
5. 법 제36조제1호 · 제2호 · 제4호 및 제5호의 준수사항에 적합함을 증명하는 서류

② 시장 · 군수 · 구청장은 제1항에 따른 의료기관 개설신고를 받은 경우에는 다음 각 호의 사항을 확인해야 한다. 이 경우 제3호에 대해서는 「화재예방, 소방시설 설치 · 유지 및 안전관리에 관한 법률」 제7조제7항 전단에 따라 그 확인을 요청해야 한다.

1. 법 제4조제2항, 제33조제2항, 같은 조 제6항부터 제8항까지 및 제64조제2항에 따른 의료기관의 개설기준에 위배되는지 여부
2. 법 제36조제1호 · 제2호 · 제4호 및 제5호의 준수사항에 적합한지 여부
3. 「화재예방, 소방시설 설치 · 유지 및 안전관리에 관한 법률 시행령」 별표 5에 따라 의료기관이 갖추어야 하는 소방시설에 적합한지 여부
4. 그 밖에 다른 법령에 따라 의료기관의 개설이 제한되거나 금지되는지 여부

③ 시장 · 군수 · 구청장은 제1항에 따른 의료기관 개설신고가 적법하다고 인정하는 경우에는 해당 신고를 수리하고, 별지 제15호서식의 의료기관 개설신고증명서를 발급하여야 한다.

④ 시장 · 군수 · 구청장은 분기별 의료기관의 개설신고 수리 상황을 매 분기가 끝난 후 15일까지 시 · 도지사를 거쳐 보건복지부장관에게 보고하여야 한다.

⑤ 시장 · 군수 · 구청장은 제3항에 따라 의료기관 개설신고증명서를 발급한 경우에는 의료기관별로 관리카드를 작성 · 비치하여 신고 사항의 변경신고 및 행정처분 내용 등을 기록 · 관리하여야 한다.

시행규칙 제26조(의료기관 개설신고사항의 변경신고)

① 법 제33조제5항에 따라 의원 · 치과의원 · 한의원 또는 조산원 개설자가 그 개설 장소를 이전하거나 다음 각 호의 어느 하나에 해당하는 개설신고사항의 변경신고를 하려면 의료기관 개설신고증명서와 변경 사항을 확인할 수 있는 서류의 사본을 첨부하여 별지 제14호서식의 신고사항 변경신고서(전자문서로 된 신고서를 포함한다)를 시장 · 군수 · 구청장에게 제출하여야 한다.

1. 의료기관 개설자의 변경 사항
2. 의료기관 개설자가 입원, 해외 출장 등으로 다른 의사 · 치과의사 · 한의사 또는 조산사에게 진료하게 할 경우 그 기간 및 해당 의사 등의 인적 사항
3. 의료기관의 진료과목의 변동 사항
4. 진료과목 증감이나 입원실 등 주요 시설의 변경에 따른 시설 변동 내용
5. 의료기관의 명칭 변경 사항
6. 의료기관의 의료인 수

② 제1항에 따른 변경신고와 관련하여 그 변경사항에 대한 확인 방법 및 기준에 관하여는 제25조제2항을 준용한다. 다만, 같은 항 제3호의 경우에는 의료기관 개설장소의 이전이나 제1항제4호에 따른 시설 변동만 해당한다.

③ 시장 · 군수 · 구청장은 제1항에 따른 변경신고를 수리한 경우에 의료기관개설신고증명서의 기재사항을 고쳐 쓸 필요가 있으면 이를 개서(改書)하여 주거나 재발급하여야 한다.

시행규칙 제27조(의료기관 개설허가)

① 법 제33조제4항에 따라 종합병원 · 병원 · 치과병원 · 한방병원 또는 요양병원의 개설허가를 받으려는 자는 별지 제16호서식의 의료기관 개설허가신청서(전자문서로 된 신청서를 포함한다)에 다음 각 호의 서류(전자문서를 포함한다)를 첨부하여 시 · 도지사에게 제출하여야 한다. 이 경우 시 · 도지사는 「전자정부법」 제36조제1항에 따른 행정정보의 공동이용을 통하여 법인 등기사항증명서를 확인하여야 한다.

1. 개설하려는 자가 법인인 경우: 법인설립허가증 사본(「공공기관의 운영에 관한 법률」에 따른 준정부기관은 제외한다), 정관 사본 및 사업계획서 사본
2. 개설하려는 자가 의료인인 경우: 면허증 사본과 사업계획서 사본
3. 건물평면도 사본 및 그 구조설명서 사본
4. 의료인 등 근무인원에 대한 확인이 필요한 경우: 면허(자격)증 사본 1부

5. 삭제
6. 법 제36조제1호 · 제2호 · 제4호 및 제5호의 준수사항에 적합함을 증명하는 서류

② 제1항에 따라 신청서를 제출받은 시 · 도지사는 「전자정부법」 제36조제1항에 따른 행정정보의 공동이용을 통하여 다음 각 호의 서류를 확인해야 한다. 다만, 신청인이 제2호 및 제3호의 서류 확인에 동의하지 않는 경우에는 그 사본을 첨부하도록 해야 한다.
1. 개설하려는 자가 법인인 경우: 법인 등기사항증명서
2. 개설하려는 자가 의료인인 경우: 의료인 면허증
3. 「전기안전관리법 시행규칙」 제18조제3항 본문에 따른 전기안전점검 확인서(종합병원만 해당한다)

③ 제1항에 따른 개설허가 신청과 관련하여 그 신청사항에 대한 확인 방법 및 기준에 관하여는 제25조제2항을 준용한다.

④ 시 · 도지사는 제1항에 따라 의료기관의 개설허가를 한 때에는 지체 없이 별지 제17호서식의 의료기관 개설허가증을 발급하여야 한다.

⑤ 시 · 도지사는 분기별 의료기관의 개설허가 상황을 매 분기가 끝난 후 15일까지 보건복지부장관에게 보고하여야 한다.

⑥ 시 · 도지사는 제4항에 따라 의료기관의 개설허가증을 발급한 때에는 의료기관별로 관리카드를 작성 · 비치하여 허가 사항의 변경허가 및 행정처분 내용 등을 기록 · 관리해야 한다.

시행규칙 제27조의2(의료기관개설위원회의 구성 · 운영 등)

① 법 제33조의2에 따른 의료기관개설위원회(이하 이 조에서 "위원회"라 한다)는 법 제33조제4항에 따른 개설허가(이하 이 조에서 "개설허가"라 한다)를 신청한 의료기관에 대하여 다음 각 호의 사항을 심의한다.
1. 제25조제2항 각 호의 사항
2. 법 제60조제1항에 따른 기본시책 및 같은 조 제2항에 따른 수급 및 관리계획에 적합한지 여부
3. 그 밖에 시 · 도지사가 위원회의 심의가 필요하다고 인정하는 사항

② 시 · 도지사는 제1항에도 불구하고 다음 각 호의 어느 하나에 해당하여 개설허가를 할 수 없음이 명확한 경우에는 위원회의 심의를 생략할 수 있다.
1. 제27조제1항에 따른 개설허가 신청서류의 전부 또는 일부를 제출하지 않은 경우
2. 국가나 지방자치단체가 의료기관을 개설하는 경우 등 시 · 도지사가 위원회의 심의가 필요하지 않다고 인정하는 경우

③ 위원회는 위원장 1명을 포함하여 15명 이내의 위원으로 성별을 고려하여 구성한다.

④ 위원장은 위원 중에서 호선(互選)한다.

⑤ 위원회의 위원의 임기는 2년으로 하되, 연임할 수 있다.

⑥ 제1항부터 제5항까지에서 규정한 사항 외에 위원회의 구성 · 운영 등에 필요한 사항은 특별시 · 광역시 · 특별자치시 · 도 · 특별자치도(이하 "시 · 도"라 한다)의 규칙으로 정한다.

시행규칙 제28조(의료기관 개설허가 사항의 변경허가)

① 법 제33조제5항에 따라 의료기관의 개설허가를 받은 자가 그 개설 장소를 이전하거나 다음 각 호의 어느 하나에 해당하는 개설허가 사항의 변경허가를 받으려면 의료기관 개설허가증과 변경 사항을 확인할 수 있는 서류의 사본을 첨부하여 별지 제16호서식의 허가사항 변경신청서(전자문서로 된 신청서를 포함한다)를 시 · 도지사에게 제출해야 한다.
1. 의료기관 개설자의 변경 사항
2. 법 제3조제2항에 따른 의료기관의 종류 변경 또는 진료과목의 변동 사항
3. 진료과목 증감이나 입원실 등 주요시설 변경에 따른 시설 변동 내용
4. 의료기관의 명칭 변경 사항

5. 의료기관의 의료인

② 제1항에 따라 신청서를 제출받은 시 · 도지사는 종합병원의 개설 장소가 이전되는 경우, 같은 항 제2호에 따라 종합병원으로 변경되는 경우 또는 같은 항 제3호에 따라 종합병원의 주요시설 변경이 있는 경우 「전자정부법」 제36조제1항에 따른 행정정보의 공동이용을 통하여 「전기안전관리법 시행규칙」 제18조제3항 본문에 따른 전기안전점검 확인서를 확인해야 한다. 다만, 신청인이 확인에 동의하지 않는 경우에는 그 사본을 첨부하도록 해야 한다.

③ 제1항에 따른 가설허가 변경신청과 관련하여 그 변경사항에 대한 확인 방법 및 기준에 관하여는 제25조제2항을 준용한다. 다만, 같은 항 제3호의 경우에는 의료기관 개설장소의 이전, 제1항제2호 및 제3호에 따른 의료기관의 종류 변경 및 시설 변동만 해당한다.

④ 시 · 도지사는 제1항에 따라 변경허가를 한 때에 의료기관 개설허가증을 고쳐쓸 필요가 있으면 이를 개서하여 주거나 재발급하여야 한다.

시행규칙 제30조(폐업 · 휴업의 신고)

① 법 제40조에 따라 의료기관의 개설자가 의료업을 폐업하거나 휴업하려면 별지 제18호서식의 의료기관 휴업(폐업) 신고서에 다음 각 호의 서류를 첨부하여 관할 시장 · 군수 · 구청장에게 제출하여야 한다.

1. 의료업의 폐업 또는 휴업에 대한 결의서(법인만 해당한다) 1부
2. 영 제17조의2 각 호의 조치에 관한 서류

② 시장 · 군수 · 구청장은 매월의 의료기관 폐업신고의 수리 상황을 그 다음달 15일까지 보건복지부장관에게 보고하여야 한다.

③ 법 제33조제2항 및 제8항에 따라 의원 · 치과의원 · 한의원 또는 조산원을 개설한 의료인이 부득이한 사유로 6개월을 초과하여 그 의료기관을 관리할 수 없는 경우 그 개설자는 폐업 또는 휴업 신고를 하여야 한다.

④ 법 제40조제2항 단서에 따라 폐업 또는 휴업의 신고를 하는 의료기관 개설자가 진료기록부등을 직접 보관하려면 별지 제19호서식의 진료기록 보관계획서에 다음 각 호의 서류를 첨부하여 폐업 또는 휴업 예정일 전까지 관할 보건소장의 허가를 받아야 한다.

1. 진료기록부등의 종류별 수량 및 목록
2. 진료기록부등에 대한 체계적이고 안전한 보관계획에 관한 서류

시행규칙 제31조(조산원의 지도의사)

조산원의 개설자는 법 제33조제6항에 따라 지도의사(指導醫師)를 정하거나 변경한 경우에는 지도의사신고서에 그 지도의사의 승낙서 및 면허증 사본을 첨부하여 관할 시장 · 군수 · 구청장에게 제출하여야 한다.

제33조의2(의료기관개설위원회 설치 등)

① 제33조제4항에 따른 의료기관 개설 허가에 관한 사항을 심의하기 위하여 시 · 도지사 소속으로 의료기관개설위원회를 둔다.

② 제1항의 의료기관개설위원회의 위원은 제28조에 따른 의사회 · 치과의사회 · 한의사회 · 조산사회 및 간호사회의 의료인으로서 경험이 풍부한 사람과 제52조에 따른 의료기관단체의 회원으로서 해당 지역 내 의료기관의 개설 · 운영 등에 관한 경험이 풍부한 사람으로 한다.

③ 의료기관개설위원회의 구성과 운영에 필요한 사항과 그 밖에 필요한 사항은 보건복지부령으로 정한다.

> **시행규칙 제27조의2(의료기관개설위원회의 구성 · 운영 등)**
> ① 법 제33조의2에 따른 의료기관개설위원회(이하 이 조에서 "위원회"라 한다)는 법 제33조제4항에 따른 개설허가(이하 이 조에서 "개설허가"라 한다)를 신청한 의료기관에 대하여 다음 각 호의 사항을 심의한다.
> 1. 제25조제2항 각 호의 사항
> 2. 법 제60조제1항에 따른 기본시책 및 같은 조 제2항에 따른 수급 및 관리계획에 적합한지 여부
> 3. 그 밖에 시 · 도지사가 위원회의 심의가 필요하다고 인정하는 사항
>
> ② 시 · 도지사는 제1항에도 불구하고 다음 각 호의 어느 하나에 해당하여 개설허가를 할 수 없음이 명확한 경우에는 위원회의 심의를 생략할 수 있다.
> 1. 제27조제1항에 따른 개설허가 신청서류의 전부 또는 일부를 제출하지 않은 경우
> 2. 국가나 지방자치단체가 의료기관을 개설하는 경우 등 시 · 도지사가 위원회의 심의가 필요하지 않다고 인정하는 경우
>
> ③ 위원회는 위원장 1명을 포함하여 15명 이내의 위원으로 성별을 고려하여 구성한다.
> ④ 위원장은 위원 중에서 호선(互選)한다.
> ⑤ 위원회의 위원의 임기는 2년으로 하되, 연임할 수 있다.
> ⑥ 제1항부터 제5항까지에서 규정한 사항 외에 위원회의 구성 · 운영 등에 필요한 사항은 특별시 · 광역시 · 특별자치시 · 도 · 특별자치도(이하 "시 · 도"라 한다)의 규칙으로 정한다.

제33조의3(실태조사)

① 보건복지부장관은 제33조제2항을 위반하여 의료기관을 개설할 수 없는 자가 개설 · 운영하는 의료기관의 실태를 파악하기 위하여 보건복지부령으로 정하는 바에 따라 조사(이하 이 조에서 "실태조사"라 한다)를 실시하고, 위법이 확정된 경우 그 결과를 공표하여야 한다. 이 경우 수사기관의 수사로 제33조제2항을 위반한 의료기관의 위법이 확정된 경우도 공표 대상에 포함한다.

② 보건복지부장관은 실태조사를 위하여 관계 중앙행정기관의 장, 지방자치단체의 장, 관련 기관 · 법인 또는 단체 등에 협조를 요청할 수 있다. 이 경우 요청을 받은 자는 특별한 사정이 없으면 이에 협조하여야 한다.

③ 실태조사의 시기 · 방법 및 결과 공표의 방법 등에 관하여 필요한 사항은 보건복지부령으로 정한다.

> **시행규칙 제28조의2(실태조사의 시기 · 방법)**
> ① 보건복지부장관은 법 제33조의3제1항 전단에 따른 의료기관을 개설할 수 없는 자가 개설 · 운영하는 의료기관에 대한 실태조사(이하 이 조에서 "실태조사"라 한다)를 매년 실시해야 한다.
> ② 실태조사는 현장조사, 문서열람 등의 방법으로 실시하며, 필요한 경우에는 조사 대상자에게 법

제61조에 따라 보고를 명하거나 법 제61조의2에 따라 자료의 제출 또는 의견의 진술 등을 요청할 수 있다.
③ 보건복지부장관은 실태조사 실시 결과 위법이 확정되면 법 제33조의3제1항 전단에 따라 다음 각 호의 사항을 관보 또는 보건복지부의 인터넷 홈페이지에 공표해야 한다.
1. 의료기관의 명칭 및 주소
2. 의료기관 개설자의 성명(개설자가 법인인 경우에는 법인명 및 대표자의 성명을 말한다)
3. 위반사항
④ 제1항부터 제3항까지에서 규정한 사항 외에 실태조사에 필요한 사항은 보건복지부장관이 정한다.

제34조(원격의료)

① 의료인(의료업에 종사하는 의사 · 치과의사 · 한의사만 해당한다)은 제33조제1항에도 불구하고 컴퓨터 · 화상통신 등 정보통신기술을 활용하여 먼 곳에 있는 의료인에게 의료지식이나 기술을 지원하는 원격의료(이하 "원격의료"라 한다)를 할 수 있다.

② 원격의료를 행하거나 받으려는 자는 보건복지부령으로 정하는 시설과 장비를 갖추어야 한다.

③ 원격의료를 하는 자(이하 "원격지의사"라 한다)는 환자를 직접 대면하여 진료하는 경우와 같은 책임을 진다.

④ 원격지의사의 원격의료에 따라 의료행위를 한 의료인이 의사 · 치과의사 또는 한의사(이하 "현지의사"라 한다)인 경우에는 그 의료행위에 대하여 원격지의사의 과실을 인정할 만한 명백한 근거가 없으면 환자에 대한 책임은 제3항에도 불구하고 현지의사에게 있는 것으로 본다.

시행규칙 제29조(원격의료의 시설 및 장비)
법 제34조제2항에 따라 원격의료를 행하거나 받으려는 자가 갖추어야 할 시설과 장비는 다음 각 호와 같다.
1. 원격진료실
2. 데이터 및 화상(畵像)을 전송 · 수신할 수 있는 단말기, 서버, 정보통신망 등의 장비

제35조(의료기관 개설 특례)

① 제33조제1항 · 제2항 및 제8항에 따른 자 외의 자가 그 소속 직원, 종업원, 그 밖의 구성원(수용자를 포함한다) 이나 그 가족의 건강관리를 위하여 부속 의료기관을 개설하려면 그 개설 장소를 관할하는 시장 · 군수 · 구청장에게 신고하여야 한다. 다만, 부속 의료기관으로 병원급 의료기관을 개설하려면 그 개설 장소를 관할하는 시 · 도지사의 허

가를 받아야 한다.

② 제1항에 따른 개설 신고 및 허가에 관한 절차 · 조건, 그 밖에 필요한 사항과 그 의료기관의 운영에 필요한 사항은 보건복지부령으로 정한다.

시행규칙 제32조(부속 의료기관의 개설 특례)

① 법 제35조제1항에 따라 의료인 · 의료법인 · 국가 · 지방자치단체 · 비영리법인 또는 「공공기관의 운영에 관한 법률」에 따른 준정부기관 외의 자가 그 종업원 및 가족의 건강관리를 위하여 부속 의료기관을 개설하려면 별지 제20호서식의 부속 의료기관 개설신고서 또는 개설허가신청서에 다음 각 호의 서류를 첨부하여 시 · 도지사나 시장 · 군수 · 구청장에게 제출하여야 한다.

1. 건물평면도 사본 및 그 구조설명서 사본
2. 의료인 등 근무인원에 대한 확인이 필요한 경우: 면허(자격)증 사본 1부
3. 법 제36조제1호 · 제2호 · 제4호 및 제5호의 준수사항에 적합함을 증명하는 서류

② 부속 의료기관의 개설신고 및 개설허가에 따른 신고 수리 등에 관하여는 제25조제2항부터 제5항까지, 제26조, 제27조제3항부터 제6항까지 및 제28조의 규정을 각각 준용한다. 이 경우 "별지 15호서식"은 "별지 제15호의2서식"으로, "별지 제17호서식"은 "별지 제17호의2서식"으로 본다..

제36조(준수사항)

제33조제2항 및 제8항에 따라 의료기관을 개설하는 자는 보건복지부령으로 정하는 바에 따라 다음 각 호의 사항을 지켜야 한다.

1. 의료기관의 종류에 따른 시설기준 및 규격에 관한 사항
2. 의료기관의 안전관리시설 기준에 관한 사항
3. 의료기관 및 요양병원의 운영 기준에 관한 사항
4. 고가의료장비의 설치 · 운영 기준에 관한 사항
5. 의료기관의 종류에 따른 의료인 등의 정원 기준에 관한 사항
6. 급식관리 기준에 관한 사항
7. 의료기관의 위생 관리에 관한 사항
8. 의료기관의 의약품 및 일회용 의료기기의 사용에 관한 사항
9. 의료기관의 「감염병의 예방 및 관리에 관한 법률」 제41조제4항에 따른 감염병환자등의 진료 기준에 관한 사항
10. 의료기관 내 수술실, 분만실, 중환자실 등 감염관리가 필요한 시설의 출입 기준에 관한 사항
11. 의료인 및 환자 안전을 위한 보안장비 설치 및 보안인력 배치 등에 관한 사항
12. 의료기관의 신체보호대 사용에 관한 사항
13. 의료기관의 의료관련감염 예방에 관한 사항

제36조의2(공중보건의사 등의 고용금지)

① 의료기관 개설자는 「농어촌 등 보건의료를 위한 특별조치법」 제5조의2에 따른 배치기관 및 배치시설이나 같은 법 제6조의2에 따른 파견근무기관 및 시설이 아니면 같은 법 제2조제1호의 공중보건의사에게 의료행위를 하게 하거나, 제41조제1항에 따른 당직의료인으로 두어서는 아니 된다.

② 의료기관 개설자는 「병역법」 제34조의2제2항에 따라 군병원 또는 병무청장이 지정하는 병원에서 직무와 관련된 수련을 실시하는 경우가 아니면 같은 법 제2조제14호의 병역판정검사전담의사에게 의료행위를 하게 하거나 제41조제1항에 따른 당직의료인으로 두어서는 아니 된다.

제37조(진단용 방사선 발생장치)

① 진단용 방사선 발생장치를 설치 · 운영하려는 의료기관은 보건복지부령으로 정하는 바에 따라 시장 · 군수 · 구청장에게 신고하여야 하며, 보건복지부령으로 정하는 안전관리기준에 맞도록 설치 · 운영하여야 한다.

② 의료기관 개설자나 관리자는 진단용 방사선 발생장치를 설치한 경우에는 보건복지부령으로 정하는 바에 따라 안전관리책임자를 선임하고, 정기적으로 검사와 측정을 받아야 하며, 방사선 관계 종사자에 대한 피폭관리(被曝管理)를 하여야 한다.

③ 제2항에 따라 안전관리책임자로 선임된 사람은 선임된 날부터 1년 이내에 질병관리청장이 지정하는 방사선 분야 관련 단체(이하 이 조에서 "안전관리책임자 교육기관"이라 한다)가 실시하는 안전관리책임자 교육을 받아야 하며, 주기적으로 보수교육을 받아야 한다.

④ 제1항과 제2항에 따른 진단용 방사선 발생장치의 범위 · 신고 · 검사 · 설치 및 측정기준 등에 필요한 사항은 보건복지부령으로 정하고, 제3항에 따른 안전관리책임자 교육 및 안전관리책임자 교육기관의 지정에 필요한 사항은 질병관리청장이 정하여 고시한다.

제38조(특수의료장비의 설치 · 운영)

① 의료기관은 보건의료 시책상 적정한 설치와 활용이 필요하여 보건복지부장관이 정하여 고시하는 의료장비(이하 "특수의료장비"라 한다)를 설치 · 운영하려면 보건복지부령으로 정하는 바에 따라 시장 · 군수 · 구청장에게 등록하여야 하며, 보건복지부령으로 정하는 설치인정기준에 맞게 설치 · 운영하여야 한다.

② 의료기관의 개설자나 관리자는 제1항에 따라 특수의료장비를 설치하면 보건복지부령으로 정하는 바에 따라 보건복지부장관에게 정기적인 품질관리검사를 받아야 한다.

③ 의료기관의 개설자나 관리자는 제2항에 따른 품질관리검사에서 부적합하다고 판정받은 특수의료장비를 사용하여서는 아니 된다.

④ 보건복지부장관은 제2항에 따른 품질관리검사업무의 전부 또는 일부를 보건복지부령으로 정하는 바에 따라 관계 전문기관에 위탁할 수 있다.

제38조의2(수술실 내 폐쇄회로 텔레비전의 설치 · 운영)

① 전신마취 등 환자의 의식이 없는 상태에서 수술을 시행하는 의료기관의 개설자는 수술실 내부에 「개인정보 보호법」 및 관련 법령에 따른 폐쇄회로 텔레비전을 설치하여야 한다. 이 경우 국가 및 지방자치단체는 폐쇄회로 텔레비전의 설치 등에 필요한 비용을 지원할 수 있다.

② 환자 또는 환자의 보호자가 요청하는 경우(의료기관의 장이나 의료인이 요청하여 환자 또는 환자의 보호자가 동의하는 경우를 포함한다) 의료기관의 장이나 의료인은 전신마취 등 환자의 의식이 없는 상태에서 수술을 하는 장면을 제1항에 따라 설치한 폐쇄회로 텔레비전으로 촬영하여야 한다. 이 경우 의료기관의 장이나 의료인은 다음 각 호의 어느 하나에 해당하는 정당한 사유가 없으면 이를 거부할 수 없다.

1. 수술이 지체되면 환자의 생명이 위험하여지거나 심신상의 중대한 장애를 가져오는 응급 수술을 시행하는 경우
2. 환자의 생명을 구하기 위하여 적극적 조치가 필요한 위험도 높은 수술을 시행하는 경우
3. 「전공의의 수련환경 개선 및 지위 향상을 위한 법률」 제2조제2호에 따른 수련병원등의 전공의 수련 등 그 목적 달성을 현저히 저해할 우려가 있는 경우
4. 그 밖에 제1호부터 제3호까지의 규정에 준하는 경우로서 보건복지부령으로 정하는 사유가 있는 경우

③ 의료기관의 장이나 의료인이 제2항에 따라 수술을 하는 장면을 촬영하는 경우 녹음 기능은 사용할 수 없다. 다만, 환자 및 해당 수술에 참여한 의료인 등 정보주체 모두의 동의를 받은 경우에는 그러하지 아니하다.

④ 제1항에 따라 폐쇄회로 텔레비전이 설치된 의료기관의 장은 제2항에 따라 촬영한 영상정보가 분실 · 도난 · 유출 · 변조 또는 훼손되지 아니하도록 보건복지부령으로 정하는 바에 따라 내부 관리계획의 수립, 저장장치와 네트워크의 분리, 접속기록 보관 및 관련 시설의 출입자 관리 방안 마련 등 안전성 확보에 필요한 기술적 · 관리적 및 물리적 조치를 하여야 한다.

⑤ 의료기관의 장은 다음 각 호의 어느 하나에 해당하는 경우를 제외하고는 제2항에 따라 촬영한 영상정보를 열람(의료기관의 장 스스로 열람하는 경우를 포함한다. 이하 이 조에서 같다)하게 하거나 제공(사본의 발급을 포함한다. 이하 이 조에서 같다)하여서는 아니 된다.

1. 범죄의 수사와 공소의 제기 및 유지, 법원의 재판업무 수행을 위하여 관계 기관이 요청하는 경우
2. 「의료사고 피해구제 및 의료분쟁 조정 등에 관한 법률」 제6조에 따른 한국의료분쟁조정중재원이 의료분쟁의 조정 또는 중재 절차 개시 이후 환자 또는 환자 보호자의 동의를 받아 해당 업무의 수행을 위하여 요청하는 경우
3. 환자 및 해당 수술에 참여한 의료인 등 정보주체 모두의 동의를 받은 경우

⑥ 누구든지 이 법의 규정에 따르지 아니하고 제2항에 따라 촬영한 영상정보를 탐지하거나 누출 · 변조 또는 훼손하여서는 아니 된다.

⑦ 누구든지 제2항에 따라 촬영한 영상정보를 이 법에서 정하는 목적 외의 용도로 사용하여서는 아니 된다.

⑧ 의료기관의 개설자는 보건복지부장관이 정하는 범위에서 제2항에 따라 촬영한 영상정보의 열람 등에 소요되는 비용을 열람 등을 요청한 자에게 청구할 수 있다.

⑨ 의료기관의 장은 제2항에 따라 촬영한 영상정보를 30일 이상 보관하여야 한다.

⑩ 제1항에 따른 폐쇄회로 텔레비전의 설치 기준, 제2항에 따른 촬영의 범위 및 촬영 요청의 절차, 제2항제1호부터 제3호까지의 규정에 따른 사유의 구체적인 기준, 제5항에 따른 열람 · 제공의 절차, 제9항에 따른 보관기준 및 보관기간의 연장 사유 등에 필요한 사항은 보건복지부령으로 정한다.

⑪ 이 법에서 정한 것 외에 폐쇄회로 텔레비전의 설치 · 운영 등에 관한 사항은 「개인정보 보호법」에 따른다.

제39조(시설 등의 공동이용)

① 의료인은 다른 의료기관의 장의 동의를 받아 그 의료기관의 시설 · 장비 및 인력 등을 이용하여 진료할 수 있다.

② 의료기관의 장은 그 의료기관의 환자를 진료하는 데에 필요하면 해당 의료기관에 소속되지 아니한 의료인에게 진료하도록 할 수 있다.

③ 의료인이 다른 의료기관의 시설 · 장비 및 인력 등을 이용하여 진료하는 과정에서 발생한 의료사고에 대하여는 진료를 한 의료인의 과실 때문이면 그 의료인에게, 의료기관의

시설 · 장비 및 인력 등의 결함 때문이면 그것을 제공한 의료기관 개설자에게 각각 책임이 있는 것으로 본다.

제40조(폐업 · 휴업 신고와 진료기록부등의 이관)

① 의료기관 개설자는 의료업을 폐업하거나 1개월 이상 휴업(입원환자가 있는 경우에는 1개월 미만의 휴업도 포함한다. 이하 이 조에서 이와 같다)하려면 보건복지부령으로 정하는 바에 따라 관할 시장 · 군수 · 구청장에게 신고하여야 한다.

② 의료기관 개설자는 제1항에 따라 폐업 또는 휴업 신고를 할 때 제22조나 제23조에 따라 기록 · 보존하고 있는 진료기록부등을 관할 보건소장에게 넘겨야 한다. 다만, 의료기관 개설자가 보건복지부령으로 정하는 바에 따라 진료기록부등의 보관계획서를 제출하여 관할 보건소장의 허가를 받은 경우에는 직접 보관할 수 있다.

③ 시장 · 군수 · 구청장은 제1항에 따른 신고에도 불구하고 「감염병의 예방 및 관리에 관한 법률」 제18조 및 제29조에 따라 질병관리청장, 시 · 도지사 또는 시장 · 군수 · 구청장이 감염병의 역학조사 및 예방접종에 관한 역학조사를 실시하거나 같은 법 제18조의2에 따라 의료인 또는 의료기관의 장이 질병관리청장 또는 시 · 도지사에게 역학조사 실시를 요청한 경우로서 그 역학조사를 위하여 필요하다고 판단하는 때에는 의료기관 폐업 신고를 수리하지 아니할 수 있다.

④ 의료기관 개설자는 의료업을 폐업 또는 휴업하는 경우 보건복지부령으로 정하는 바에 따라 해당 의료기관에 입원 중인 환자를 다른 의료기관으로 옮길 수 있도록 하는 등 환자의 권익을 보호하기 위한 조치를 하여야 한다.

⑤ 시장 · 군수 · 구청장은 제1항에 따른 폐업 또는 휴업 신고를 받은 경우 의료기관 개설자가 제4항에 따른 환자의 권익을 보호하기 위한 조치를 취하였는지 여부를 확인하는 등 대통령령으로 정하는 조치를 하여야 한다.

[시행일: 2023. 3. 5.] 제40조

시행령 제17조의2(폐업 · 휴업 시 조치사항)

시장 · 군수 · 구청장(자치구의 구청장을 말한다. 이하 같다)은 법 제40조제1항에 따라 의료업의 폐업 또는 휴업 신고를 받은 경우에는 같은 조 제5항에 따라 다음 각 호의 사항에 대한 확인 조치를 해야 한다.

1. 법 제16조제1항에 따라 의료기관에서 나온 세탁물의 적정한 처리를 완료하였는지 여부
2. 법 제40조제2항에 따라 법 제22조제1항에 따른 진료기록부등(전자의무기록을 포함한다. 이하 "진료기록부등"이라 한다)을 적정하게 넘겼거나 직접 보관하고 있는지 여부
3. 법 제40조제4항에 따라 환자의 권익 보호를 위한 조치를 하였는지 여부
4. 그 밖에 제1호부터 제3호까지의 규정에 준하는 사항으로서 의료업의 폐업 또는 휴업의 적정한 관리를 위하여 보건복지부장관이 특히 필요하다고 인정하는 사항

시행규칙 제30조(폐업 · 휴업의 신고)

① 법 제40조에 따라 의료기관의 개설자가 의료업을 폐업하거나 휴업하려면 별지 제18호서식의 의료기관 휴업(폐업) 신고서에 다음 각 호의 서류를 첨부하여 관할 시장 · 군수 · 구청장에게 제출하여야 한다.
   1. 의료업의 폐업 또는 휴업에 대한 결의서(법인만 해당한다) 1부
   2. 영 제17조의2 각 호의 조치에 관한 서류

② 시장 · 군수 · 구청장은 매월의 의료기관 폐업신고의 수리 상황을 그 다음달 15일까지 보건복지부장관에게 보고하여야 한다.

③ 법 제33조제2항 및 제8항에 따라 의원 · 치과의원 · 한의원 또는 조산원을 개설한 의료인이 부득이한 사유로 6개월을 초과하여 그 의료기관을 관리할 수 없는 경우 그 개설자는 폐업 또는 휴업 신고를 하여야 한다.

④ 법 제40조제2항 단서에 따라 폐업 또는 휴업의 신고를 하는 의료기관 개설자가 진료기록부등을 직접 보관하려면 별지 제19호서식의 진료기록 보관계획서에 다음 각 호의 서류를 첨부하여 폐업 또는 휴업 예정일 전까지 관할 보건소장의 허가를 받아야 한다.
   1. 진료기록부등의 종류별 수량 및 목록
   2. 진료기록부등에 대한 체계적이고 안전한 보관계획에 관한 서류

시행규칙 제30조의3(폐업 · 휴업 시 조치사항)

법 제40조제4항에 따라 의료기관 개설자는 의료업을 폐업 또는 휴업하려는 때에는 폐업 또는 휴업 신고예정일 14일 전까지 환자 및 환자 보호자가 쉽게 볼 수 있는 장소 및 인터넷 홈페이지(인터넷 홈페이지를 운영하고 있는 자만 해당한다)에 다음 각 호의 사항을 기재한 안내문을 각각 게시하여야 한다. 다만, 입원 환자에 대해서는 폐업 또는 휴업 신고예정일 30일 전까지 환자 또는 그 보호자에게 직접 안내문의 내용을 알려야 한다.
   1. 폐업 또는 휴업 개시 예정일자
   2. 법 제22조제1항에 따른 진료기록부등(전자의무기록을 포함한다)의 이관 · 보관 또는 사본 발급 등에 관한 사항
   3. 진료비 등의 정산 및 반환 등에 관한 사항
   4. 입원 중인 환자의 다른 의료기관으로의 전원(轉院)에 관한 사항
   5. 그 밖에 제1호부터 제4호까지에 준하는 사항으로서 환자의 권익 보호를 위하여 보건복지부장관이 특히 필요하다고 인정하여 고시하는 사항

제40조의2(진료기록부등의 이관)

① 의료기관 개설자는 제40조제1항에 따라 폐업 또는 휴업 신고를 할 때 제22조나 제23조에 따라 기록 · 보존하고 있는 진료기록부등의 수량 및 목록을 확인하고 진료기록부등을 관할 보건소장에게 넘겨야 한다. 다만, 의료기관 개설자가 보건복지부령으로 정하는 바에 따라 진료기록부등의 보관계획서를 제출하여 관할 보건소장의 허가를 받은 경우에는 직접 보관할 수 있다.

② 제1항에 따라 관할 보건소장의 허가를 받아 진료기록부등을 직접 보관하는 의료기관 개설자는 보관계획서에 기재된 사항 중 보건복지부령으로 정하는 사항이 변경된 경우 관

할 보건소장에게 이를 신고하여야 하며, 직접 보관 중 질병, 국외 이주 등 보건복지부령으로 정하는 사유로 보존 및 관리가 어려운 경우 이를 대행할 책임자를 지정하여 보관하게 하거나 진료기록부등을 관할 보건소장에게 넘겨야 한다.

③ 제1항에 따라 관할 보건소장의 허가를 받아 진료기록부등을 직접 보관하는 의료기관 개설자는 보관 기간, 방법 등 보건복지부령으로 정하는 사항을 준수하여야 한다.

④ 제1항에 따라 관할 보건소장의 허가를 받아 진료기록부등을 직접 보관하는 의료기관 개설자(제2항에 따라 지정된 책임자를 포함한다)의 기록 열람 및 보존에 관하여는 제21조 및 제22조제2항을 준용한다.

⑤ 그 밖에 진료기록부등의 이관 방법, 절차 등에 필요한 사항은 보건복지부령으로 정한다.
[시행일: 2023. 3. 5.] 제40조의2

제40조의3(진료기록보관시스템의 구축 · 운영)

① 보건복지부장관은 제40조의2에 따라 폐업 또는 휴업한 의료기관의 진료기록부등을 보관하는 관할 보건소장 및 의료기관 개설자가 안전하고 효과적으로 진료기록부등을 보존 · 관리할 수 있도록 지원하기 위한 시스템(이하 "진료기록보관시스템"이라 한다)을 구축 · 운영할 수 있다.

② 제40조의2에 따라 폐업 또는 휴업한 의료기관의 진료기록부등을 보관하는 관할 보건소장 및 의료기관 개설자는 진료기록보관시스템에 진료기록부등을 보관할 수 있다.

③ 제2항에 따라 진료기록부등을 진료기록보관시스템에 보관한 관할 보건소장 및 의료기관 개설자(해당 보건소 및 의료기관 소속 의료인 및 그 종사자를 포함한다)는 직접 보관한 진료기록부등 외에는 진료기록보관시스템에 보관된 정보를 열람하는 등 그 내용을 확인하여서는 아니 된다.

④ 보건복지부장관은 제1항에 따른 진료기록보관시스템의 구축 · 운영 업무를 관계 전문기관 또는 단체에 위탁할 수 있다. 이 경우 보건복지부장관은 진료기록보관시스템의 구축 · 운영 업무에 소요되는 비용의 전부 또는 일부를 지원할 수 있다.

⑤ 제4항 전단에 따라 진료기록보관시스템의 구축 · 운영 업무를 위탁받은 전문기관 또는 단체는 보건복지부령으로 정하는 바에 따라 진료기록부등을 안전하게 관리 · 보존하는 데에 필요한 시설과 장비를 갖추어야 한다.

⑥ 보건복지부장관은 진료기록보관시스템의 효율적 운영을 위하여 원본에 기재된 정보가 변경되지 않는 범위에서 진료기록부등의 형태를 변경하여 보존 · 관리할 수 있으며, 변경된 형태로 진료기록부등의 사본을 발급할 수 있다.

⑦ 누구든지 정당한 접근 권한 없이 또는 허용된 접근 권한을 넘어 진료기록보관시스템에 보관된 정보를 훼손 · 멸실 · 변경 · 위조 · 유출하거나 검색 · 복제하여서는 아니 된다.

⑧ 진료기록보관시스템의 구축 범위 및 운영 절차 등에 필요한 사항은 보건복지부령으로 정한다.

[시행일: 2023. 3. 5.] 제40조의3

제41조(당직의료인)

① 각종 병원에는 응급환자와 입원환자의 진료 등에 필요한 당직의료인을 두어야 한다.

② 제1항에 따른 당직의료인의 수와 배치 기준은 병원의 종류, 입원환자의 수 등을 고려하여 보건복지부령으로 정한다.

시행규칙 제39조의9(당직의료인)

① 법 제41조제2항에 따라 각종 병원에 두어야 하는 당직의료인의 수는 입원환자 200명까지는 의사 · 치과의사 또는 한의사의 경우에는 1명, 간호사의 경우에는 2명을 두되, 입원환자 200명을 초과하는 200명마다 의사 · 치과의사 또는 한의사의 경우에는 1명, 간호사의 경우에는 2명을 추가한 인원 수로 한다.

② 제1항에도 불구하고 법 제3조제2항제3호라목에 따른 요양병원에 두어야 하는 당직의료인의 수는 다음 각 호의 기준에 따른다.

1. 의사 · 치과의사 또는 한의사의 경우에는 입원환자 300명까지는 1명, 입원환자 300명을 초과하는 300명마다 1명을 추가한 인원 수
2. 간호사의 경우에는 입원환자 80명까지는 1명, 입원환자 80명을 초과하는 80명마다 1명을 추가한 인원 수

③ 제1항 및 제2항에도 불구하고 다음 각 호의 어느 하나에 해당하는 의료기관은 입원환자를 진료하는 데에 지장이 없도록 해당 병원의 자체 기준에 따라 당직의료인을 배치할 수 있다.

1. 「정신건강증진 및 정신질환자 복지서비스 지원에 관한 법률」 제3조제5호가목에 따른 정신병원
2. 「장애인복지법」 제58조제1항제4호에 따른 의료재활시설로서 법 제3조의2에 따른 요건을 갖춘 의료기관
3. 국립정신건강센터, 국립정신병원, 국립소록도병원, 국립결핵병원 및 국립재활원
4. 그 밖에 제1호부터 제3호까지에 준하는 의료기관으로서 보건복지부장관이 당직의료인의 배치 기준을 자체적으로 정할 필요가 있다고 인정하여 고시하는 의료기관

제42조(의료기관의 명칭)

① 의료기관은 제3조제2항에 따른 의료기관의 종류에 따르는 명칭 외의 명칭을 사용하지 못한다. 다만, 다음 각 호의 어느 하나에 해당하는 경우에는 그러하지 아니하다.

1. 종합병원이 그 명칭을 병원으로 표시하는 경우
2. 제3조의4제1항에 따라 상급종합병원으로 지정받거나 제3조의5제1항에 따라 전문

병원으로 지정받은 의료기관이 지정받은 기간 동안 그 명칭을 사용하는 경우

3. 제33조제8항 단서에 따라 개설한 의원급 의료기관이 면허 종별에 따른 종별명칭을 함께 사용하는 경우
4. 국가나 지방자치단체에서 개설하는 의료기관이 보건복지부장관이나 시·도지사와 협의하여 정한 명칭을 사용하는 경우
5. 다른 법령으로 따로 정한 명칭을 사용하는 경우

② 의료기관의 명칭 표시에 관한 사항은 보건복지부령으로 정한다.

③ 의료기관이 아니면 의료기관의 명칭이나 이와 비슷한 명칭을 사용하지 못한다.

시행규칙 제40조(의료기관의 명칭 표시)

법 제42조제2항에 따라 의료기관의 명칭 표시는 다음 각 호에 정하는 바에 따른다.

1. 의료기관이 명칭을 표시하는 경우에는 법 제3조제2항에 따른 의료기관의 종류에 따르는 명칭(종합병원·정신병원의 경우에는 병원을 포함한다) 앞에 고유명칭을 붙인다. 이 경우 그 고유명칭은 의료기관의 종류 명칭과 동일한 크기로 하되, 의료기관의 종류 명칭과 혼동할 우려가 있거나 특정 진료과목 또는 질환명과 비슷한 명칭을 사용하지 못한다.
2. 제1호에도 불구하고 법 제3조의4제1항에 따라 상급종합병원으로 지정받은 종합병원은 의료기관의 종류에 따른 명칭 대신 상급종합병원의 명칭을 표시할 수 있다.
3. 제1호에도 불구하고 법 제3조의5제1항에 따라 전문병원으로 지정받은 병원은 지정받은 특정 진료과목 또는 질환명을 표시할 수 있으며, 의료기관의 종류에 따른 명칭 대신 전문병원의 명칭을 표시할 수 있다.
4. 병원·한방병원·치과병원·의원·한의원 또는 치과의원의 개설자가 전문의인 경우에는 그 의료기관의 고유명칭과 의료기관의 종류 명칭 사이에 인정받은 전문과목을 삽입하여 표시할 수 있다. 이 경우 의료기관의 고유명칭 앞에 전문과목 및 전문의를 함께 표시할 수 있다.
5. 제32조에 따른 부속 의료기관이 명칭을 표시하는 경우에는 의료기관의 종류에 따르는 명칭 앞에 그 개설기관의 명칭과 "부속"이라는 문자를 붙여야 한다.
6. 의료기관의 명칭표시판에는 다음 각 목의 사항만을 표시할 수 있다. 다만, 장소가 좁거나 그 밖에 부득이한 사유가 있는 경우에는 제41조제4항에도 불구하고 같은 조 제1항에 따른 진료과목을 명칭표시판에 함께 표시할 수 있다.
   가. 의료기관의 명칭
   나. 전화번호
   다. 진료에 종사하는 의료인의 면허 종류 및 성명
   라. 상급종합병원으로 지정받은 사실(법 제3조의4제1항에 따라 상급종합병원으로 지정받은 종합병원만 해당한다)
   마. 전문병원으로 지정받은 사실(법 제3조의5제1항에 따라 전문병원으로 지정받은 병원만 해당한다)
   바. 병원·한방병원·치과병원·의원·한의원 또는 치과의원의 개설자가 전문의인 경우에는 해당 개설자의 전문의 자격 및 전문과목
   사. 법 제58조제1항에 따라 의료기관 인증을 받은 사실
7. 제6호가목에 따른 의료기관의 명칭은 한글로 표시하되, 외국어를 함께 표시할 수 있다.

제43조(진료과목 등)

① 병원 · 치과병원 또는 종합병원은 한의사를 두어 한의과 진료과목을 추가로 설치 · 운영할 수 있다.

② 한방병원 또는 치과병원은 의사를 두어 의과 진료과목을 추가로 설치 · 운영할 수 있다.

③ 병원 · 한방병원 또는 요양병원은 치과의사를 두어 치과 진료과목을 추가로 설치 · 운영할 수 있다.

④ 제1항부터 제3항까지의 규정에 따라 추가로 진료과목을 설치 · 운영하는 경우에는 보건복지부령으로 정하는 바에 따라 진료에 필요한 시설 · 장비를 갖추어야 한다.

⑤ 제1항부터 제3항까지의 규정에 따라 추가로 설치한 진료과목을 포함한 의료기관의 진료과목은 보건복지부령으로 정하는 바에 따라 표시하여야 한다. 다만, 치과의 진료과목은 종합병원과 제77조제2항에 따라 보건복지부령으로 정하는 치과병원에 한하여 표시할 수 있다.

시행규칙 제41조(진료과목의 표시)

① 법 제43조에 따라 의료기관이 표시할 수 있는 진료과목은 다음 각 호와 같다.

1. 종합병원 : 제2호 및 제3호의 진료과목
2. 병원 · 정신병원이나 의원 : 내과, 신경과, 정신건강의학과, 외과, 정형외과, 신경외과, 흉부외과, 성형외과, 마취통증의학과, 산부인과, 소아청소년과, 안과, 이비인후과, 피부과, 비뇨의학과, 영상의학과, 방사선종양학과, 병리과, 진단검사의학과, 재활의학과, 결핵과, 예방의학과, 가정의학과, 핵의학과, 직업환경의학과 및 응급의학과
3. 치과병원이나 치과의원 : 구강악안면외과, 치과보철과, 치과교정과, 소아치과, 치주과, 치과보존과, 구강내과, 영상치의학과, 구강병리과, 예방치과 및 통합치의학과
4. 한방병원이나 한의원 : 한방내과, 한방부인과, 한방소아과, 한방안 · 이비인후 · 피부과, 한방신경정신과, 한방재활의학과, 사상체질과 및 침구과
5. 요양병원 : 제2호 및 제4호의 진료과목

② 법 제43조제1항부터 제3항까지의 규정에 따라 추가로 진료과목을 설치한 의료기관이 표시할 수 있는 진료과목과 법 제43조제4항에 따라 추가로 설치한 진료과목의 진료에 필요한 시설 · 장비는 별표 8과 같다.

③ 의료기관이 진료과목을 표시하는 경우에는 제1항 및 제2항의 진료과목 중 그 의료기관이 확보하고 있는 시설 · 장비 및 의료관계인에 해당하는 과목만을 표시할 수 있다.

④ 의료기관의 진료과목 표시판에는 "진료과목"이라는 글자와 진료과목의 명칭을 표시하여야 한다.

제44조 삭제

제45조(비급여 진료비용 등의 고지)

① 의료기관 개설자는 「국민건강보험법」 제41조제4항에 따라 요양급여의 대상에서 제외되는 사항 또는 「의료급여법」 제7조제3항에 따라 의료급여의 대상에서 제외되는 사항

의 비용(이하 "비급여 진료비용"이라 한다)을 환자 또는 환자의 보호자가 쉽게 알 수 있도록 보건복지부령으로 정하는 바에 따라 고지하여야 한다.

② 의료기관 개설자는 보건복지부령으로 정하는 바에 따라 의료기관이 환자로부터 징수하는 제증명수수료의 비용을 게시하여야 한다.

③ 의료기관 개설자는 제1항 및 제2항에서 고지 · 게시한 금액을 초과하여 징수할 수 없다.

시행규칙 제42조의2(비급여 진료비용 등의 고지)

① 법 제45조제1항에 따라 의료기관 개설자는 「국민건강보험법」 제41조제4항에 따라 요양급여의 대상에서 제외되는 사항 또는 「의료급여법」 제7조제3항에 따라 의료급여의 대상에서 제외되는 사항(이하 이 조에서 "비급여 대상"이라 한다)의 항목과 그 가격을 적은 책자 등을 접수창구 등 환자 또는 환자의 보호자가 쉽게 볼 수 있는 장소에 갖추어 두어야 한다. 이 경우 비급여 대상의 항목을 묶어 1회 비용으로 정하여 총액을 표기할 수 있다.

② 법 제45조제1항에 따라 의료기관 개설자는 비급여 대상 중 보건복지부장관이 정하여 고시하는 비급여 대상을 제공하려는 경우 환자 또는 환자의 보호자에게 진료 전 해당 비급여 대상의 항목과 그 가격을 직접 설명해야 한다. 다만, 수술, 수혈, 전신마취 등이 지체되면 환자의 생명이 위험해지거나 심신상의 중대한 장애를 가져오는 경우에는 그렇지 않다.

③ 법 제45조제2항에 따라 의료기관 개설자는 진료기록부 사본 · 진단서 등 제증명수수료의 비용을 접수창구 등 환자 및 환자의 보호자가 쉽게 볼 수 있는 장소에 게시하여야 한다.

④ 인터넷 홈페이지를 운영하는 의료기관은 제1항 및 제3항의 사항을 제1항 및 제3항의 방법 외에 이용자가 알아보기 쉽도록 인터넷 홈페이지에 따로 표시해야 한다.

⑤ 제1항부터 제4항까지에서 규정한 사항 외에 비급여 진료비용 등의 고지방법의 세부적인 사항은 보건복지부장관이 정하여 고시한다.

제45조의2(비급여 진료비용 등의 현황조사 등)

① 의료기관의 장은 보건복지부령으로 정하는 바에 따라 비급여 진료비용 및 제45조제2항에 따른 제증명수수료(이하 이 조에서 "비급여진료비용등"이라 한다)의 항목, 기준, 금액 및 진료내역 등에 관한 사항을 보건복지부장관에게 보고하여야 한다.

② 보건복지부장관은 제1항에 따라 보고받은 내용을 바탕으로 모든 의료기관에 대한 비급여진료비용등의 항목, 기준, 금액 및 진료내역 등에 관한 현황을 조사 · 분석하여 그 결과를 공개할 수 있다. 다만, 병원급 의료기관에 대하여는 그 결과를 공개하여야 한다.

③ 보건복지부장관은 제2항에 따른 비급여진료비용등의 현황에 대한 조사 · 분석을 위하여 필요하다고 인정하는 경우에는 의료기관의 장에게 관련 자료의 제출을 명할 수 있다. 이 경우 해당 의료기관의 장은 특별한 사유가 없으면 그 명령에 따라야 한다.

④ 제2항에 따른 현황조사 · 분석 및 결과 공개의 범위 · 방법 · 절차 등에 필요한 사항은 보건복지부령으로 정한다.

시행규칙 제42조의3(비급여 진료비용 등의 현황 조사 등)

① 의료기관의 장은 법 제45조의2제1항에 따른 비급여진료비용등(이하 이 조에서 "비급여진료비용등"이라 한다)에 관한 다음 각 호의 구분에 따른 사항을 보건복지부장관에게 반기마다 보고해야 한다. 다만, 의료기관의 행정부담, 보고 내용의 활용 목적 등을 고려하여 보건복지부장관이 정하여 고시하는 바에 따라 의료기관별 또는 항목별로 보고 횟수를 달리 정할 수 있다.

1. 법 제45조제1항에 따른 비급여 진료비용: 「국민건강보험 요양급여의 기준에 관한 규칙」 별표 2에 따라 비급여 대상이 되는 행위 · 약제 및 치료재료 중 다음 각 목의 사항을 고려하여 보건복지부장관이 정하여 고시하는 사항
   가. 의료기관에서 실시 · 사용 · 조제하는 빈도
   나. 의료기관의 징수비용
   다. 환자의 수요
   라. 환자가 「국민건강보험법 시행령」 별표 2 제3호라목에 따른 희귀난치성질환자등이거나 같은 영 제21조제3항에 해당하는 경우, 법 제38조에 따른 특수의료장비를 사용하는 경우 등 구체적인 진료 상황

2. 법 제45조제2항에 따른 제증명수수료: 의료기관에서 발급하는 진단서 · 증명서 또는 검안서 등의 제증명서류 중 발급 빈도, 발급 비용 및 환자의 수요 등을 고려하여 보건복지부장관이 정하여 고시하는 사항

② 법 제45조의2제2항에 따라 보건복지부장관이 비급여진료비용등에 대한 현황을 조사 · 분석하고 그 결과를 공개하는 의료기관은 보건복지부장관이 정하여 고시하는 의료기관으로 한다.

③ 삭제

④ 보건복지부장관은 비급여진료비용등에 대한 심층적 조사 · 분석을 위하여 필요하다고 인정하는 경우에는 관계 전문기관이나 전문가 등에게 필요한 자료 또는 의견의 제출을 요청할 수 있다.

⑤ 보건복지부장관은 법 제45조의2제2항에 따라 비급여진료비용등의 현황에 대한 조사 · 분석 결과를 공개하는 경우에는 보건복지부장관이 지정하는 정보시스템에 게시하는 방법으로 한다.

⑥ 제1항부터 제5항까지의 규정에 따른 비급여진료비용등의 보고와 비급여진료비용등의 현황에 대한 조사 · 분석 및 공개의 범위, 방법 및 절차 등에 관하여 필요한 세부 사항은 보건복지부장관이 정하여 고시한다.

제45조의3(제증명수수료의 기준 고시)

보건복지부장관은 제45조의2제2항에 따른 현황조사 · 분석의 결과를 고려하여 제증명수수료의 항목 및 금액에 관한 기준을 정하여 고시하여야 한다.

제46조(환자의 진료의사 선택 등)

① 환자나 환자의 보호자는 종합병원 · 병원 · 치과병원 · 한방병원 또는 요양병원의 특정한 의사 · 치과의사 또는 한의사를 선택하여 진료를 요청할 수 있다. 이 경우 의료기관의 장은 특별한 사유가 없으면 환자나 환자의 보호자가 요청한 의사 · 치과의사 또는 한의사가 진료하도록 하여야 한다.

② 제1항에 따라 진료의사를 선택하여 진료를 받는 환자나 환자의 보호자는 진료의사의

변경을 요청할 수 있다. 이 경우 의료기관의 장은 정당한 사유가 없으면 이에 응하여야 한다.

③ 의료기관의 장은 환자 또는 환자의 보호자에게 진료의사 선택을 위한 정보를 제공하여야 한다.

④ 의료기관의 장은 제1항에 따라 진료하게 한 경우에도 환자나 환자의 보호자로부터 추가비용을 받을 수 없다.

⑤~⑥삭제

제47조(의료관련감염 예방)

① 보건복지부령으로 정하는 일정 규모 이상의 병원급 의료기관의 장은 의료관련감염 예방을 위하여 감염관리위원회와 감염관리실을 설치 · 운영하고 보건복지부령으로 정하는 바에 따라 감염관리 업무를 수행하는 전담 인력을 두는 등 필요한 조치를 하여야 한다.

② 의료기관의 장은「감염병의 예방 및 관리에 관한 법률」제2조제1호에 따른 감염병의 예방을 위하여 해당 의료기관에 소속된 의료인, 의료기관 종사자 및「보건의료인력지원법」제2조제3호의 보건의료인력을 양성하는 학교 및 기관의 학생으로서 해당 의료기관에서 실습하는 자에게 보건복지부령으로 정하는 바에 따라 정기적으로 교육을 실시하여야 한다.

③ 의료기관의 장은「감염병의 예방 및 관리에 관한 법률」제2조제1호에 따른 감염병이 유행하는 경우 환자, 환자의 보호자, 의료인, 의료기관 종사자 및「경비업법」제2조제3호에 따른 경비원 등 해당 의료기관 내에서 업무를 수행하는 사람에게 감염병의 확산 방지를 위하여 필요한 정보를 제공하여야 한다.

④ 질병관리청장은 의료관련감염의 발생 · 원인 등에 대한 의과학적인 감시를 위하여 의료관련감염 감시 시스템을 구축 · 운영할 수 있다.

⑤ 의료기관은 제4항에 따른 시스템을 통하여 매월 의료관련감염 발생 사실을 등록할 수 있다.

⑥ 질병관리청장은 제4항에 따른 시스템의 구축 · 운영 업무를 대통령령으로 정하는 바에 따라 관계 전문기관에 위탁할 수 있다.

⑦ 질병관리청장은 제6항에 따라 업무를 위탁한 전문기관에 대하여 그 업무에 관한 보고 또는 자료의 제출을 명할 수 있다.

⑧ 의료관련감염이 발생한 사실을 알게 된 의료기관의 장, 의료인, 의료기관 종사자 또는

환자 등은 보건복지부령으로 정하는 바에 따라 질병관리청장에게 그 사실을 보고(이하 이 조에서 "자율보고"라 한다)할 수 있다. 이 경우 질병관리청장은 자율보고한 사람의 의사에 반하여 그 신분을 공개하여서는 아니 된다.

⑨ 자율보고한 사람이 해당 의료관련감염과 관련하여 관계 법령을 위반한 사실이 있는 경우에는 그에 따른 행정처분을 감경하거나 면제할 수 있다.

⑩ 자율보고가 된 의료관련감염에 관한 정보는 보건복지부령으로 정하는 검증을 한 후에는 개인식별이 가능한 부분을 삭제하여야 한다.

⑪ 자율보고의 접수 및 분석 등의 업무에 종사하거나 종사하였던 사람은 직무상 알게 된 비밀을 다른 사람에게 누설하거나 직무 외의 목적으로 사용하여서는 아니 된다.

⑫ 의료기관의 장은 해당 의료기관에 속한 자율보고를 한 보고자에게 그 보고를 이유로 해고 또는 전보나 그 밖에 신분 또는 처우와 관련하여 불리한 조치를 할 수 없다.

⑬ 질병관리청장은 제4항 또는 제8항에 따라 수집한 의료관련감염 관련 정보를 감염 예방 · 관리에 필요한 조치, 계획 수립, 조사 · 연구, 교육 등에 활용할 수 있다.

⑭ 제1항에 따른 감염관리위원회의 구성과 운영, 감염관리실 운영, 제2항에 따른 교육, 제3항에 따른 정보 제공, 제5항에 따라 등록하는 의료관련감염의 종류와 그 등록의 절차 · 방법 등에 필요한 사항은 보건복지부령으로 정한다.

제47조의2(입원환자의 전원)

의료기관의 장은 천재지변, 감염병 의심 상황, 집단 사망사고의 발생 등 입원환자를 긴급히 전원(轉院)시키지 않으면 입원환자의 생명 · 건강에 중대한 위험이 발생할 수 있음에도 환자나 보호자의 동의를 받을 수 없는 등 보건복지부령으로 정하는 불가피한 사유가 있는 경우에는 보건복지부령으로 정하는 바에 따라 시장 · 군수 · 구청장의 승인을 받아 입원환자를 다른 의료기관으로 전원시킬 수 있다.

시행규칙 제47조(입원환자의 전원)

① 법 제47조의2에서 "환자나 보호자의 동의를 받을 수 없는 등 보건복지부령으로 정하는 불가피한 사유"란 환자가 의사표시를 할 수 없는 상태에 있거나 보호자와 연락이 되지 않아 환자나 보호자의 동의를 받을 수 없는 경우를 말한다.

② 의료기관의 장은 법 제47조의2에 따라 환자를 다른 의료기관으로 전원(轉院)시키려면 시장 · 군수 · 구청장에게 다음 각 호의 사항을 알리고 승인을 요청해야 한다.

1. 환자가 현재 입원 중인 의료기관과 전원시키려는 의료기관의 명칭 · 주소 · 전화번호
2. 환자 또는 보호자의 성명 · 주민등록번호 · 주소 · 전화번호
3. 전원일자
4. 전원사유

③ 제2항에 따라 승인을 요청받은 시장 · 군수 · 구청장은 지체 없이 승인 여부를 의료기관의 장에게 통보해야 한다.
④ 제3항에 따라 통보를 받은 의료기관의 장은 환자를 전원시키고 구두, 유선 또는 서면 등으로 제2항 각 호의 사항을 환자의 보호자에게 지체 없이 알려야 한다.

제2절 의료법인

제48조(설립 허가 등)

① 제33조제2항에 따른 의료법인을 설립하려는 자는 대통령령으로 정하는 바에 따라 정관과 그 밖의 서류를 갖추어 그 법인의 주된 사무소의 소재지를 관할하는 시 · 도지사의 허가를 받아야 한다.

② 의료법인은 그 법인이 개설하는 의료기관에 필요한 시설이나 시설을 갖추는 데에 필요한 자금을 보유하여야 한다.

③ 의료법인이 재산을 처분하거나 정관을 변경하려면 시 · 도지사의 허가를 받아야 한다.

④ 이 법에 따른 의료법인이 아니면 의료법인이나 이와 비슷한 명칭을 사용할 수 없다.

시행령 제19조(의료법인의 설립허가신청)
법 제48조제1항에 따라 의료법인을 설립하려는 자는 보건복지부령으로 정하는 의료법인설립허가신청서 및 관계 서류를 그 법인의 주된 사무소의 소재지를 관할하는 특별시장 · 광역시장 · 특별자치시장 · 도지사 또는 특별자치도지사(이하 "시 · 도지사"라 한다)에게 제출해야 한다.

시행령 제21조(재산 처분 또는 정관 변경의 허가신청)
법 제48조제3항에 따라 의료법인이 재산 처분이나 정관 변경에 대한 허가를 받으려면 보건복지부령으로 정하는 허가신청서 및 관계 서류를 그 법인의 주된 사무소의 소재지를 관할하는 시 · 도지사에게 제출하여야 한다. 다만, 법률 제4732호 의료법중개정법률 부칙 제11조에 해당하는 국가로부터 공공차관을 지원받은 의료법인의 경우에는 이를 시 · 도지사를 거쳐 보건복지부장관에게 제출하여야 한다.

시행규칙 제49조(신청 서류의 보정 등)
① 시 · 도지사는 별지 제29호서식의 의료법인 설립허가신청서에 첨부된 서류를 심사하면서 필요하다고 인정될 때에는 신청인에게 기간을 정하여 필요한 자료를 제출하게 하거나 설명을 요구할 수 있다.
② 시 · 도지사는 법 제48조제1항에 따른 의료법인 설립허가를 한 때에는 별지 제30호서식의 의료법인 설립허가증을 발급하여야 한다.

제48조의2(임원)

① 의료법인에는 5명 이상 15명 이하의 이사와 2명의 감사를 두되, 보건복지부장관의 승인

을 받아 그 수를 증감할 수 있다.

② 이사와 감사의 임기는 정관으로 정하되, 이사는 4년, 감사는 2년을 초과할 수 없다. 다만, 이사와 감사는 각각 연임할 수 있다.

③ 이사회의 구성에 있어서 각 이사 상호 간에 「민법」 제777조에 규정된 친족관계에 있는 사람이 그 정수의 4분의 1을 초과해서는 아니 된다.

④ 다음 각 호의 어느 하나에 해당하는 사람은 의료법인의 임원이 될 수 없다.

1. 미성년자
2. 피성년후견인 또는 피한정후견인
3. 파산선고를 받은 사람으로서 복권되지 아니한 사람
4. 금고 이상의 형을 받고 집행이 종료되거나 집행을 받지 아니하기로 확정된 후 3년이 지나지 아니한 사람

⑤ 감사는 이사와 제3항에 따른 특별한 관계에 있는 사람이 아니어야 한다.

제49조(부대사업)

① 의료법인은 그 법인이 개설하는 의료기관에서 의료업무 외에 다음의 부대사업을 할 수 있다. 이 경우 부대사업으로 얻은 수익에 관한 회계는 의료법인의 다른 회계와 구분하여 계산하여야 한다.

1. 의료인과 의료관계자 양성이나 보수교육
2. 의료나 의학에 관한 조사 연구
3. 「노인복지법」 제31조제2호에 따른 노인의료복지시설의 설치 · 운영
4. 「장사 등에 관한 법률」 제29조제1항에 따른 장례식장의 설치 · 운영
5. 「주차장법」 제19조제1항에 따른 부설주차장의 설치 · 운영
6. 의료업 수행에 수반되는 의료정보시스템 개발 · 운영사업 중 대통령령으로 정하는 사업
7. 그 밖에 휴게음식점영업, 일반음식점영업, 이용업, 미용업 등 환자 또는 의료법인이 개설한 의료기관 종사자 등의 편의를 위하여 보건복지부령으로 정하는 사업

② 제1항제4호 · 제5호 및 제7호의 부대사업을 하려는 의료법인은 타인에게 임대 또는 위탁하여 운영할 수 있다.

③ 제1항 및 제2항에 따라 부대사업을 하려는 의료법인은 보건복지부령으로 정하는 바에 따라 미리 의료기관의 소재지를 관할하는 시 · 도지사에게 신고하여야 한다. 신고사항을 변경하려는 경우에도 또한 같다.

시행규칙 제60조(부대사업)
법 제49조제1항제7호에서 "휴게음식점영업, 일반음식점영업, 이용업, 미용업 등 환자 또는 의료법인이 개설한 의료기관 종사자 등의 편의를 위하여 보건복지부령으로 정하는 사업"이란 다음 각 호의 사업을 말한다.

1. 휴게음식점영업, 일반음식점영업, 제과점영업, 위탁급식영업
2. 소매업 중 편의점, 슈퍼마켓, 자동판매기영업 및 서점

2의2. 의류 등 생활용품 판매업 및 식품판매업(건강기능식품 판매업은 제외한다). 다만, 의료법인이 직접 영위하는 경우는 제외한다.

3. 산후조리업
4. 목욕장업
5. 의료기기 임대 · 판매업. 다만, 의료법인이 직접 영위하는 경우는 제외한다.
6. 숙박업, 여행업 및 외국인환자 유치업
7. 수영장업, 체력단련장업 및 종합체육시설업
8. 장애인보조기구의 제조 · 개조 · 수리업
9. 다음 각 목의 어느 하나에 해당하는 업무를 하려는 자에게 의료법인이 개설하는 의료기관의 건물을 임대하는 사업
   가. 이용업 및 미용업
   나. 안경 조제 · 판매업
   다. 은행업
   라. 의원급 의료기관 개설 · 운영(의료관광호텔에 부대시설로 설치하는 경우로서 진료과목이 의료법인이 개설하는 의료기관과 동일하지 아니한 경우로 한정한다)

시행규칙 제61조(부대사업의 신고 등)
① 법 제49조제3항 전단에 따라 부대사업을 신고하려는 의료법인은 별지 제22호서식의 신고서에 다음 각 호의 서류를 첨부하여 관할 시 · 도지사에게 제출하여야 한다.
  1. 삭제
  2. 부대사업의 내용을 적은 서류
  3. 부대사업을 하려는 건물의 평면도 및 구조설명서

② 제1항에 따른 신고를 받은 시 · 도지사는 별지 제23호서식의 신고증명서를 발급하여야 한다.
③ 제1항에 따라 신고한 내용을 변경하려는 자는 별지 제22호서식의 변경신고서에 다음 각 호의 서류를 첨부하여 관할 시 · 도지사에게 제출하여야 한다.
  1. 제2항에 따라 발급받은 신고증명서
  2. 변경 사항을 증명하는 서류

④ 제3항에 따라 변경신고를 받은 시 · 도지사는 부대사업 신고증명서에 제3항에 따라 변경한 사항을 적은 후 해당 의료법인에 발급하여야 한다.

제50조(「민법」의 준용)

의료법인에 대하여 이 법에 규정된 것 외에는 「민법」 중 재단법인에 관한 규정을 준용한다.

제51조(설립 허가 취소)

보건복지부장관 또는 시 · 도지사는 의료법인이 다음 각 호의 어느 하나에 해당하면 그 설

립 허가를 취소할 수 있다.

1. 정관으로 정하지 아니한 사업을 한 때
2. 설립된 날부터 2년 안에 의료기관을 개설하지 아니한 때
3. 의료법인이 개설한 의료기관이 제64조에 따라 개설허가를 취소당한 때
4. 보건복지부장관 또는 시 · 도지사가 감독을 위하여 내린 명령을 위반한 때
5. 제49조제1항에 따른 부대사업 외의 사업을 한 때

제51조의2(임원 선임 관련 금품 등 수수의 금지)

누구든지 의료법인의 임원 선임과 관련하여 금품, 향응 또는 그 밖의 재산상 이익을 주고 받거나 주고받을 것을 약속해서는 아니 된다.

제3절 의료기관 단체

제52조(의료기관 단체설립)

① 병원급 의료기관의 장은 의료기관의 건전한 발전과 국민보건 향상에 기여하기 위하여 전국 조직을 두는 단체를 설립할 수 있다.

② 제1항에 따른 단체는 법인으로 한다.

제52조의2(대한민국의학한림원)

① 의료인에 관련되는 의학 및 관계 전문분야(이하 이 조에서 "의학등"이라 한다)의 연구 · 진흥기반을 조성하고 우수한 보건의료인을 발굴 · 활용하기 위하여 대한민국의학한림원(이하 이 조에서 "한림원"이라 한다)을 둔다.

② 한림원은 법인으로 한다.

③ 한림원은 다음 각 호의 사업을 한다.

1. 의학등의 연구진흥에 필요한 조사 · 연구 및 정책자문
2. 의학등의 분야별 중장기 연구 기획 및 건의
3. 의학등의 국내외 교류협력사업
4. 의학등 및 국민건강과 관련된 사회문제에 관한 정책자문 및 홍보
5. 보건의료인의 명예를 기리고 보전(保全)하는 사업
6. 보건복지부장관이 의학등의 발전을 위하여 지정 또는 위탁하는 사업

④ 보건복지부장관은 한림원의 사업수행에 필요한 경비의 전부 또는 일부를 예산의 범위에서 지원할 수 있다.

⑤ 한림원에 대하여 이 법에서 정하지 아니한 사항에 관하여는 「민법」중 사단법인에 관한 규정을 준용한다.

⑥ 한림원이 아닌 자는 대한민국의학한림원 또는 이와 유사한 명칭을 사용하지 못한다.

⑦ 한림원의 운영 및 업무수행에 필요한 사항은 대통령령으로 정한다.

> **시행령 제22조의2(대한민국의학한림원 운영 등)**
> ① 법 제52조의2제1항에 따른 대한민국의학한림원(이하 "한림원"이라 한다)의 사업연도는 정부의 회계연도에 따른다.
> ② 한림원은 보건복지부장관이 정하는 바에 따라 사업추진계획, 사업추진현황, 자금운용계획 및 자금집행내역 등에 관한 사항을 보건복지부장관에게 보고하여야 한다.
> ③ 한림원은 다양한 분야의 의료인과 관계 전문가 등이 그 조직 운영 및 업무수행 등에 균형있게 참여할 수 있도록 필요한 조치를 강구 · 시행하여야 한다.

제4장 신의료기술평가

제53조(신의료기술의 평가)

① 보건복지부장관은 국민건강을 보호하고 의료기술의 발전을 촉진하기 위하여 대통령령으로 정하는 바에 따라 제54조에 따른 신의료기술평가위원회의 심의를 거쳐 신의료기술의 안전성 · 유효성 등에 관한 평가(이하 "신의료기술평가"라 한다)를 하여야 한다.

② 제1항에 따른 신의료기술은 새로 개발된 의료기술로서 보건복지부장관이 안전성 · 유효성을 평가할 필요성이 있다고 인정하는 것을 말한다.

③ 보건복지부장관은 신의료기술평가의 결과를 「국민건강보험법」 제64조에 따른 건강보험심사평가원의 장에게 알려야 한다. 이 경우 신의료기술평가의 결과를 보건복지부령으로 정하는 바에 따라 공표할 수 있다.

④ 그 밖에 신의료기술평가의 대상 및 절차 등에 필요한 사항은 보건복지부령으로 정한다.

제54조(신의료기술평가위원회의 설치 등)

① 보건복지부장관은 신의료기술평가에 관한 사항을 심의하기 위하여 보건복지부에 신의료기술평가위원회(이하 "위원회"라 한다)를 둔다. ②위원회는 위원장 1명을 포함하여 20명 이내의 위원으로 구성한다.

③ 위원은 다음 각 호의 자 중에서 보건복지부장관이 위촉하거나 임명한다. 다만, 위원장은 제1호 또는 제2호의 자 중에서 임명한다.

1. 제28조제1항에 따른 의사회 · 치과의사회 · 한의사회에서 각각 추천하는 자
2. 보건의료에 관한 학식이 풍부한 자
3. 소비자단체에서 추천하는 자
4. 변호사의 자격을 가진 자로서 보건의료와 관련된 업무에 5년 이상 종사한 경력이 있는 자
5. 보건의료정책 관련 업무를 담당하고 있는 보건복지부 소속 5급 이상의 공무원

④ 위원장과 위원의 임기는 3년으로 하되, 연임할 수 있다. 다만, 제3항제5호에 따른 공무원의 경우에는 재임기간으로 한다.

⑤ 위원의 자리가 빈 때에는 새로 위원을 임명하고, 새로 임명된 위원의 임기는 임명된 날부터 기산한다.

⑥ 위원회의 심의사항을 전문적으로 검토하기 위하여 위원회에 분야별 전문평가위원회를 둔다.

⑦ 그 밖에 위원회 · 전문평가위원회의 구성 및 운영 등에 필요한 사항은 보건복지부령으로 정한다.

제55조(자료의 수집 업무 등의 위탁)

보건복지부장관은 신의료기술평가에 관한 업무를 수행하기 위하여 필요한 경우 보건복지부령으로 정하는 바에 따라 자료 수집 · 조사 등 평가에 수반되는 업무를 관계 전문기관 또는 단체에 위탁할 수 있다.

제5장 의료광고

제56조(의료광고의 금지 등)

① 의료기관 개설자, 의료기관의 장 또는 의료인(이하 "의료인 등"이라 한다)이 아닌 자는 의료에 관한 광고(의료인 등이 신문 · 잡지 · 음성 · 음향 · 영상 · 인터넷 · 인쇄물 · 간판, 그 밖의 방법에 의하여 의료행위, 의료기관 및 의료인 등에 대한 정보를 소비자에게 나타내거나 알리는 행

위를 말한다. 이하 "의료광고"라 한다)를 하지 못한다.

② 의료인 등은 다음 각 호의 어느 하나에 해당하는 의료광고를 하지 못한다.

1. 제53조에 따른 평가를 받지 아니한 신의료기술에 관한 광고
2. 환자에 관한 치료경험담 등 소비자로 하여금 치료 효과를 오인하게 할 우려가 있는 내용의 광고
3. 거짓된 내용을 표시하는 광고
4. 다른 의료인 등의 기능 또는 진료 방법과 비교하는 내용의 광고
5. 다른 의료인 등을 비방하는 내용의 광고
6. 수술 장면 등 직접적인 시술행위를 노출하는 내용의 광고
7. 의료인등의 기능, 진료 방법과 관련하여 심각한 부작용 등 중요한 정보를 누락하는 광고
8. 객관적인 사실을 과장하는 내용의 광고
9. 법적 근거가 없는 자격이나 명칭을 표방하는 내용의 광고
10. 신문, 방송, 잡지 등을 이용하여 기사(記事) 또는 전문가의 의견 형태로 표현되는 광고
11. 제57조에 따른 심의를 받지 아니하거나 심의 받은 내용과 다른 내용의 광고
12. 제27조제3항에 따라 외국인환자를 유치하기 위한 국내광고
13. 소비자를 속이거나 소비자로 하여금 잘못 알게 할 우려가 있는 방법으로 제45조에 따른 비급여 진료비용을 할인하거나 면제하는 내용의 광고
14. 각종 상장 · 감사장 등을 이용하는 광고 또는 인증 · 보증 · 추천을 받았다는 내용을 사용하거나 이와 유사한 내용을 표현하는 광고. 다만, 다음 각 목의 어느 하나에 해당하는 경우는 제외한다.
    가. 제58조에 따른 의료기관 인증을 표시한 광고
    나. 「정부조직법」 제2조부터 제4조까지의 규정에 따른 중앙행정기관 · 특별지방행정기관 및 그 부속기관, 「지방자치법」 제2조에 따른 지방자치단체 또는 「공공기관의 운영에 관한 법률」 제4조에 따른 공공기관으로부터 받은 인증 · 보증을 표시한 광고
    다. 다른 법령에 따라 받은 인증 · 보증을 표시한 광고
    라. 세계보건기구와 협력을 맺은 국제평가기구로부터 받은 인증을 표시한 광고 등 대통령령으로 정하는 광고

15. 그 밖에 의료광고의 방법 또는 내용이 국민의 보건과 건전한 의료경쟁의 질서를 해치거나 소비자에게 피해를 줄 우려가 있는 것으로서 대통령령으로 정하는 내용의 광고

③ 의료광고는 다음 각 호의 방법으로는 하지 못한다.

1. 「방송법」 제2조제1호의 방송
2. 그 밖에 국민의 보건과 건전한 의료경쟁의 질서를 유지하기 위하여 제한할 필요가 있는 경우로서 대통령령으로 정하는 방법

④ 제2항에 따라 금지되는 의료광고의 구체적인 내용 등 의료광고에 관하여 필요한 사항은 대통령령으로 정한다.

⑤ 보건복지부장관, 시장 · 군수 · 구청장은 제2항제2호부터 제5호까지 및 제7호부터 제9호까지를 위반한 의료인등에 대하여 제63조, 제64조 및 제67조에 따른 처분을 하려는 경우에는 지체 없이 그 내용을 공정거래위원회에 통보하여야 한다.

시행령 제23조(의료광고의 금지 기준)

① 법 제56조제2항에 따라 금지되는 의료광고의 구체적인 기준은 다음 각 호와 같다.

1. 법 제53조에 따른 신의료기술평가를 받지 아니한 신의료기술에 관하여 광고하는 것
2. 특정 의료기관 · 의료인의 기능 또는 진료 방법이 질병 치료에 반드시 효과가 있다고 표현하거나 환자의 치료경험담이나 6개월 이하의 임상경력을 광고하는 것
3. 의료인, 의료기관, 의료서비스 및 의료 관련 각종 사항에 대하여 객관적인 사실과 다른 내용 등 거짓된 내용을 광고하는 것
4. 특정 의료기관 개설자, 의료기관의 장 또는 의료인(이하 "의료인 등"이라 한다)이 수행하거나 광고하는 기능 또는 진료 방법이 다른 의료인등의 것과 비교하여 우수하거나 효과가 있다는 내용으로 광고하는 것
5. 다른 의료인등을 비방할 목적으로 해당 의료인등이 수행하거나 광고하는 기능 또는 진료 방법에 관하여 불리한 사실을 광고하는 것
6. 의료인이 환자를 수술하는 장면이나 환자의 환부(患部) 등을 촬영한 동영상 · 사진으로서 일반인에게 혐오감을 일으키는 것을 게재하여 광고하는 것
7. 의료인등의 의료행위나 진료 방법 등을 광고하면서 예견할 수 있는 환자의 안전에 심각한 위해(危害)를 끼칠 우려가 있는 부작용 등 중요 정보를 빠뜨리거나 글씨 크기를 작게 하는 등의 방법으로 눈에 잘 띄지 않게 광고하는 것
8. 의료인, 의료기관, 의료서비스 및 의료 관련 각종 사항에 대하여 객관적인 사실을 과장하는 내용으로 광고하는 것
9. 법적 근거가 없는 자격이나 명칭을 표방하는 내용을 광고하는 것
10. 특정 의료기관 · 의료인의 기능 또는 진료 방법에 관한 기사나 전문가의 의견을 「신문 등의 진흥에 관한 법률」 제2조에 따른 신문 · 인터넷신문 또는 「잡지 등 정기간행물의 진흥에 관한 법률」에 따른 정기간행물이나 「방송법」 제2조제1호에 따른 방송에 싣거나 방송하면서 특정 의료기관 · 의료인의 연락처나 약도 등의 정보도 함께 싣거나 방송하여 광고하는 것

11. 법 제57조제1항에 따라 심의 대상이 되는 의료광고를 심의를 받지 아니하고 광고하거나 심의 받은 내용과 다르게 광고하는 것
12. 외국인환자를 유치할 목적으로 법 제27조제3항에 따른 행위를 하기 위하여 국내광고 하는 것
13. 법 제45조에 따른 비급여 진료비용의 할인 · 면제 금액, 대상, 기간이나 범위 또는 할인 · 면제 이전의 비급여 진료비용에 대하여 허위 또는 불명확한 내용이나 정보 등을 게재하여 광고하는 것
14. 각종 상장 · 감사장 등을 이용하여 광고하는 것 또는 인증 · 보증 · 추천을 받았다는 내용을 사용하거나 이와 유사한 내용을 표현하여 광고하는 것. 다만, 법 제56조제2항제14호 각 목의 어느 하나에 해당하는 경우는 제외한다.

② 법 제56조제2항제14호라목에서 "세계보건기구와 협력을 맺은 국제평가기구로부터 받은 인증을 표시한 광고 등 대통령령으로 정하는 광고"란 다음 각 호의 어느 하나에 해당하는 광고를 말한다.
1. 세계보건기구와 협력을 맺은 국제평가기구로부터 받은 인증을 표시한 광고
2. 국제의료질관리학회(The International Society for Quality in Health Care)로부터 인증을 받은 각국의 인증기구의 인증을 표시한 광고

③ 보건복지부장관은 의료인등 자신이 운영하는 인터넷 홈페이지에 의료광고를 하는 경우에 제1항에 따라 금지되는 의료광고의 세부적인 기준을 정하여 고시할 수 있다.

시행규칙 제61조의3(의료광고 모니터링)
자율심의기구(법 제57조제2항에 따라 보건복지부장관에게 신고한 기관 또는 단체를 말한다)는 법 제57조의3에 따라 의료광고가 법 제56조제1항부터 제3항까지의 규정을 준수하는지 여부에 관한 모니터링 결과를 매 분기별로 분기가 끝난 후 30일 이내에 보건복지부장관에게 제출하여야 한다.

제57조(의료광고의 심의)

① 의료인등이 다음 각 호의 어느 하나에 해당하는 매체를 이용하여 의료광고를 하려는 경우 미리 의료광고가 제56조제1항부터 제3항까지의 규정에 위반되는지 여부에 관하여 제2항에 따른 기관 또는 단체의 심의를 받아야 한다.
1. 「신문 등의 진흥에 관한 법률」 제2조에 따른 신문 · 인터넷신문 또는 「잡지 등 정기간행물의 진흥에 관한 법률」 제2조에 따른 정기간행물
2. 「옥외광고물 등의 관리와 옥외광고산업 진흥에 관한 법률」 제2조제1호에 따른 옥외광고물 중 현수막(懸垂幕), 벽보, 전단(傳單) 및 교통시설 · 교통수단에 표시(교통수단 내부에 표시되거나 영상 · 음성 · 음향 및 이들의 조합으로 이루어지는 광고를 포함한다)되는 것
3. 전광판
4. 대통령령으로 정하는 인터넷 매체 [이동통신 단말장치에서 사용되는 애플리케이션(Application)을 포함한다]
5. 그 밖에 매체의 성질, 영향력 등을 고려하여 대통령령으로 정하는 광고매체

② 다음 각 호의 기관 또는 단체는 대통령령으로 정하는 바에 따라 자율심의를 위한 조직 등을 갖추어 보건복지부장관에게 신고한 후 의료광고 심의 업무를 수행할 수 있다.

1. 제28조제1항에 따른 의사회 · 치과의사회 · 한의사회
2. 「소비자기본법」 제29조에 따라 등록한 소비자단체로서 대통령령으로 정하는 기준을 충족하는 단체

③ 의료인 등은 제1항에도 불구하고 다음 각 호의 사항으로만 구성된 의료광고에 대해서는 제2항에 따라 보건복지부장관에게 신고한 기관 또는 단체(이하 "자율심의기구"라 한다)의 심의를 받지 아니할 수 있다.

1. 의료기관의 명칭 · 소재지 · 전화번호
2. 의료기관이 설치 · 운영하는 진료과목(제43조제5항에 따른 진료과목을 말한다)
3. 의료기관에 소속된 의료인의 성명 · 성별 및 면허의 종류
4. 그 밖에 대통령령으로 정하는 사항

④ 자율심의기구는 제1항에 따른 심의를 할 때 적용하는 심의 기준을 상호 협의하여 마련하여야 한다.

⑤ 의료광고 심의를 받으려는 자는 자율심의기구가 정하는 수수료를 내야 한다.

⑥ 제2항제1호에 따른 자율심의기구가 수행하는 의료광고 심의 업무 및 이와 관련된 업무의 수행에 관하여는 제29조제3항, 제30조제1항, 제32조, 제83조제1항 및 「민법」 제37조를 적용하지 아니하며, 제2항제2호에 따른 자율심의기구가 수행하는 의료광고 심의 업무 및 이와 관련된 업무의 수행에 관하여는 「민법」 제37조를 적용하지 아니한다.

⑦ 자율심의기구는 의료광고 제도 및 법령의 개선에 관하여 보건복지부장관에게 의견을 제시할 수 있다.

⑧ 제1항에 따른 심의의 유효기간은 심의를 신청하여 승인을 받은 날부터 3년으로 한다.

⑨ 의료인등이 제8항에 따른 유효기간의 만료 후 계속하여 의료광고를 하려는 경우에는 유효기간 만료 6개월 전에 자율심의기구에 의료광고 심의를 신청하여야 한다.

⑩ 제1항부터 제9항까지의 규정에서 정한 것 외에 자율심의기구의 구성 · 운영 및 심의에 필요한 사항은 자율심의기구가 정한다.

⑪ 자율심의기구는 제1항 및 제4항에 따른 심의 관련 업무를 수행할 때에는 제56조제1항부터 제3항까지의 규정에 따라 공정하고 투명하게 하여야 한다.

시행령 제24조(의료광고의 심의)

① 법 제57조제1항제4호에서 "대통령령으로 정하는 인터넷 매체"란 다음 각 호의 매체를 말한다.

1. 「신문 등의 진흥에 관한 법률」 제2조제5호에 따른 인터넷뉴스서비스
2. 「방송법」 제2조제3호에 따른 방송사업자가 운영하는 인터넷 홈페이지
3. 「방송법」 제2조제3호에 따른 방송사업자의 방송프로그램을 주된 서비스로 하여 '방송', 'TV' 또는 '라디오' 등의 명칭을 사용하면서 인터넷을 통하여 제공하는 인터넷 매체
4. 「정보통신망 이용촉진 및 정보보호 등에 관한 법률」 제2조제1항제3호에 따른 정보통신서비스 제공자 중 전년도 말 기준 직전 3개월 간 일일 평균 이용자 수가 10만명 이상인 자가 운영하는 인터넷 매체

② 법 제57조제1항제5호에서 "대통령령으로 정하는 광고매체"란 전년도 말 기준 직전 3개월 간 일일 평균 이용자 수가 10만명 이상인 사회 관계망 서비스(Social Network Service)를 제공하는 광고매체를 말한다.

③ 법 제57조제2항 각 호에 따른 기관 또는 단체는 자율심의를 위하여 다음 각 호의 조직 등을 모두 갖추어야 한다.

1. 법 제57조 및 제57조의3에 따른 의료광고의 심의 및 모니터링에 관한 업무를 처리할 수 있는 1개 이상의 전담부서와 3명 이상의 상근인력(의료 또는 광고 관련 학식과 경험이 풍부한 사람이 포함되어야 한다)
2. 법 제57조 및 제57조의3에 따른 의료광고의 심의 및 모니터링에 관한 업무를 처리할 수 있는 전산장비와 사무실

④ 법 제57조제2항제2호에서 "대통령령으로 정하는 기준을 충족하는 단체"란 다음 각 호의 기준을 모두 갖춘 소비자단체를 말한다.

1. 「소비자기본법」 제29조에 따라 공정거래위원회에 등록할 것
2. 단체의 설립 목적 및 업무범위에 의료 또는 광고 관련 내용을 포함할 것

⑤ 법 제57조제2항에 따라 신고하려는 기관 또는 단체는 보건복지부령으로 정하는 신고서 및 관계 서류를 보건복지부장관에게 제출하여야 한다.

⑥ 보건복지부장관은 제5항에 따라 제출받은 신고 현황을 보건복지부 인터넷 홈페이지에 공개하여야 한다.

⑦ 법 제57조제3항제4호에서 "대통령령으로 정하는 사항"이란 다음 각 호의 사항을 말한다.

1. 의료기관 개설자 및 개설연도
2. 의료기관의 인터넷 홈페이지 주소
3. 의료기관의 진료일 및 진료시간
4. 의료기관이 법 제3조의5제1항에 따라 전문병원으로 지정받은 사실
5. 의료기관이 법 제58조제1항에 따라 의료기관 인증을 받은 사실
6. 의료기관 개설자 또는 소속 의료인이 법 제77조제1항에 따라 전문의 자격을 인정받은 사실 및 그 전문과목

시행규칙 제61조의2(자율심의기구 신고)

① 법 제57조제2항제1호에 따른 의사회 · 치과의사회 · 한의사회가 법 제57조제2항 및 영 제24조제5항에 따라 신고하려는 경우에는 별지 제23호의2서식의 의료광고 자율심의기구 신고서에 다음 각 호의 서류를 첨부하여 보건복지부장관에게 제출하여야 한다.

1. 영 제24조제3항제1호에 따른 전담부서와 상근인력 현황
2. 영 제24조제3항제2호에 따른 전산장비와 사무실 현황

② 법 제57조제2항제2호의 단체가 법 제57조제2항 및 영 제24조제5항에 따라 신고하려는 경우에는 별지 제23호의2서식의 의료광고 자율심의기구 신고서에 다음 각 호의 서류를 첨부하여 보건복지부장관에게 제출하여야 한다.
1. 제1항 각 호의 서류
2. 소비자기본법」 제29조에 따라 공정거래위원회에 등록한 소비자단체의 등록증 사본
3. 소비자단체의 정관 사본

제57조의2(의료광고에 관한 심의위원회)

① 자율심의기구는 의료광고를 심의하기 위하여 제2항 각 호의 구분에 따른 심의위원회(이하 이 조에서 "심의위원회"라 한다)를 설치 · 운영하여야 한다.

② 심의위원회의 종류와 심의 대상은 다음 각 호와 같다.

1. 의료광고심의위원회 : 의사, 의원, 의원의 개설자, 병원, 병원의 개설자, 요양병원(한의사가 개설한 경우는 제외한다), 요양병원의 개설자, 종합병원(치과는 제외한다. 이하 이 호에서 같다), 종합병원의 개설자, 조산사, 조산원, 조산원의 개설자가 하는 의료광고의 심의
2. 치과의료광고심의위원회 : 치과의사, 치과의원, 치과의원의 개설자, 치과병원, 치과병원의 개설자, 종합병원(치과만 해당한다. 이하 이 호에서 같다), 종합병원의 개설자가 하는 의료광고의 심의
3. 한방의료광고심의위원회 : 한의사, 한의원, 한의원의 개설자, 한방병원, 한방병원의 개설자, 요양병원(한의사가 개설한 경우만 해당한다. 이하 이 호에서 같다), 요양병원의 개설자가 하는 의료광고의 심의

③ 제57조제2항제1호에 따른 자율심의기구 중 의사회는 제2항제1호에 따른 심의위원회만, 치과의사회는 같은 항 제2호에 따른 심의위원회만, 한의사회는 같은 항 제3호에 따른 심의위원회만 설치 · 운영하고, 제57조제2항제2호에 따른 자율심의기구는 제2항 각 호의 어느 하나에 해당하는 심의위원회만 설치 · 운영할 수 있다.

④ 심의위원회는 위원장 1명과 부위원장 1명을 포함하여 15명 이상 25명 이하의 위원으로 구성한다. 이 경우 제2항 각 호의 심의위원회 종류별로 다음 각 호의 구분에 따라 구성하여야 한다.

1. 의료광고심의위원회 : 제5항제2호부터 제9호까지의 사람을 각각 1명 이상 포함하되, 같은 항 제4호부터 제9호까지의 사람이 전체 위원의 3분의 1 이상이 되도록 구성하여야 한다.

2. 치과의료광고심의위원회 : 제5항제1호 및 제3호부터 제9호까지의 사람을 각각 1명 이상 포함하되, 같은 항 제4호부터 제9호까지의 사람이 전체 위원의 3분의 1 이상이 되도록 구성하여야 한다.
3. 한방의료광고심의위원회 : 제5항제1호 · 제2호 및 제4호부터 제9호까지의 사람을 각각 1명 이상 포함하되, 같은 항 제4호부터 제9호까지의 사람이 전체 위원의 3분의 1 이상이 되도록 구성하여야 한다.

⑤ 심의위원회 위원은 다음 각 호의 어느 하나에 해당하는 사람 중에서 자율심의기구의 장이 위촉한다.
1. 의사
2. 치과의사
3. 한의사
4. 「약사법」 제2조제2호에 따른 약사
5. 「소비자기본법」 제2조제3호에 따른 소비자단체의 장이 추천하는 사람
6. 「변호사법」 제7조제1항에 따라 같은 법 제78조에 따른 대한변호사협회에 등록한 변호사로서 대한변호사협회의 장이 추천하는 사람
7. 「민법」 제32조에 따라 설립된 법인 중 여성의 사회참여 확대 및 복지 증진을 주된 목적으로 설립된 법인의 장이 추천하는 사람
8. 「비영리민간단체 지원법」 제4조에 따라 등록된 단체로서 환자의 권익 보호를 주된 목적으로 하는 단체의 장이 추천하는 사람
9. 그 밖에 보건의료 또는 의료광고에 관한 학식과 경험이 풍부한 사람

⑥ 제1항부터 제5항까지의 규정에서 정한 것 외에 심의위원회의 구성 및 운영에 필요한 사항은 자율심의기구가 정한다.

시행령 제31조의7(위반사실의 공표 및 정정광고)

① 보건복지부장관 또는 시장 · 군수 · 구청장은 법 제63조제2항제2호 또는 제3호에 따라 의료인등에 대하여 위반사실의 공표 또는 정정광고를 명할 때에는 다음 각 호의 사항을 고려하여 공표 또는 정정광고의 내용과 횟수 · 크기 · 매체 등을 정하여 명하여야 한다.
1. 위반행위의 내용 및 정도
2. 위반행위의 기간 및 횟수

② 보건복지부장관 또는 시장 · 군수 · 구청장은 제1항에 따라 위반사실의 공표 또는 정정광고를 명할 때에는 법 제57조의2제2항 각 호에 따른 심의위원회와 협의하여 공표 또는 정정광고의 내용과 횟수 · 크기 · 매체 등을 정할 수 있다.

제57조의3(의료광고 모니터링)

자율심의기구는 의료광고가 제56조제1항부터 제3항까지의 규정을 준수하는지 여부에 관하여 모니터링하고, 보건복지부령으로 정하는 바에 따라 모니터링 결과를 보건복지부장관에게 제출하여야 한다.

> **시행규칙 제61조의3(의료광고 모니터링)**
> 자율심의기구(법 제57조제2항에 따라 보건복지부장관에게 신고한 기관 또는 단체를 말한다)는 법 제57조의3에 따라 의료광고가 법 제56조제1항부터 제3항까지의 규정을 준수하는지 여부에 관한 모니터링 결과를 매 분기별로 분기가 끝난 후 30일 이내에 보건복지부장관에게 제출하여야 한다.

제6장 감독

제58조(의료기관 인증)

① 보건복지부장관은 의료의 질과 환자 안전의 수준을 높이기 위하여 병원급 의료기관 및 대통령령으로 정하는 의료기관에 대한 인증(이하 "의료기관 인증"이라 한다)을 할 수 있다.

② 보건복지부장관은 대통령령으로 정하는 바에 따라 의료기관 인증에 관한 업무를 제58조의11에 따른 의료기관평가인증원에 위탁할 수 있다.

③ 보건복지부장관은 다른 법률에 따라 의료기관을 대상으로 실시하는 평가를 통합하여 제58조의11에 따른 의료기관평가인증원으로 하여금 시행하도록 할 수 있다.

> **시행령 제28조(의료기관 인증의 대상)**
> 법 제58조제1항에서 "대통령령으로 정하는 의료기관"이란 다음 각 호의 어느 하나에 해당하는 의료기관을 말한다.
> 1. 「의료 해외진출 및 외국인환자 유치 지원에 관한 법률」 제6조제1항에 따라 등록한 의료기관
> 2. 「호스피스 · 완화의료 및 임종과정에 있는 환자의 연명의료결정에 관한 법률」 제25조제1항에 따른 호스피스전문기관
>
> **시행령 제29조(의료기관 인증업무의 위탁)**
> ① 법 제58조제2항에 따라 보건복지부장관은 법 제58조의11에 따른 의료기관평가인증원(이하 이 조에서 "인증원"이라 한다)에 다음 각 호의 업무를 위탁한다.
> 1. 법 제58조의3제1항에 따른 인증기준 개발
> 2. 법 제58조의3제4항에 따른 조건부인증을 받은 의료기관에 대한 재인증
> 3. 법 제58조의4제1항부터 제3항까지의 규정에 따른 인증신청의 접수

4. 법 제58조의4제4항 전단에 따른 인증기준의 적합 여부 평가
5. 법 제58조의4제5항에 따른 평가 결과와 인증등급의 통보
6. 법 제58조의5에 따른 이의신청의 접수 및 처리 결과의 통보
7. 법 제58조의6제1항에 따른 인증서 교부
8. 법 제58조의7제1항에 따른 인증을 받은 의료기관의 인증기준, 인증 유효기간 및 법 제58조의4 제4항에 따라 평가한 결과 등의 인터넷 홈페이지 등에의 공표
9. 법 제58조의7제2항제3호에 따른 교육 및 컨설팅 지원
10. 법 제58조의9에 따른 의료기관 인증의 사후관리

② 인증원의 장은 위탁받은 업무의 처리 내용을 보건복지부령으로 정하는 바에 따라 보건복지부장관에게 보고해야 한다.

제58조의2(의료기관인증위원회)

① 보건복지부장관은 의료기관 인증에 관한 주요 정책을 심의하기 위하여 보건복지부장관 소속으로 의료기관인증위원회(이하 이 조에서 "위원회"라 한다)를 둔다.

② 위원회는 위원장 1명을 포함한 15인 이내의 위원으로 구성한다.

③ 위원회의 위원장은 보건복지부차관으로 하고, 위원회의 위원은 다음 각 호의 사람 중에서 보건복지부장관이 임명 또는 위촉한다.

1. 제28조에 따른 의료인 단체 및 제52조에 따른 의료기관단체에서 추천하는 자
2. 노동계, 시민단체(「비영리민간단체지원법」 제2조에 따른 비영리민간단체를 말한다), 소비자단체(「소비자기본법」 제29조에 따른 소비자단체를 말한다)에서 추천하는 자
3. 보건의료에 관한 학식과 경험이 풍부한 자
4. 시설물 안전진단에 관한 학식과 경험이 풍부한 자
5. 보건복지부 소속 3급 이상 공무원 또는 고위공무원단에 속하는 공무원

④ 위원회는 다음 각 호의 사항을 심의한다.

1. 인증기준 및 인증의 공표를 포함한 의료기관 인증과 관련된 주요 정책에 관한 사항
2. 제58조제3항에 따른 의료기관 대상 평가제도 통합에 관한 사항
3. 제58조의7제2항에 따른 의료기관 인증 활용에 관한 사항
4. 그 밖에 위원장이 심의에 부치는 사항

⑤ 위원회의 구성 및 운영, 그 밖에 필요한 사항은 대통령령으로 정한다.

시행령 제30조(의료기관인증위원회의 구성)

법 제58조의2제1항에 따른 의료기관인증위원회(이하 "인증위원회"라 한다)의 위원은 다음 각 호의 구분에 따라 보건복지부장관이 임명하거나 위촉한다.

1. 법 제28조에 따른 의료인 단체 및 법 제52조에 따른 의료기관단체에서 추천하는 사람 5명

2. 노동계, 시민단체(「비영리민간단체지원법」 제2조에 따른 비영리민간단체를 말한다), 소비자단체(「소비자기본법」 제29조에 따른 소비자단체를 말한다)에서 추천하는 사람 5명
3. 보건의료 또는 의료기관 시설물 안전진단에 관한 학식과 경험이 풍부한 사람 3명
4. 보건복지부 소속 3급 이상 공무원 또는 고위공무원단에 속하는 공무원 1명

제58조의3(의료기관 인증기준 및 방법 등)

① 의료기관 인증기준은 다음 각 호의 사항을 포함하여야 한다.

1. 환자의 권리와 안전
2. 의료기관의 의료서비스 질 향상 활동
3. 의료서비스의 제공과정 및 성과
4. 의료기관의 조직 · 인력관리 및 운영
5. 환자 만족도

② 인증등급은 인증, 조건부인증 및 불인증으로 구분한다.

③ 인증의 유효기간은 4년으로 한다. 다만, 조건부인증의 경우에는 유효기간을 1년으로 한다.

④ 조건부인증을 받은 의료기관의 장은 유효기간 내에 보건복지부령으로 정하는 바에 따라 재인증을 받아야 한다.

⑤ 제1항에 따른 인증기준의 세부 내용은 보건복지부장관이 정한다.

시행령 제29조(의료기관 인증업무의 위탁)

① 법 제58조제2항에 따라 보건복지부장관은 법 제58조의11에 따른 의료기관평가인증원(이하 이 조에서 "인증원"이라 한다)에 다음 각 호의 업무를 위탁한다.

1. 법 제58조의3제1항에 따른 인증기준 개발
2. 법 제58조의3제4항에 따른 조건부인증을 받은 의료기관에 대한 재인증
3. 법 제58조의4제1항부터 제3항까지의 규정에 따른 인증신청의 접수
4. 법 제58조의4제4항 전단에 따른 인증기준의 적합 여부 평가
5. 법 제58조의4제5항에 따른 평가 결과와 인증등급의 통보
6. 법 제58조의5에 따른 이의신청의 접수 및 처리 결과의 통보
7. 법 제58조의6제1항에 따른 인증서 교부
8. 법 제58조의7제1항에 따른 인증을 받은 의료기관의 인증기준, 인증 유효기간 및 법 제58조의4제4항에 따라 평가한 결과 등의 인터넷 홈페이지 등에의 공표
9. 법 제58조의7제2항제3호에 따른 교육 및 컨설팅 지원
10. 법 제58조의9에 따른 의료기관 인증의 사후관리

② 인증원의 장은 위탁받은 업무의 처리 내용을 보건복지부령으로 정하는 바에 따라 보건복지부장관에게 보고해야 한다.

시행규칙 제62조(수탁사업 실적 보고)

① 법 제58조제2항 및 영 제29조제1항에 따라 업무를 위탁받은 법 제58조의11에 따른 의료기관평가인증원(이하 "인증원"이라 한다)의 장은 영 제29조제2항에 따라 인증신청 접수 · 평가결과 등 인증업무의 처리 내용을 별지 제23호의3서식에 따라, 이의신청 처리결과에 관한 내용을 별지 제23호의4서식에 따라 매 분기마다 보건복지부장관에게 보고해야 한다.

② 영 제29조제2항에 따라 인증원의 장은 법 제58조의4제4항에 따른 의료기관별 인증기준의 적합 여부에 대한 평가 결과와 법 제58조의3제2항에 따른 인증등급을 지체없이 보건복지부장관에게 보고해야 한다.

시행규칙 제63조(의료기관의 재인증)

① 법 제58조의3제4항에 따라 재인증을 받으려는 의료기관의 장은 별지 제23호의5서식의 인증신청서와 별지 제23호의6서식의 의료기관 운영현황을 인증원의 장에게 제출해야 한다.

② 의료기관의 재인증 절차는 다음 각 호와 같으며, 재인증 절차의 세부적인 사항은 보건복지부장관의 승인을 받아 인증원의 장이 정한다.

1. 인증신청
2. 조사계획 수립
3. 서면 및 현지조사 실시
4. 평가결과 분석 및 인증등급 결정
5. 이의신청 심의 및 처리결과 통보
6. 평가결과 및 인증등급 확정 및 공표

시행규칙 제64조의6(인증마크의 도안 및 표시방법)

① 제58조의6제3항에 따른 인증을 나타내는 표시(이하 "인증마크"라 한다)의 도안 및 표시방법은 별표 9와 같다.

② 인증마크의 사용기간은 법 제58조의3제3항에 따른 의료기관 인증의 유효기간으로 한다.

시행규칙 제64조의8(의료기관 인증의 사후관리 방법)

① 보건복지부장관은 법 제58조의9에 따라 인증을 받은 의료기관에 대하여 법 제58조의3제3항에 따른 의료기관 인증의 유효기간 내에 1회 이상 인증기준의 충족 여부를 조사할 수 있다.

② 제1항에 따른 조사는 서면조사 또는 현지조사의 방법으로 실시할 수 있다.

③ 제1항 및 제2항에서 규정한 사항 외에 의료기관 인증의 사후관리에 관한 세부적인 사항은 보건복지부장관의 승인을 받아 인증원의 장이 정한다.

제58조의4(의료기관 인증의 신청 및 평가)

① 의료기관 인증을 받고자 하는 의료기관의 장은 보건복지부령으로 정하는 바에 따라 보건복지부장관에게 신청할 수 있다.

② 제1항에도 불구하고 제3조제2항제3호에 따른 요양병원(「장애인복지법」 제58조제1항제4호에 따른 의료재활시설로서 제3조의2에 따른 요건을 갖춘 의료기관은 제외한다)의 장은 보건복지부령으로 정하는 바에 따라 보건복지부장관에게 인증을 신청하여야 한다.

③ 제2항에 따라 인증을 신청하여야 하는 요양병원이 조건부인증 또는 불인증을 받거나 제58조의10제1항제4호 및 제5호에 따라 인증 또는 조건부인증이 취소된 경우 해당 요양

병원의 장은 보건복지부령으로 정하는 기간 내에 다시 인증을 신청하여야 한다.

④ 보건복지부장관은 인증을 신청한 의료기관에 대하여 제58조의3제1항에 따른 인증기준 적합 여부를 평가하여야 한다. 이 경우 보건복지부장관은 보건복지부령으로 정하는 바에 따라 필요한 조사를 할 수 있고, 인증을 신청한 의료기관은 정당한 사유가 없으면 조사에 협조하여야 한다.

⑤ 보건복지부장관은 제4항에 따른 평가 결과와 인증등급을 지체 없이 해당 의료기관의 장에게 통보하여야 한다.

제58조의5(이의신청)

① 의료기관 인증을 신청한 의료기관의 장은 평가결과 또는 인증등급에 관하여 보건복지부장관에게 이의신청을 할 수 있다.

② 제1항에 따른 이의신청은 평가결과 또는 인증등급을 통보받은 날부터 30일 이내에 하여야 한다. 다만, 책임질 수 없는 사유로 그 기간을 지킬 수 없었던 경우에는 그 사유가 없어진 날부터 기산한다.

③ 제1항에 따른 이의신청의 방법 및 처리 결과의 통보 등에 필요한 사항은 보건복지부령으로 정한다.

제58조의6(인증서와 인증마크)

① 보건복지부장관은 인증을 받은 의료기관에 인증서를 교부하고 인증을 나타내는 표시(이하 "인증마크"라 한다)를 제작하여 인증을 받은 의료기관이 사용하도록 할 수 있다.

② 누구든지 제58조제1항에 따른 인증을 받지 아니하고 인증서나 인증마크를 제작 · 사용하거나 그 밖의 방법으로 인증을 사칭하여서는 아니 된다.

③ 인증마크의 도안 및 표시방법 등에 필요한 사항은 보건복지부령으로 정한다.

시행규칙 제64조의5(인증서 발급 및 재발급)

① 인증원의 장은 법 제58조의6제1항에 따라 의료기관 인증을 받은 의료기관에 별지 제23호의10서식의 의료기관 인증서를 발급해야 한다.

② 제1항에 따른 의료기관 인증서를 발급받은 자가 다음 각 호의 어느 하나에 해당하여 의료기관 인증서를 재발급받으려는 경우에는 별지 제23호의11서식의 의료기관 인증서 재발급 신청서에 의료기관 인증서(의료기관 인증서를 잃어버린 경우는 제외한다)와 증명서류(제2호의 경우만 해당한다)를 첨부하여 인증원의 장에게 제출해야 한다.

1. 인증서를 잃어버리거나 인증서가 헐어 사용하지 못하게 된 경우
2. 의료기관의 개설자가 변경된 경우

③ 제2항에 따른 의료기관 인증서 재발급 신청을 받은 인증원의 장이 의료기관 인증서를 재발급한 때에는 별지 제23호의8서식의 인증서 발급대장에 그 내용을 적어야 한다.

제58조의7(인증의 공표 및 활용)

① 보건복지부장관은 인증을 받은 의료기관에 관하여 인증기준, 인증 유효기간 및 제58조의4제4항에 따라 평가한 결과 등 보건복지부령으로 정하는 사항을 인터넷 홈페이지 등에 공표하여야 한다.

② 보건복지부장관은 제58조의4제4항에 따른 평가 결과와 인증등급을 활용하여 의료기관에 대하여 다음 각 호에 해당하는 행정적 · 재정적 지원 등 필요한 조치를 할 수 있다.

1. 제3조의4에 따른 상급종합병원 지정
2. 제3조의5에 따른 전문병원 지정
3. 의료의 질 및 환자 안전 수준 향상을 위한 교육, 컨설팅 지원
4. 그 밖에 다른 법률에서 정하거나 보건복지부장관이 필요하다고 인정한 사항

③ 제1항에 따른 공표 등에 필요한 사항은 보건복지부령으로 정한다.

> **시행규칙 제64조의7(의료기관 인증의 공표)**
> 인증원의 장은 법 제58조의7제1항에 따라 다음 각 호의 사항을 인터넷 홈페이지 등에 공표해야 한다.
> 1. 해당 의료기관의 명칭, 종별, 진료과목 등 일반현황
> 2. 인증등급 및 인증의 유효기간
> 3. 인증기준에 따른 평가 결과
> 4. 그 밖에 의료의 질과 환자 안전의 수준을 높이기 위하여 보건복지부장관이 정하는 사항

제58조의8(자료의 제공요청)

① 보건복지부장관은 인증과 관련하여 필요한 경우에는 관계 행정기관, 의료기관, 그 밖의 공공단체 등에 대하여 자료의 제공 및 협조를 요청할 수 있다.

② 제1항에 따른 자료의 제공과 협조를 요청받은 자는 정당한 사유가 없는 한 요청에 따라야 한다.

제58조의9(의료기관 인증의 사후관리)

보건복지부장관은 인증의 실효성을 유지하기 위하여 보건복지부령으로 정하는 바에 따라 인증을 받은 의료기관에 대하여 제58조의3제1항에 따른 인증기준의 충족 여부를 조사할 수 있다.

제58조의10(의료기관 인증의 취소 등)

① 보건복지부장관은 인증을 받은 의료기관이 인증 유효기간 중 다음 각 호의 어느 하나에 해당하는 경우에는 의료기관 인증 또는 조건부인증을 취소하거나 인증마크의 사용정지 또는 시정을 명할 수 있다. 다만, 제1호 및 제2호에 해당하는 경우에는 인증 또는

조건부인증을 취소하여야 한다.

1. 거짓이나 그 밖의 부정한 방법으로 인증 또는 조건부인증을 받은 경우
2. 제64조제1항에 따라 의료기관 개설 허가가 취소되거나 폐쇄명령을 받은 경우
3. 의료기관의 종별 변경 등 인증 또는 조건부인증의 전제나 근거가 되는 중대한 사실이 변경된 경우
4. 제58조의3제1항에 따른 인증기준을 충족하지 못하게 된 경우
5. 인증마크의 사용정지 또는 시정명령을 위반한 경우

② 제1항제1호에 따라 인증이 취소된 의료기관은 인증 또는 조건부인증이 취소된 날부터 1년 이내에 인증 신청을 할 수 없다.

③ 제1항에 따른 의료기관 인증 또는 조건부인증의 취소 및 인증마크의 사용정지 등에 필요한 절차와 처분의 기준 등은 보건복지부령으로 정한다.

시행규칙 제64조의9(의료기관 인증서의 반납)

① 법 제58조의10제1항에 따라 의료기관 인증 또는 조건부인증이 취소된 의료기관의 장은 지체없이 인증서를 인증원의 장에게 반납하고, 인증마크의 사용을 정지해야 한다.

② 법 제58조의10제1항에 따른 의료기관의 인증 또는 조건부인증의 취소 및 인증마크의 사용정지 등에 관한 세부기준은 별표 10과 같다.

제58조의11(의료기관평가인증원의 설립 등)

① 의료기관 인증에 관한 업무와 의료기관을 대상으로 실시하는 각종 평가 업무를 효율적으로 수행하기 위하여 의료기관평가인증원(이하 "인증원"이라 한다)을 설립한다.

② 인증원은 다음 각 호의 업무를 수행한다.

1. 의료기관 인증에 관한 업무로서 제58조제2항에 따라 위탁받은 업무
2. 다른 법률에 따라 의료기관을 대상으로 실시하는 평가 업무로서 보건복지부장관으로부터 위탁받은 업무
3. 그 밖에 이 법 또는 다른 법률에 따라 보건복지부장관으로부터 위탁받은 업무

③ 인증원은 법인으로 하고, 주된 사무소의 소재지에 설립등기를 함으로써 성립한다.

④ 인증원에는 정관으로 정하는 바에 따라 임원과 필요한 직원을 둔다.

⑤ 보건복지부장관은 인증원의 운영 및 사업에 필요한 경비를 예산의 범위에서 지원할 수 있다.

⑥ 인증원은 보건복지부장관의 승인을 받아 의료기관 인증을 신청한 의료기관의 장으로부터 인증에 소요되는 비용을 징수할 수 있다.

⑦ 인증원은 제2항에 따른 업무 수행에 지장이 없는 범위에서 보건복지부령으로 정하는 바에 따라 교육, 컨설팅 등 수익사업을 할 수 있다.

⑧ 인증원에 관하여 이 법 및 「공공기관의 운영에 관한 법률」에서 정하는 사항 외에는 「민법」 중 재단법인에 관한 규정을 준용한다.

시행규칙 제64조의10(인증비용의 승인)
법 제58조의11제6항에 따라 인증원의 장은 의료기관의 종류 및 규모별로 인증에 소요되는 비용을 다음 각 호에 따라 산정하여 보건복지부장관의 승인을 받아야 한다.
1. 조사수당, 여비 등 현지조사에 드는 직접비용
2. 인건비, 기관운영비 등 인증원 운영에 드는 간접비용
3. 그 밖에 의료기관 인증기준을 충족하도록 지원하는 전문가의 진단 및 기술 지원 등에 드는 컨설팅 비용

제59조(지도와 명령)

① 보건복지부장관 또는 시 · 도지사는 보건의료정책을 위하여 필요하거나 국민보건에 중대한 위해(危害)가 발생하거나 발생할 우려가 있으면 의료기관이나 의료인에게 필요한 지도와 명령을 할 수 있다.

② 보건복지부장관, 시 · 도지사 또는 시장 · 군수 · 구청장은 의료인이 정당한 사유 없이 진료를 중단하거나 의료기관 개설자가 집단으로 휴업하거나 폐업하여 환자 진료에 막대한 지장을 초래하거나 초래할 우려가 있다고 인정할 만한 상당한 이유가 있으면 그 의료인이나 의료기관 개설자에게 업무개시 명령을 할 수 있다.

③ 의료인과 의료기관 개설자는 정당한 사유 없이 제2항의 명령을 거부할 수 없다.

제60조(병상 수급계획의 수립 등)

① 보건복지부장관은 병상의 합리적인 공급과 배치에 관한 기본시책을 5년마다 수립하여야 한다.

② 시 · 도지사는 제1항에 따른 기본시책에 따라 지역 실정을 고려하여 특별시 · 광역시 또는 도 단위의 지역별 · 기능별 · 종별 의료기관 병상 수급 및 관리계획을 수립한 후 보건복지부장관에게 제출하여야 한다.

③ 보건복지부장관은 제2항에 따라 제출된 병상 수급 및 관리계획이 제1항에 따른 기본시책에 맞지 아니하는 등 보건복지부령으로 정하는 사유가 있으면 시 · 도지사와 협의하여 보건복지부령으로 정하는 바에 따라 이를 조정하여야 한다.

제60조의2(의료인 수급계획 등)

① 보건복지부장관은 우수한 의료인의 확보와 적절한 공급을 위한 기본시책을 수립하여야 한다.

② 제1항에 따른 기본시책은 「보건의료기본법」 제15조에 따른 보건의료발전계획과 연계하여 수립한다.

제60조의3(간호인력 취업교육센터 설치 및 운영)

① 보건복지부장관은 간호 · 간병통합서비스 제공 · 확대 및 간호인력의 원활한 수급을 위하여 다음 각 호의 업무를 수행하는 간호인력 취업교육센터를 지역별로 설치 · 운영할 수 있다.

1. 지역별, 의료기관별 간호인력 확보에 관한 현황 조사
2. 제7조제1항제1호에 따른 간호학을 전공하는 대학이나 전문대학[구제(舊制) 전문학교와 간호학교를 포함한다] 졸업예정자와 신규 간호인력에 대한 취업교육 지원
3. 간호인력의 지속적인 근무를 위한 경력개발 지원
4. 유휴 및 이직 간호인력의 취업교육 지원
5. 그 밖에 간호인력의 취업교육 지원을 위하여 보건복지부령으로 정하는 사항

② 보건복지부장관은 간호인력 취업교육센터를 효율적으로 운영하기 위하여 그 운영에 관한 업무를 대통령령으로 정하는 절차 · 방식에 따라 관계 전문기관 또는 단체에 위탁할 수 있다.

③ 국가 및 지방자치단체는 제2항에 따라 간호인력 취업교육센터의 운영에 관한 업무를 위탁한 경우에는 그 운영에 드는 비용을 지원할 수 있다.

④ 그 밖에 간호인력 취업교육센터의 운영 등에 필요한 사항은 보건복지부령으로 정한다.

시행령 제31조의6(간호인력 취업교육센터 운영의 위탁)

① 보건복지부장관은 법 제60조의3제2항에 따라 같은 조 제1항에 따른 간호인력 취업교육센터(이하 "간호인력 취업교육센터"라 한다)의 운영을 다음 각 호의 전문기관 또는 단체에 위탁할 수 있다.

1. 법 제28조제1항 또는 제5항에 따른 간호사회 또는 간호사회의 지부
2. 「공공기관의 운영에 관한 법률」 제4조에 따른 공공기관 중 그 설립 목적이 보건의료와 관련되는 공공기관
3. 그 밖에 위탁 업무 수행에 필요한 조직 · 인력 및 전문성 등을 고려하여 보건복지부장관이 고시하는 전문기관 또는 단체

② 보건복지부장관은 법 제60조의3제2항에 따라 간호인력 취업교육센터의 운영을 위탁하려는 경우에는 그 위탁 기준 · 절차 및 방법 등에 관한 사항을 미리 공고하여야 한다.

③ 보건복지부장관은 법 제60조의3제2항에 따라 간호인력 취업교육센터의 운영을 위탁한 경우에는 그 위탁 내용 및 수탁자 등에 관한 사항을 관보에 고시하고, 보건복지부 인터넷 홈페이지에 게시하여야 한다.
④ 법 제60조의3제2항에 따라 간호인력 취업교육센터의 운영을 위탁받은 전문기관 또는 단체는 보건복지부장관이 정하는 바에 따라 사업운영계획, 사업집행현황, 자금운용계획 및 자금집행내역 등에 관한 사항을 보건복지부장관에게 보고하여야 한다.
⑤ 제2항부터 제4항까지의 규정에 따른 위탁 기준 등의 공고, 위탁 내용 등의 고시 또는 위탁 업무의 보고 등에 필요한 세부사항은 보건복지부장관이 정하여 고시한다.

시행규칙 제64조의11 (간호인력 취업교육센터 운영 등)
① 법 제60조의3제1항제5호에서 "보건복지부령으로 정하는 사항"이란 다음 각 호의 사항을 말한다.
1. 간호인력에 대한 취업 상담 및 관련 정보 제공
2. 간호인력의 고용 및 처우에 관한 조사 · 분석 및 연구
3. 간호인력 취업교육 프로그램의 개발 · 운영 및 홍보
4. 의료기관 및 간호대학 등 관련 기관 간 협력체계 구축 · 운영
5. 그 밖에 간호인력의 취업교육 지원을 위하여 보건복지부장관이 특히 필요하다고 인정하는 사항
② 법 제60조의3제4항에 따른 간호인력 취업교육센터의 사업연도는 정부의 회계연도에 따른다.

제61조(보고와 업무 검사 등)

① 보건복지부장관, 시 · 도지사 또는 시장 · 군수 · 구청장은 의료기관 개설자 또는 의료인에게 필요한 사항을 보고하도록 명할 수 있고, 관계 공무원을 시켜 그 업무 상황, 시설 또는 진료기록부 · 조산기록부 · 간호기록부 등 관계 서류를 검사하게 하거나 관계인에게서 진술을 들어 사실을 확인받게 할 수 있다. 이 경우 의료기관 개설자 또는 의료인은 정당한 사유 없이 이를 거부하지 못한다.
② 제1항의 경우에 관계 공무원은 권한을 증명하는 증표 및 조사기간, 조사범위, 조사담당자, 관계 법령 등이 기재된 조사명령서를 지니고 이를 관계인에게 내보여야 한다.
③ 제1항의 보고 및 제2항의 조사명령서에 관한 사항은 보건복지부령으로 정한다.

제61조의2(자료제공의 요청)

① 보건복지부장관은 이 법의 위반 사실을 확인하기 위한 경우 등 소관 업무를 수행하기 위하여 필요한 경우에는 의료인, 의료기관의 장, 「국민건강보험법」에 따른 국민건강보험공단 및 건강보험심사평가원, 그 밖의 관계 행정기관 및 단체 등에 대하여 필요한 자료의 제출이나 의견의 진술 등을 요청할 수 있다.
② 제1항에 따른 자료의 제공 또는 협조를 요청받은 자는 특별한 사유가 없으면 이에 따라야 한다.

제62조(의료기관 회계기준)

① 의료기관 개설자는 의료기관 회계를 투명하게 하도록 노력하여야 한다.

② 보건복지부령으로 정하는 일정 규모 이상의 종합병원 개설자는 회계를 투명하게 하기 위하여 의료기관 회계기준을 지켜야 한다.

③ 제2항에 따른 의료기관 회계기준은 보건복지부령으로 정한다.

제63조(시정 명령 등)

① 보건복지부장관 또는 시장 · 군수 · 구청장은 의료기관이 제15조제1항, 제16조제2항, 제21조제1항 후단 및 같은 조 제2항 · 제3항, 제23조제2항, 제34조제2항, 제35조제2항, 제36조, 제36조의2, 제37조제1항 · 제2항, 제38조제1항 · 제2항, 제38조의2, 제41조부터 제43조까지, 제45조, 제46조, 제47조제1항, 제58조의4제2항 및 제3항, 제62조제2항을 위반한 때, 종합병원 · 상급종합병원 · 전문병원이 각각 제3조의3제1항 · 제3조의4제1항 · 제3조의5제2항에 따른 요건에 해당하지 아니하게 된 때, 의료기관의 장이 제4조제5항을 위반한 때 또는 자율심의기구가 제57조제11항을 위반한 때에는 일정한 기간을 정하여 그 시설 · 장비 등의 전부 또는 일부의 사용을 제한 또는 금지하거나 위반한 사항을 시정하도록 명할 수 있다.

② 보건복지부장관 또는 시장 · 군수 · 구청장은 의료인등이 제56조제2항 · 제3항을 위반한 때에는 다음 각 호의 조치를 명할 수 있다.

1. 위반행위의 중지
2. 위반사실의 공표
3. 정정광고

③ 제2항제2호 · 제3호에 따른 조치에 필요한 사항은 대통령령으로 정한다.

[시행일: 2023. 9. 25.] 제63조

시행령 제31조의7(위반사실의 공표 및 정정광고)

① 보건복지부장관 또는 시장 · 군수 · 구청장은 법 제63조제2항제2호 또는 제3호에 따라 의료인등에 대하여 위반사실의 공표 또는 정정광고를 명할 때에는 다음 각 호의 사항을 고려하여 공표 또는 정정광고의 내용과 횟수 · 크기 · 매체 등을 정하여 명하여야 한다.

1. 위반행위의 내용 및 정도
2. 위반행위의 기간 및 횟수

② 보건복지부장관 또는 시장 · 군수 · 구청장은 제1항에 따라 위반사실의 공표 또는 정정광고를 명할 때에는 법 제57조의2제2항 각 호에 따른 심의위원회와 협의하여 공표 또는 정정광고의 내용과 횟수 · 크기 · 매체 등을 정할 수 있다.

제64조(개설 허가 취소 등)

① 보건복지부장관 또는 시장 · 군수 · 구청장은 의료기관이 다음 각 호의 어느 하나에 해당하면 그 의료업을 1년의 범위에서 정지시키거나 개설 허가의 취소 또는 의료기관 폐쇄를 명할 수 있다. 다만, 제8호에 해당하는 경우에는 의료기관 개설 허가의 취소 또는 의료기관 폐쇄를 명하여야 하며, 의료기관 폐쇄는 제33조제3항과 제35조제1항 본문에 따라 신고한 의료기관에만 명할 수 있다.

1. 개설 신고나 개설 허가를 한 날부터 3개월 이내에 정당한 사유 없이 업무를 시작하지 아니한 때

1의2. 제4조제2항을 위반하여 의료인이 다른 의료인 또는 의료법인 등의 명의로 의료기관을 개설하거나 운영한 때

2. 제27조제5항을 위반하여 무자격자에게 의료행위를 하게 하거나 의료인에게 면허 사항 외의 의료행위를 하게 한 때

3. 제61조에 따른 관계 공무원의 직무 수행을 기피 또는 방해하거나 제59조 또는 제63조에 따른 명령을 위반한 때

4. 제33조제2항제3호부터 제5호까지의 규정에 따른 의료법인 · 비영리법인, 준정부기관 · 지방의료원 또는 한국보훈복지의료공단의 설립허가가 취소되거나 해산된 때

4의2. 제33조제2항을 위반하여 의료기관을 개설한 때

4의3. 제33조제8항을 위반하여 둘 이상의 의료기관을 개설 · 운영한 때

5. 제33조제5항 · 제7항 · 제9항 · 제10항, 제40조, 제40조의2 또는 제56조를 위반한 때. 다만, 의료기관 개설자 본인에게 책임이 없는 사유로 제33조제7항제4호를 위반한 때에는 그러하지 아니하다.

5의2. 정당한 사유 없이 제40조제1항에 따른 폐업 · 휴업 신고를 하지 아니하고 6개월 이상 의료업을 하지 아니한 때

6. 제63조에 따른 시정명령(제4조제5항 위반에 따른 시정명령을 제외한다)을 이행하지 아니한 때

7. 「약사법」 제24조제2항을 위반하여 담합행위를 한 때

8. 의료기관 개설자가 거짓으로 진료비를 청구하여 금고 이상의 형을 선고받고 그 형이 확정된 때

9. 제36조에 따른 준수사항을 위반하여 사람의 생명 또는 신체에 중대한 위해를 발생하게 한 때

② 제1항에 따라 개설 허가를 취소당하거나 폐쇄 명령을 받은 자는 그 취소된 날이나 폐쇄 명령을 받은 날부터 6개월 이내에, 의료업 정지처분을 받은 자는 그 업무 정지기간 중에 각각 의료기관을 개설 · 운영하지 못한다. 다만, 제1항제8호에 따라 의료기관 개설 허가를 취소당하거나 폐쇄 명령을 받은 자는 취소당한 날이나 폐쇄 명령을 받은 날부터 3년 안에는 의료기관을 개설 · 운영하지 못한다.

③ 보건복지부장관 또는 시장 · 군수 · 구청장은 의료기관이 제1항에 따라 그 의료업이 정지되거나 개설 허가의 취소 또는 폐쇄 명령을 받은 경우 해당 의료기관에 입원 중인 환자를 다른 의료기관으로 옮기도록 하는 등 환자의 권익을 보호하기 위하여 필요한 조치를 하여야 한다.

[시행일: 2023. 3. 5.] 제64조

제65조(면허 취소와 재교부)

① 보건복지부장관은 의료인이 다음 각 호의 어느 하나에 해당할 경우에는 그 면허를 취소할 수 있다. 다만, 제1호의 경우에는 면허를 취소하여야 한다.

1. 제8조 각 호의 어느 하나에 해당하게 된 경우
2. 제66조에 따른 자격 정지 처분 기간 중에 의료행위를 하거나 3회 이상 자격 정지 처분을 받은 경우
3. 제11조제1항에 따른 면허 조건을 이행하지 아니한 경우
4. 제4조의3제1항을 위반하여 면허를 대여한 경우
5. 삭제
6. 제4조제6항을 위반하여 사람의 생명 또는 신체에 중대한 위해를 발생하게 한 경우
7. 제27조제5항을 위반하여 사람의 생명 또는 신체에 중대한 위해를 발생하게 할 우려가 있는 수술, 수혈, 전신마취를 의료인 아닌 자에게 하게 하거나 의료인에게 면허 사항 외로 하게 한 경우

② 보건복지부장관은 제1항에 따라 면허가 취소된 자라도 취소의 원인이 된 사유가 없어지거나 개전(改悛)의 정이 뚜렷하다고 인정되면 면허를 재교부할 수 있다. 다만, 제1항제3호에 따라 면허가 취소된 경우에는 취소된 날부터 1년 이내, 제1항제2호에 따라 면허가 취소된 경우에는 취소된 날부터 2년 이내, 제1항제4호 · 제6호 · 제7호 또는 제8조제4호에 따른 사유로 면허가 취소된 경우에는 취소된 날부터 3년 이내에는 재교부하지 못한다.

시행규칙 제6조(면허증 재발급)

① 의료인이 면허증을 잃어버렸거나 면허증이 헐어 못쓰게 되어 재발급 받으려는 경우에는 별지 제5호서식의 신청서(전자문서로 된 신청서를 포함한다)에 다음 각 호의 서류를 첨부하여 보건복지부장관에게 제출하여야 한다.

1. 면허증이 헐어 못쓰게 된 경우에는 그 면허증
2. 사진(신청 전 6개월 이내에 모자 등을 쓰지 않고 촬영한 천연색 상반신 정면사진으로 가로 3.5센티미터, 세로 4.5센티미터의 사진을 말한다) 2장

② 법 제65조제2항에 따라 취소된 면허를 재발급 받으려는 자는 별지 제5호서식의 신청서에 면허취소의 원인이 된 사유가 소멸하거나 개전의 정이 현저하다고 인정될 수 있는 서류와 사진(신청 전 6개월 이내에 모자 등을 쓰지 않고 촬영한 천연색 상반신 정면사진으로 가로 3.5센티미터, 세로 4.5센티미터의 사진을 말한다) 2장을 첨부하여 특별시장 · 광역시장 · 특별자치시장 · 도지사 또는 특별자치도지사(이하 "시 · 도지사"라 한다)를 거쳐 보건복지부장관에게 제출해야 한다.

시행규칙 제17조(의료인의 실태 등의 신고 및 보고)

① 법 제25조제1항 및 영 제11조제1항에 따라 의료인의 실태와 취업상황 등을 신고하려는 사람은 별지 제10호서식의 의료인의 실태 등 신고서를 작성하여 법 제28조에 따른 중앙회(이하 "중앙회"라 한다)의 장(이하 "각 중앙회장"이라 한다)에게 제출하여야 한다.

② 제1항에 따른 신고를 받은 각 중앙회장은 신고인이 제20조에 따른 보수교육(補修敎育)을 이수하였는지 여부를 확인하여야 한다.

③ 각 중앙회장은 제1항에 따른 신고 내용과 결과를 반기별로 보건복지부장관에게 보고하여야 한다. 다만, 법 제66조제4항에 따라 면허의 효력이 정지된 의료인이 제1항에 따른 신고를 한 경우에는 그 내용과 결과를 지체 없이 보건복지부장관에게 보고하여야 한다.

제66조(자격정지 등)

① 보건복지부장관은 의료인이 다음 각 호의 어느 하나에 해당하면 1년의 범위에서 면허자격을 정지시킬 수 있다. 이 경우 의료기술과 관련한 판단이 필요한 사항에 관하여는 관계 전문가의 의견을 들어 결정할 수 있다.

1. 의료인의 품위를 심하게 손상시키는 행위를 한 때
2. 의료기관 개설자가 될 수 없는 자에게 고용되어 의료행위를 한 때

2의2. 제4조제6항을 위반한 때

3. 제17조제1항 및 제2항에 따른 진단서 · 검안서 또는 증명서를 거짓으로 작성하여 내주거나 제22조제1항에 따른 진료기록부등을 거짓으로 작성하거나 고의로 사실과 다르게 추가기재 · 수정한 때
4. 제20조를 위반한 경우
5. 삭제
6. 의료기사가 아닌 자에게 의료기사의 업무를 하게 하거나 의료기사에게 그 업무 범위를 벗어나게 한 때

7. 관련 서류를 위조 · 변조하거나 속임수 등 부정한 방법으로 진료비를 거짓 청구한 때
8. 삭제
9. 제23조의5를 위반하여 경제적 이익등을 제공받은 때
10. 그 밖에 이 법 또는 이 법에 따른 명령을 위반한 때

② 제1항제1호에 따른 행위의 범위는 대통령령으로 정한다.

③ 의료기관은 그 의료기관 개설자가 제1항제7호에 따라 자격정지 처분을 받은 경우에는 그 자격정지 기간 중 의료업을 할 수 없다.

④ 보건복지부장관은 의료인이 제25조에 따른 신고를 하지 아니한 때에는 신고할 때까지 면허의 효력을 정지할 수 있다.

⑤ 제1항제2호를 위반한 의료인이 자진하여 그 사실을 신고한 경우에는 제1항에도 불구하고 보건복지부령으로 정하는 바에 따라 그 처분을 감경하거나 면제할 수 있다.

⑥ 제1항에 따른 자격정지처분은 그 사유가 발생한 날부터 5년(제1항제5호 · 제7호에 따른 자격정지처분의 경우에는 7년으로 한다)이 지나면 하지 못한다. 다만, 그 사유에 대하여 「형사소송법」 제246조에 따른 공소가 제기된 경우에는 공소가 제기된 날부터 해당 사건의 재판이 확정된 날까지의 기간은 시효 기간에 산입하지 아니 한다.

시행령 제32조(의료인의 품위 손상 행위의 범위)

① 법 제66조제2항에 따른 의료인의 품위 손상 행위의 범위는 다음 각 호와 같다.

1. 학문적으로 인정되지 아니하는 진료행위(조산 업무와 간호 업무를 포함한다. 이하 같다)
2. 비도덕적 진료행위
3. 거짓 또는 과대 광고행위

3의2. 「방송법」 제2조제1호에 따른 방송, 「신문 등의 진흥에 관한 법률」 제2조제1호 · 제2호에 따른 신문 · 인터넷신문, 「잡지 등 정기간행물의 진흥에 관한 법률」 제2조제1호에 따른 정기간행물 또는 제24조제1항 각 호의 인터넷 매체[이동통신단말장치에서 사용되는 애플리케이션(Application)을 포함한다]에서 다음 각 목의 건강 · 의학정보(의학, 치의학, 한의학, 조산학 및 간호학의 정보를 말한다. 이하 같다)에 대하여 거짓 또는 과장하여 제공하는 행위

가. 「식품위생법」 제2조제1호에 따른 식품에 대한 건강 · 의학정보
나. 「건강기능식품에 관한 법률」 제3조제1호에 따른 건강기능식품에 대한 건강 · 의학정보
다. 「약사법」 제2조제4호부터 제7호까지의 규정에 따른 의약품, 한약, 한약제제 또는 의약외품에 대한 건강 · 의학정보
라. 「의료기기법」 제2조제1항에 따른 의료기기에 대한 건강 · 의학정보
마. 「화장품법」 제2조제1호부터 제3호까지의 규정에 따른 화장품, 기능성화장품 또는 유기농화장품에 대한 건강 · 의학정보

4. 불필요한 검사 · 투약(投藥) · 수술 등 지나친 진료행위를 하거나 부당하게 많은 진료비를 요구하는 행위

5. 전공의(專攻醫)의 선발 등 직무와 관련하여 부당하게 금품을 수수하는 행위
6. 다른 의료기관을 이용하려는 환자를 영리를 목적으로 자신이 종사하거나 개설한 의료기관으로 유인하거나 유인하게 하는 행위
7. 자신이 처방전을 발급하여 준 환자를 영리를 목적으로 특정 약국에 유치하기 위하여 약국개설자나 약국에 종사하는 자와 담합하는 행위
② 삭제

제66조의2(중앙회의 자격정지 처분 요구 등)

각 중앙회의 장은 의료인이 제66조제1항제1호에 해당하는 경우에는 각 중앙회의 윤리위원회의 심의 · 의결을 거쳐 보건복지부장관에게 자격정지 처분을 요구할 수 있다.

시행령 제11조의3(윤리위원회의 운영 등)
① 윤리위원회는 다음 각 호의 사항을 심의 · 의결한다.
1. 법 제66조의2에 따른 자격정지 처분 요구에 관한 사항
2. 각 중앙회 소속 회원에 대한 자격심사 및 징계에 관한 사항
3. 그 밖에 회원의 윤리 확립을 위해 필요한 사항으로서 각 중앙회의 정관으로 정하는 사항
② 윤리위원회의 회의는 위원장이 필요하다고 인정하는 경우나 각 중앙회의 장 또는 재적위원 3분의 1 이상이 요청하는 경우에 위원장이 소집한다. 이 경우 위원장은 회의 개최 7일 전까지 회의의 일시, 장소 및 안건을 각 위원에게 통보하여야 한다.
③ 윤리위원회의 회의는 재적위원 3분의 2 이상의 출석으로 개의(開議)하고, 출석위원 3분의 2 이상의 찬성으로 의결한다. 다만, 제1항제2호 및 제3호의 사항에 관한 정족수는 각 중앙회의 정관으로 달리 정할 수 있다.
④ 윤리위원회의 위원장은 제1항제1호 및 제2호의 사항에 관하여 심의 · 의결하려는 경우에는 해당 안건의 당사자에게 구술 또는 서면(전자문서를 포함한다)으로 의견을 진술할 기회를 주어야 한다.
⑤ 윤리위원회는 소관 심의 · 의결 사항을 전문적으로 검토하기 위하여 필요한 경우 보건복지부장관이 정하는 기준에 따라 분야별 전문자문단을 구성 · 운영할 수 있다. [신설 2017.3.20]
⑥ 제1항부터 제5항까지에서 규정한 사항 외에 윤리위원회 또는 제5항에 따른 분야별 전문자문단의 운영에 필요한 사항은 각 중앙회의 정관으로 정한다.

시행령 제33조(중앙회의 자격정지 처분 요구)
법 제66조의2에 따른 자격정지 처분 요구는 윤리위원회의 회의개최 일시 및 장소와 자격정지 처분 요구의 이유 및 근거 등을 기재한 서류를 보건복지부장관에게 제출하는 방식으로 한다.

제67조(과징금 처분)

① 보건복지부장관이나 시장 · 군수 · 구청장은 의료기관이 제64조제1항 각 호의 어느 하나에 해당할 때에는 대통령령으로 정하는 바에 따라 의료업 정지 처분을 갈음하여 10억 원 이하의 과징금을 부과할 수 있으며, 이 경우 과징금은 3회까지만 부과할 수 있다. 다만, 동일한 위반행위에 대하여 「표시 · 광고의 공정화에 관한 법률」 제9조에 따른 과징

금 부과처분이 이루어진 경우에는 과징금(의료업 정지 처분을 포함한다)을 감경하여 부과하거나 부과하지 아니할 수 있다.

② 제1항에 따른 과징금을 부과하는 위반 행위의 종류와 정도 등에 따른 과징금의 액수와 그 밖에 필요한 사항은 대통령령으로 정한다.

③ 보건복지부장관이나 시장 · 군수 · 구청장은 제1항에 따른 과징금을 기한 안에 내지 아니한 때에는 지방세 체납처분의 예에 따라 징수한다.

시행령 제43조(과징금의 산정 기준)
법 제67조에 따른 과징금의 금액은 위반행위의 종류와 위반 정도 등을 고려하여 보건복지부령으로 정하는 의료업 정지처분 기준에 따라 별표 1의2의 과징금 산정 기준을 적용하여 산정한다.

시행령 제44조(과징금의 부과 · 징수 절차)
① 보건복지부장관, 시 · 도지사 또는 시장 · 군수 · 구청장은 법 제67조에 따라 과징금을 부과하려면 그 위반행위의 종류와 과징금의 금액을 서면으로 명시하여 이를 낼 것을 통지하여야 한다.
② 과징금의 징수 절차는 보건복지부령으로 정한다.

시행규칙 제79조(과징금의 징수 절차)
영 제44조제2항에 따른 과징금의 징수 절차에 관하여는 「국고금관리법 시행규칙」을 준용한다. 이 경우 납입고지서에는 이의 제기 방법 및 이의 제기 기간을 함께 적어 넣어야 한다.

제68조(행정처분의 기준)

제63조, 제64조제1항, 제65조제1항, 제66조제1항에 따른 행정처분의 세부적인 기준은 보건복지부령으로 정한다.

제69조(의료지도원)

① 제61조에 따른 관계 공무원의 직무를 행하게 하기 위하여 보건복지부, 시 · 도 및 시 · 군 · 구에 의료지도원을 둔다.

② 의료지도원은 보건복지부장관, 시 · 도지사 또는 시장 · 군수 · 구청장이 그 소속 공무원 중에서 임명하되, 자격과 임명 등에 필요한 사항은 보건복지부령으로 정한다.

③ 의료지도원 및 그 밖의 공무원은 직무를 통하여 알게 된 의료기관, 의료인, 환자의 비밀을 누설하지 못한다.

시행규칙 제65조(의료지도원의 자격)
법 제69조제2항에 따라 보건복지부장관, 시 · 도지사 또는 시장 · 군수 · 구청장이 의료지도원을 임명하려는 경우에는 다음 각 호의 어느 하나에 해당하는 자 중에서 하여야 한다.
1. 의료인 면허를 가진 자
2. 의료 관계 업무에 관한 지식과 경험이 풍부한 자

제7장 삭제

제70조 ~제76조 삭제

제8장 보칙

제77조(전문의)

① 의사 · 치과의사 또는 한의사로서 전문의가 되려는 자는 대통령령으로 정하는 수련을 거쳐 보건복지부장관에게 자격 인정을 받아야 한다.

② 제1항에 따라 전문의 자격을 인정받은 자가 아니면 전문과목을 표시하지 못한다. 다만, 보건복지부장관은 의료체계를 효율적으로 운영하기 위하여 전문의 자격을 인정받은 치과의사와 한의사에 대하여 종합병원 · 치과병원 · 한방병원 중 보건복지부령으로 정하는 의료기관에 한하여 전문과목을 표시하도록 할 수 있다.

④ 전문의 자격 인정과 전문과목에 관한 사항은 대통령령으로 정한다.

제78조(전문간호사)

① 보건복지부장관은 간호사에게 간호사 면허 외에 전문간호사 자격을 인정할 수 있다.

② 전문간호사가 되려는 사람은 다음 각 호의 어느 하나에 해당하는 사람으로서 보건복지부장관이 실시하는 전문간호사 자격시험에 합격한 후 보건복지부장관의 자격인정을 받아야 한다.

1. 보건복지부령으로 정하는 전문간호사 교육과정을 이수한 자
2. 보건복지부장관이 인정하는 외국의 해당 분야 전문간호사 자격이 있는 자

③ 전문간호사는 제2항에 따라 자격을 인정받은 해당 분야에서 간호 업무를 수행하여야 한다.

④ 전문간호사의 자격 구분, 자격 기준, 자격 시험, 자격증, 업무 범위, 그 밖에 필요한 사항

은 보건복지부령으로 정한다.

제79조(한지 의료인)

① 이 법이 시행되기 전의 규정에 따라 면허를 받은 한지 의사(限地 醫師), 한지 치과의사 및 한지 한의사는 허가받은 지역에서 의료업무에 종사하는 경우 의료인으로 본다.

② 보건복지부장관은 제1항에 따른 의료인이 허가받은 지역 밖에서 의료행위를 하는 경우에는 그 면허를 취소할 수 있다.

③ 제1항에 따른 의료인의 허가지역 변경, 그 밖에 필요한 사항은 보건복지부령으로 정한다.

④ 한지 의사, 한지 치과의사, 한지 한의사로서 허가받은 지역에서 10년 이상 의료업무에 종사한 경력이 있는 자 또는 이 법 시행 당시 의료업무에 종사하고 있는 자 중 경력이 5년 이상인 자에게는 제5조에도 불구하고 보건복지부령으로 정하는 바에 따라 의사, 치과의사 또는 한의사의 면허를 줄 수 있다.

시행규칙 제75조(한지 의료인의 허가지역 변경)

① 법 제79조제3항에 따라 한지(限地) 의료인이 그 허가지역을 변경하려는 경우에는 그 소재지를 관할하는 시 · 도지사의 허가를 받아야 한다. 다만, 다른 시 · 도로 변경하거나 2개 시 · 도 이상에 걸쳐있는 지역으로 변경하려는 경우에는 보건복지부장관의 허가를 받아야 한다.

② 제1항에 따른 한지 의료인의 허가지역 변경에 관한 허가를 할 때에는 다음 각 호에서 정하는 바에 따라야 한다.

1. 의료취약지인 읍 · 면으로 한정하여 허가하되, 인구 · 교통, 그 밖의 지리적 여건에 따라 그 진료구역을 제한할 수 있다.
2. 허가 대상은 변경 전의 허가지역에서 3년 이상 계속하여 의료기관을 개설하고 의료행위를 한 자로 한정한다. 다만, 허가지역에 같은 업종에 해당하는 다른 의료인이 있거나 벽지(僻地), 오지(奧地) 또는 섬 등 보건복지부장관이 정하는 지역으로 변경하려는 경우에는 그 기간의 제한을 받지 아니한다.

③ 제1항에 따라 허가지역 변경허가를 받으려는 자는 변경 희망지와 그 사유를 적은 신청서에 면허증을 첨부하여 허가관청에 제출하여야 한다.

시행규칙 제77조(한지 의료인의 의사면허 등의 신청)

① 법 제79조제4항에 따라 한지 의료인이 의사, 치과의사 또는 한의사 면허를 받으려는 경우에는 별지 제28호서식의 신청서(전자문서로 된 신청서를 포함한다)에 다음 각 호의 서류(전자문서를 포함한다)를 첨부하여 현재의 근무지 또는 최종 근무지의 관할 시 · 도지사를 거쳐 보건복지부장관에게 제출하여야 한다.

1. 한지 의료인 면허증
2. 법 제79조제4항에 따른 경력을 증명하는 서류 각 1부
3. 법 제8조제1호 본문에 해당하는 자가 아님을 증명하는 의사의 진단서 또는 법 제8조제1호 단서에 해당하는 자임을 증명하는 전문의의 진단서
4. 법 제8조제2호에 해당하는 자가 아님을 증명하는 의사의 진단서
5. 사진(신청 전 6개월 이내에 모자 등을 쓰지 않고 촬영한 천연색 상반신 정면사진으로 가로 3.5센티미터, 세로 4.5센티미터의 사진을 말한다) 5장

② 삭제
③ 제1항의 신청서를 받은 시 · 도지사는 신청인에게 별지 제28호서식의 접수증을 발급하여야 한다.
④ 제1항에 따라 면허증 발급신청을 한 자는 그 신청일부터 면허증을 받는 날까지 제3항의 접수증을 한지 의료인 면허증을 갈음하여 사용할 수 있다.

제80조(간호조무사 자격)

① 간호조무사가 되려는 사람은 다음 각 호의 어느 하나에 해당하는 사람으로서 보건복지부령으로 정하는 교육과정을 이수하고 간호조무사 국가시험에 합격한 후 보건복지부장관의 자격인정을 받아야 한다. 이 경우 자격시험의 제한에 관하여는 제10조를 준용한다.

1. 초 · 중등교육법령에 따른 특성화고등학교의 간호 관련 학과를 졸업한 사람(간호조무사 국가시험 응시일로부터 6개월 이내에 졸업이 예정된 사람을 포함한다)
2. 「초 · 중등교육법」 제2조에 따른 고등학교 졸업자(간호조무사 국가시험 응시일로부터 6개월 이내에 졸업이 예정된 사람을 포함한다) 또는 초 · 중등교육법령에 따라 같은 수준의 학력이 있다고 인정되는 사람(이하 이 조에서 "고등학교 졸업학력 인정자"라 한다)으로서 보건복지부령으로 정하는 국 · 공립 간호조무사양성소의 교육을 이수한 사람
3. 고등학교 졸업학력 인정자로서 평생교육법령에 따른 평생교육시설에서 고등학교 교과 과정에 상응하는 교육과정 중 간호 관련 학과를 졸업한 사람(간호조무사 국가시험 응시일로부터 6개월 이내에 졸업이 예정된 사람을 포함한다)
4. 고등학교 졸업학력 인정자로서 「학원의 설립 · 운영 및 과외교습에 관한 법률」 제2조의2제2항에 따른 학원의 간호조무사 교습과정을 이수한 사람
5. 고등학교 졸업학력 인정자로서 외국의 간호조무사 교육과정(보건복지부장관이 정하여 고시하는 인정기준에 해당하는 교육과정을 말한다)을 이수하고 해당 국가의 간호조무사 자격을 취득한 사람
6. 제7조제1항제1호 또는 제2호에 해당하는 사람

② 제1항제1호부터 제4호까지에 따른 간호조무사 교육훈련기관은 보건복지부장관의 지정 · 평가를 받아야 한다. 이 경우 보건복지부장관은 간호조무사 교육훈련기관의 지정을 위한 평가업무를 대통령령으로 정하는 절차 · 방식에 따라 관계 전문기관에 위탁할 수 있다.

③ 보건복지부장관은 제2항에 따른 간호조무사 교육훈련기관이 거짓이나 그 밖의 부정한 방법으로 지정받는 등 대통령령으로 정하는 사유에 해당하는 경우에는 그 지정을 취소

할 수 있다.

④ 간호조무사는 최초로 자격을 받은 후부터 3년마다 그 실태와 취업상황 등을 보건복지부장관에게 신고하여야 한다.

⑤ 제1항에 따른 간호조무사의 국가시험 · 자격인정, 제2항에 따른 간호조무사 교육훈련기관의 지정 · 평가, 제4항에 따른 자격신고 및 간호조무사의 보수교육 등에 관하여 필요한 사항은 복지부령으로 정한다.

시행령 제40조(간호조무사 교육훈련기관 지정을 위한 평가업무 위탁)

① 보건복지부장관은 법 제80조제2항 후단에 따라 간호조무사 교육훈련기관의 지정을 위한 평가업무를 다음 각 호의 기관에 위탁할 수 있다.
1. 「공공기관의 운영에 관한 법률」 제4조에 따른 공공기관 중 그 설립 목적이 보건의료 또는 인력개발과 관련되는 공공기관
2. 위탁업무 수행에 필요한 조직 · 인력 및 전문성 등을 갖춘 전문기관으로서 보건복지부장관이 정하여 고시하는 기관

② 보건복지부장관은 법 제80조제2항 후단에 따라 간호조무사 교육훈련기관 지정을 위한 평가업무를 위탁하는 경우 위탁 기준 등의 공고, 위탁 내용 등의 고시 또는 위탁 업무의 보고 등에 관하여는 제31조의6제2항부터 제5항까지의 규정을 준용한다.

시행령 제41조(간호조무사 교육훈련기관 지정 취소사유)

법 제80조제3항에서 "거짓이나 그 밖의 부정한 방법으로 지정받는 등 대통령령으로 정하는 사유"란 다음 각 호의 사유를 말한다.
1. 거짓이나 그 밖의 부정한 방법으로 지정받는 경우
2. 간호조무사 교육훈련기관의 지정 기준에 미달하는 경우
3. 정당한 사유 없이 교육훈련 업무를 거부하거나 3개월 이상 교육훈련을 실시하지 아니한 경우
4. 거짓이나 그 밖의 부정한 방법으로 교육훈련 졸업증명서 또는 이수증명서를 발급한 경우
5. 교육과정 및 교육내용이 법령에 위반되거나 교육훈련기관의 지정 목적을 달성하기 어렵다고 인정되는 경우

제80조의2(간호조무사 업무)

① 간호조무사는 제27조에도 불구하고 간호사를 보조하여 제2조제2항제5호가목부터 다목까지의 업무를 수행할 수 있다.

② 제1항에도 불구하고 간호조무사는 제3조제2항에 따른 의원급 의료기관에 한하여 의사, 치과의사, 한의사의 지도하에 환자의 요양을 위한 간호 및 진료의 보조를 수행할 수 있다.

③ 제1항 및 제2항에 따른 구체적인 업무의 범위와 한계에 대하여 필요한 사항은 보건복지부령으로 정한다.

제80조의3(준용규정)

간호조무사에 대하여는 제8조, 제9조, 제12조, 제16조, 제19조, 제20조, 제22조, 제23조, 제

59조제1항, 제61조, 제65조, 제66조, 제68조, 제83조제1항, 제84조, 제85조, 제87조, 제87조의2, 제88조, 제88조의2 및 제91조를 준용하며, 이 경우 "면허"는 "자격"으로, "면허증"은 "자격증"으로 본다.

제81조(의료유사업자)

① 이 법이 시행되기 전의 규정에 따라 자격을 받은 접골사(接骨士), 침사(鍼士), 구사(灸士)(이하 "의료유사업자"라 한다)는 제27조에도 불구하고 각 해당 시술소에서 시술(施術)을 업(業)으로 할 수 있다.

② 의료유사업자에 대하여는 이 법 중 의료인과 의료기관에 관한 규정을 준용한다. 이 경우 "의료인"은 "의료유사업자"로, "면허"는 "자격"으로, "면허증"은 "자격증"으로, "의료기관"은 "시술소"로 한다.

③ 의료유사업자의 시술행위, 시술업무의 한계 및 시술소의 기준 등에 관한 사항은 보건복지부령으로 정한다.

제82조(안마사)

① 안마사는 「장애인복지법」에 따른 시각장애인 중 다음 각 호의 어느 하나에 해당하는 자로서 시 · 도지사에게 자격인정을 받아야 한다.

1. 「초 · 중등교육법」 제2조제5호에 따른 특수학교 중 고등학교에 준한 교육을 하는 학교에서 제4항에 따른 안마사의 업무한계에 따라 물리적 시술에 관한 교육과정을 마친 자
2. 중학교 과정 이상의 교육을 받고 보건복지부장관이 지정하는 안마수련기관에서 2년 이상의 안마수련과정을 마친 자

② 제1항의 안마사는 제27조에도 불구하고 안마업무를 할 수 있다.

③ 안마사에 대하여는 이 법 중 제8조, 제25조, 제28조부터 제32조까지, 제33조제2항제1호 · 제3항 · 제5항 · 제8항 본문, 제36조, 제40조, 제59조제1항, 제61조, 제63조(제36조를 위반한 경우만을 말한다), 제64조부터 제66조까지, 제68조, 제83조, 제84조를 준용한다. 이 경우 "의료인"은 "안마사"로, "면허"는 "자격"으로, "면허증"은 "자격증"으로, "의료기관"은 "안마시술소 또는 안마원"으로, "해당 의료관계단체의 장"은 "안마사회장"으로 한다.

④ 안마사의 업무한계, 안마시술소나 안마원의 시설 기준 등에 관한 사항은 보건복지부령으로 정한다.

제83조(경비 보조등)

① 보건복지부장관 또는 시 · 도지사는 국민보건 향상을 위하여 필요하다고 인정될 때에는

의료인 · 의료기관 · 중앙회 또는 의료 관련 단체에 대하여 시설, 운영 경비, 조사 · 연구 비용의 전부 또는 일부를 보조할 수 있다.

② 보건복지부장관은 다음 각 호의 의료기관이 인증을 신청할 때 예산의 범위에서 인증에 소요되는 비용의 전부 또는 일부를 보조할 수 있다.

1. 제58조의4제2항 및 제3항에 따라 인증을 신청하여야 하는 의료기관
2. 300병상 미만인 의료기관(종합병원은 제외한다) 중 보건복지부장관이 정하는 기준에 해당하는 의료기관

第84조(청문)

보건복지부장관, 시 · 도지사 또는 시장 · 군수 · 구청장은 다음 각 호의 어느 하나에 해당하는 처분을 하려면 청문을 실시하여야 한다.

1. 제23조의2제4항에 따른 인증의 취소
2. 제51조에 따른 설립 허가의 취소
3. 제58조의10에 따른 의료기관 인증 또는 조건부인증의 취소
4. 제63조에 따른 시설 · 장비 등의 사용금지 명령
5. 제64조제1항에 따른 개설허가 취소나 의료기관 폐쇄 명령
6. 제65조제1항에 따른 면허의 취소

第85조(수수료)

① 이 법에 따른 의료인의 면허나 면허증을 재교부 받으려는 자, 국가시험등에 응시하려는 자, 진단용 방사선 발생 장치의 검사를 받으려는 자, 진단용 방사선 발생장치 안전관리 책임자 교육을 받으려는 자는 보건복지부령으로 정하는 바에 따라 수수료를 내야 한다.

② 제9조제2항에 따른 한국보건의료인국가시험원은 제1항에 따라 납부받은 국가시험등의 응시수수료를 보건복지부장관의 승인을 받아 시험 관리에 필요한 경비에 직접 충당할 수 있다.

시행규칙 제7조(수수료 등)
① 의료인의 면허에 관한 수수료는 다음 각 호와 같다.
1. 면허증 발급 수수료 : 2천원
2. 면허증의 갱신 또는 재발급 수수료 : 2천원
3. 등록증명 수수료 : 500원(정보통신망을 이용하여 발급받는 경우 무료)

② 제4조에 따라 면허증을 발급하는 경우에는 제1항제1호의 수수료를 징수하지 아니한다.
③ 국가시험등에 응시하려는 자는 법 제85조제1항에 따라 국가시험등관리기관의 장이 보건복지부장관의 승인을 받아 결정한 수수료를 현금으로 내야 한다. 이 경우 수수료의 금액 및 납부방법 등은 영 제4조제3항에 따라 국가시험등관리기관의 장이 공고한다.
④ 제1항의 수수료는 면허관청이 보건복지부장관인 경우에는 수입인지로 내고, 시 · 도지사인 경우에는 해당 지방자치단체의 수입증지로 내야 한다.
⑤ 제3항 및 제4항에 따른 수수료는 정보통신망을 이용하여 전자화폐나 전자결제 등의 방법으로 낼 수 있다.

제86조(권한의 위임 및 위탁)

① 이 법에 따른 보건복지부장관 또는 시 · 도지사의 권한은 그 일부를 대통령령으로 정하는 바에 따라 질병관리청장, 시 · 도지사 또는 시장 · 군수 · 구청장이나 보건소장에게 위임할 수 있다.

② 보건복지부장관은 이 법에 따른 업무의 일부를 대통령령으로 정하는 바에 따라 관계 전문기관에 위탁할 수 있다.

시행령 제42조(업무의 위탁)
① 보건복지부장관은 법 제86조제2항에 따라 법 제22조제4항에 따른 의학용어와 진료기록부등의 서식 및 세부내용에 관한 표준 마련에 관한 업무를 다음 각 호의 기관에 위탁할 수 있다.
1. 「공공기관의 운영에 관한 법률」 제4조에 따른 공공기관 중 그 설립 목적이 보건의료 또는 보건산업과 관련되는 공공기관
2. 위탁업무 수행에 필요한 조직 · 인력 및 전문성 등을 갖춘 전문기관으로서 보건복지부장관이 정하여 고시하는 기관

② 보건복지부장관은 법 제86조제2항에 따라 법 제23조의2제2항에 따른 전자의무기록시스템의 인증 신청 접수, 인증 결과 통보 및 인증서 발급에 관한 업무와 같은 조 제5항에 따른 전자의무기록시스템의 기술 개발 및 활용 촉진에 관한 업무를 다음 각 호의 기관에 위탁할 수 있다.
1. 「공공기관의 운영에 관한 법률」 제4조에 따른 공공기관 중 그 설립목적이 보건의료 또는 사회보장과 관련되는 공공기관2. 위탁 업무 수행에 필요한 조직 · 인력 및 전문성 등을 고려하여 보건복지부장관이 정하여 고시하는 기관

③ 보건복지부장관은 법 제86조제2항에 따라 법 제45조의2제1항에 따른 비급여진료비용등과 관련된 보고의 접수와 같은 조 제2항에 따른 비급여진료비용등의 현황에 대한 조사 · 분석 및 그 결과 공개에 관한 업무를 다음 각 호의 전문기관에 위탁할 수 있다.
1. 법 제28조에 따른 의사회, 치과의사회 또는 한의사회

2. 「공공기관의 운영에 관한 법률」 제4조에 따른 공공기관 중 그 설립 목적이 보건의료와 관련되는 공공기관
3. 그 밖에 위탁 업무 수행에 필요한 조직 · 인력 및 전문성 등을 고려하여 보건복지부장관이 고시하는 기관

④ 보건복지부장관은 법 제86조제2항에 따라 법 제62조제2항에 따른 의료기관 회계기준의 운영에 관한 업무를 다음 각 호의 기관에 위탁할 수 있다.
1. 「공공기관의 운영에 관한 법률」 제4조에 따른 공공기관 중 그 설립 목적이 보건의료 또는 보건산업과 관련되는 공공기관
2. 위탁업무 수행에 필요한 조직 · 인력 및 전문성 등을 갖춘 전문기관으로서 보건복지부장관이 정하여 고시하는 기관

⑤ 보건복지부장관은 법 제86조제2항에 따라 법 제80조제2항에 따른 간호조무사 교육훈련기관의 지정 신청 접수 및 지정서 발급에 관한 업무를 다음 각 호의 기관에 위탁할 수 있다.
1. 「공공기관의 운영에 관한 법률」 제4조에 따른 공공기관 중 그 설립 목적이 보건의료 또는 인력개발과 관련되는 공공기관
2. 위탁업무 수행에 필요한 조직 · 인력 및 전문성 등을 갖춘 전문기관으로서 보건복지부장관이 정하여 고시하는 기관

⑥ 보건복지부장관은 법 제86조제2항에 따라 법 제80조제4항에 따른 간호조무사 실태 · 취업상황 등에 관한 신고 및 법 제80조제5항에 따른 간호조무사 보수교육에 관한 업무를 다음 각 호의 기관에 위탁할 수 있다.
1. 「공공기관의 운영에 관한 법률」 제4조에 따른 공공기관 중 그 설립 목적이 보건의료 또는 인력개발과 관련되는 공공기관
2. 간호조무사를 구성원으로 하여 설립된 기관으로서 전국적 조직을 갖추고 있는 기관
3. 위탁 업무 수행에 필요한 조직 · 인력 및 전문성 등을 갖춘 전문기관으로서 보건복지부장관이 정하여 고시하는 기관(법 제80조제5항에 따른 간호조무사 보수교육만 해당한다)

⑦ 보건복지부장관이 법 제86조제2항에 따라 제1항부터 제6항까지의 규정에 따른 업무를 위탁하는 경우에 그 위탁 기준 등의 공고, 위탁 내용 등의 고시 또는 위탁 업무의 보고 등에 대해서는 제31조의6제2항부터 제5항까지의 규정을 준용한다.

제86조의2(벌칙 적용에서 공무원 의제)

제57조의2제4항에 따른 심의위원회 위원은 「형법」 제129조부터 제132조까지의 규정을 적용할 때에는 공무원으로 본다.

제86조의3(기록의 보존 · 보관 의무에 대한 면책)

제22조제2항, 제23조제1항 또는 제40조제2항에 따라 보존 · 보관하여야 하는 기록이 천재지변이나 그 밖의 불가항력으로 멸실된 경우에는 해당 기록의 보존 · 보관의무자는 제64조, 제66조 또는 제90조에 따른 책임을 면한다.

[시행일: 2023. 3. 5.] 제86조의3

제9장 벌칙

제87조(벌칙)

제33조제2항을 위반하여 의료기관을 개설하거나 운영하는 자는 10년 이하의 징역이나 1억원 이하의 벌금에 처한다.

제87조의2(벌칙)

① 제12조제3항을 위반한 죄를 범하여 사람을 상해에 이르게 한 경우에는 7년 이하의 징역 또는 1천만원 이상 7천만원 이하의 벌금에 처하고, 중상해에 이르게 한 경우에는 3년 이상 10년 이하의 징역에 처하며, 사망에 이르게 한 경우에는 무기 또는 5년 이상의 징역에 처한다.

② 다음 각 호의 어느 하나에 해당하는 자는 5년 이하의 징역이나 5천만원 이하의 벌금에 처한다.

1. 제4조의3제1항을 위반하여 면허를 대여한 사람

1의2. 제4조의3제2항을 위반하여 면허를 대여받거나 면허 대여를 알선한 사람

2. 제12조제2항 및 제3항, 제18조제3항, 제21조의2제5항 · 제8항, 제23조제3항, 제27조제1항, 제33조제2항(제82조제3항에서 준용하는 경우만을 말한다) · 제8항(제82조제3항에서 준용하는 경우를 포함한다) · 제10항을 위반한 자. 다만, 제12조제3항의 죄는 피해자의 명시한 의사에 반하여 공소를 제기할 수 없다.
3. 제27조제5항을 위반하여 의료인이 아닌 자에게 의료행위를 하게 하거나 의료인에게 면허 사항 외의 의료행위를 하게 한 자
4. 제40조의3제3항을 위반하여 직접 보관한 진료기록부등 외 진료기록보관시스템에 보관된 정보를 열람하는 등 그 내용을 확인한 사람
5. 제40조의3제7항을 위반하여 정당한 접근 권한 없이 또는 허용된 접근 권한을 넘어 진료기록보관시스템에 보관된 정보를 훼손 · 멸실 · 변경 · 위조 · 유출하거나 검색 · 복제한 사람

제87조의2(벌칙)

① 제12조제3항을 위반한 죄를 범하여 사람을 상해에 이르게 한 경우에는 7년 이하의 징

역 또는 1천만원 이상 7천만원 이하의 벌금에 처하고, 중상해에 이르게 한 경우에는 3년 이상 10년 이하의 징역에 처하며, 사망에 이르게 한 경우에는 무기 또는 5년 이상의 징역에 처한다.

② 다음 각 호의 어느 하나에 해당하는 자는 5년 이하의 징역이나 5천만원 이하의 벌금에 처한다.

1. 제4조의3제1항을 위반하여 면허를 대여한 사람

1의2. 제4조의3제2항을 위반하여 면허를 대여받거나 면허 대여를 알선한 사람

2. 제12조제2항 및 제3항, 제18조제3항, 제21조의2제5항 · 제8항, 제23조제3항, 제27조제1항, 제33조제2항(제82조제3항에서 준용하는 경우만을 말한다) · 제8항(제82조제3항에서 준용하는 경우를 포함한다) · 제10항을 위반한 자. 다만, 제12조제3항의 죄는 피해자의 명시한 의사에 반하여 공소를 제기할 수 없다.

3. 제40조의3제3항을 위반하여 직접 보관한 진료기록부등 외 진료기록보관시스템에 보관된 정보를 열람하는 등 그 내용을 확인한 사람

4. 제40조의3제7항을 위반하여 정당한 접근 권한 없이 또는 허용된 접근 권한을 넘어 진료기록보관시스템에 보관된 정보를 훼손 · 멸실 · 변경 · 위조 · 유출하거나 검색 · 복제한 사람

[시행일: 2023. 3. 5.] 제87조의2

제88조(벌칙)

다음 각 호의 어느 하나에 해당하는 자는 3년 이하의 징역이나 3천만원 이하의 벌금에 처한다.

1. 제19조, 제21조제2항(제40조의2제4항에서 준용하는 경우를 포함한다), 제22조제3항, 제27조제3항 · 제4항, 제33조제4항, 제35조제1항 단서, 제38조제3항, 제47조제11항, 제59조제3항, 제64조제2항(제82조제3항에서 준용하는 경우를 포함한다), 제69조제3항을 위반한 자. 다만, 제19조, 제21조제2항(제40조의2제4항에서 준용하는 경우를 포함한다) 또는 제69조제3항을 위반한 자에 대한 공소는 고소가 있어야 한다.

2. 제23조의5를 위반한 자. 이 경우 취득한 경제적 이익 등은 몰수하고, 몰수할 수 없을 때에는 그 가액을 추징한다.

3. 제82조제1항에 따른 안마사의 자격인정을 받지 아니하고 영리를 목적으로 안마를 한 자

[시행일: 2023. 3. 5.] 제88조

제88조의2(벌칙)

다음 각 호의 어느 하나에 해당하는 자는 2년 이하의 징역이나 2천만원 이하의 벌금에 처한다.

1. 제20조를 위반한 자
2. 제38조의2제4항을 위반하여 안전성 확보에 필요한 조치를 하지 아니하여 폐쇄회로 텔레비전으로 촬영한 영상정보를 분실 · 도난 · 유출 · 변조 또는 훼손당한 자
3. 제47조제12항을 위반하여 자율보고를 한 사람에게 불리한 조치를 한 자

[시행일: 2023. 9. 25.] 제88조의2

제89조(벌칙)

다음 각 호의 어느 하나에 해당하는 자는 1년 이하의 징역이나 1천만원 이하의 벌금에 처한다.

1. 제15조제1항, 제17조제1항 · 제2항(제1항 단서 후단과 제2항 단서는 제외한다), 제17조의2제1항 · 제2항(처방전을 교부하거나 발송한 경우만을 말한다), 제23조의2제3항 후단, 제33조제9항, 제56조제1항부터 제3항까지 또는 제58조의6제2항을 위반한 자
2. 정당한 사유 없이 제40조제4항에 따른 권익보호조치를 하지 아니한 자
3. 제51조의2를 위반하여 의료법인의 임원 선임과 관련하여 금품 등을 주고받거나 주고받을 것을 약속한 자
4. 제61조제1항에 따른 검사를 거부 · 방해 또는 기피한 자(제33조제2항 · 제10항 위반 여부에 관한 조사임을 명시한 경우에 한정한다)

제90조(벌칙)

제16조제1항 · 제2항, 제17조제3항 · 제4항, 제17조의2제1항 · 제2항(처방전을 수령한 경우만을 말한다), 제18조제4항, 제21조제1항 후단(제40조의2제4항에서 준용하는 경우를 포함한다), 제21조의2제1항 · 제2항, 제22조제1항 · 제2항(제40조의2제4항에서 준용하는 경우를 포함한다), 제23조제4항, 제26조, 제27조제2항, 제33조제1항 · 제3항(제82조제3항에서 준용하는 경우를 포함한다) · 제5항(허가의 경우만을 말한다), 제35조제1항 본문, 제41조, 제42조제1항, 제48조제3항 · 제4항, 제77조제2항을 위반한 자나 제63조에 따른 시정명령을 위반한 자와 의료기관 개설자가 될 수 없는 자에게 고용되어 의료행위를 한 자는 500만원 이하의 벌금에 처한다.

[시행일: 2023. 3. 5.] 제90조

제90조의2(「형법」상 감경규정에 관한 특례)

음주로 인한 심신장애 상태에서 제12조제3항을 위반하는 죄를 범한 때에는 「형법」 제10조제1항을 적용하지 아니할 수 있다.

제91조(양벌규정)

법인의 대표자나 법인 또는 개인의 대리인, 사용인, 그 밖의 종업원이 그 법인 또는 개인의 업무에 관하여 제87조, 제87조의2, 제88조, 제88조의2, 제89조 또는 제90조의 위반행위를 하면 그 행위자를 벌하는 외에 그 법인 또는 개인에게도 해당 조문의 벌금형을 과(科)한다. 다만, 법인 또는 개인이 그 위반행위를 방지하기 위하여 해당 업무에 관하여 상당한 주의와 감독을 게을리 하지 아니한 경우에는 그러하지 아니하다.

제92조(과태료)

① 다음 각 호의 어느 하나에 해당하는 자에게는 300만원 이하의 과태료를 부과한다.

1. 제16조제3항에 따른 교육을 실시하지 아니한 자

1의2. 제23조의3제1항을 위반하여 진료정보 침해사고를 통지하지 아니한 자

1의3. 제24조의2제1항을 위반하여 환자에게 설명을 하지 아니하거나 서면 동의를 받지 아니한 자

1의4. 제24조의2제4항을 위반하여 환자에게 변경 사유와 내용을 서면으로 알리지 아니한 자

2. 제37조제1항에 따른 신고를 하지 아니하고 진단용 방사선 발생장치를 설치 · 운영한 자

3. 제37조제2항에 따른 안전관리책임자를 선임하지 아니하거나 정기 검사와 측정 또는 방사선 관계 종사자에 대한 피폭관리를 실시하지 아니한 자

4. 삭제

5. 제49조제3항을 위반하여 신고하지 아니한 자

② 다음 각 호의 어느 하나에 해당하는 자에게는 200만원 이하의 과태료를 부과한다.

1. 제21조의2제6항 후단을 위반하여 자료를 제출하지 아니하거나 거짓 자료를 제출한 자

2. 제45조의2제1항을 위반하여 보고를 하지 아니하거나 거짓으로 보고한 자

3. 제45조의2제3항을 위반하여 자료를 제출하지 아니하거나 거짓으로 제출한 자

4. 제61조제1항에 따른 보고를 하지 아니하거나 검사를 거부 · 방해 또는 기피한 자(제89조제4호에 해당하는 경우는 제외한다)

③ 다음 각 호의 어느 하나에 해당하는 자에게는 100만원 이하의 과태료를 부과한다.

1. 제16조제3항에 따른 기록 및 유지를 하지 아니한 자

1의2. 제16조제4항에 따른 변경이나 휴업 · 폐업 또는 재개업을 신고하지 아니한 자

2. 제33조제5항(제82조제3항에서 준용하는 경우를 포함한다)에 따른 변경신고를 하지 아니한 자
2의2. 제37조제3항에 따른 안전관리책임자 교육을 받지 아니한 사람
3. 제40조제1항(제82조제3항에서 준용하는 경우를 포함한다)에 따른 휴업 또는 폐업 신고를 하지 아니한 자
3의2. 제40조의2제1항을 위반하여 진료기록부등을 관할 보건소장에게 넘기지 아니하거나 수량 및 목록 등을 거짓으로 보고한 자
3의3. 제40조의2제2항을 위반하여 변경신고를 하지 아니하거나 거짓으로 변경신고를 한 자
3의4. 제40조의2제2항을 위반하여 진료기록부등의 보존 및 열람을 대행할 책임자를 지정하지 아니하거나 진료기록부등을 관할 보건소장에게 넘기지 아니한 자
3의5. 제40조의2제3항에 따른 준수사항을 위반한 자4. 제42조제3항을 위반하여 의료기관의 명칭 또는 이와 비슷한 명칭을 사용한 자
5. 제43조제5항에 따른 진료과목 표시를 위반한 자
6. 제4조제3항에 따라 환자의 권리 등을 게시하지 아니한 자
7. 제52조의2제6항을 위반하여 대한민국의학한림원 또는 이와 유사한 명칭을 사용한 자
8. 제4조제5항을 위반하여 그 위반행위에 대하여 내려진 제63조에 따른 시정명령을 따르지 아니한 사람

④ 제1항부터 제3항까지의 과태료는 대통령령으로 정하는 바에 따라 보건복지부장관 또는 시장 · 군수 · 구청장이 부과 · 징수한다.

[시행일: 2023. 3. 5.] 제92조

시행령 제45조(과태료의 부과기준)
법 제92조제1항부터 제3항까지의 규정에 따른 과태료의 부과기준은 별표 2와 같다.

제93조 삭제

□ 행정규칙과 별표 기준

◈ 신의료기술평가에 관한 규칙

보건복지부령 제761호

제1조(목적)

이 규칙은 「의료법」 제53조부터 제55조까지의 규정에 따른 신의료기술평가의 대상, 절차와 신의료기술평가위원회의 구성 · 운영 등에 관하여 위임된 사항과 그 시행에 필요한 사항을 규정하는 것을 목적으로 한다.

제2조(신의료기술평가의 대상 등)

① 「의료법」(이하 "법"이라 한다) 제53조에 따른 신의료기술평가의 대상은 다음 각 호와 같다.

1. 안전성 · 유효성이 평가되지 않은 의료기술로서 보건복지부장관이 평가가 필요하다고 인정한 의료기술
2. 제1호에 해당하는 의료기술 중 보건복지부장관이 잠재성의 평가가 필요하다고 인정한 의료기술
3. 신의료기술로 평가받은 의료기술의 사용목적, 사용대상 및 시술방법 등을 변경한 경우로서 보건복지부장관이 평가가 필요하다고 인정한 의료기술

② 보건복지부장관은 제1항에도 불구하고 「의료기기법 시행규칙」 제9조제2항제6호에 따른 임상시험에 관한 자료를 첨부하여 제조허가 또는 수입허가를 받은 의료기기(이하 "특정 의료기기"라 한다)를 사용하는 의료기술로서 다음 각 호의 요건을 모두 충족하는 의료기술(이하 "평가 유예 신의료기술"이라 한다)의 경우에는 그 의료기술을 환자에게 최초로 실시한 날부터 1년이 되는 날까지 신의료기술평가를 유예할 수 있다. 다만, 그 특정 의료기기가 기존의 평가 유예 신의료기술에 사용되는 특정 의료기기와 구조 · 원리 · 성능 · 사용목적 및 사용방법 등이 본질적으로 동등하다고 인정되는 경우 또는 특정 의료기기를 사용한 의료기술에 대하여 이미 신의료기술평가가 실시된 경우에는 그렇지 않다.

1. 제3조제7항에 해당하는 의료기술과 특정 의료기기를 사용하는 의료기술을 비교한 환자를 대상으로 한 임상문헌이 있을 것. 다만, 비교할만한 대체 기술이 없는 의료기술이거나 희귀질환 대상인 의료기술 등 비교연구가 불가능한 경우는 제외한다.

2. 해당 의료기기의 사용목적(대상질환 또는 적응증을 포함한다)이 특정될 것

제3조(신의료기술평가의 절차)

① 제2조에 따라 신의료기술평가 또는 신의료기술평가의 유예를 신청하려는 자는 「국민건강보험 요양급여의 기준에 관한 규칙」 제9조의2제1항에 따른 요양급여대상 · 비급여대상 여부 확인을 거쳐 다음 각 호의 구분에 따라 신청서 및 의견서를 보건복지부장관에게 제출해야 한다. 다만, 신의료기술의 평가를 신청하려는 자가 「의료기기법 시행규칙」 제64조에 따라 식품의약품안전처장 또는 의료기기정보기술센터의 장에게 제9조에 따라 업무를 위탁받은 기관에 제조허가 등에 관한 자료를 제공해줄 것을 요청한 경우로서 요양급여대상 · 비급여대상 여부 확인 신청을 한 경우에는 요양급여대상 · 비급여대상 확인을 거친 것으로 본다.

1. 제2조제1항에 따라 신의료기술평가를 신청하려는 경우: 다음 각 목의 서류
   가. 별지 제1호서식에 따른 신의료기술평가 신청서
   나. 별지 제1호의2서식에 따른 의료기술의 잠재성에 대한 의견서(의료기술의 안전성 · 유효성 · 잠재성의 평가를 신청하려는 경우로 한정한다)
2. 제2조제2항에 따라 신의료기술평가의 유예를 신청하려는 경우: 별지 제2호서식에 따른 신의료기술평가 유예 신청서

② 제1항에 따라 신의료기술평가를 신청하려는 자가 「국민건강보험 요양급여의 기준에 관한 규칙」 제10조제2항 각 호의 구분에 따른 평가신청서 및 해당 서류를 함께 제출하는 경우에는 신의료기술평가의 신청과 요양급여대상 여부의 결정신청을 함께 하는 것으로 본다. 다만, 해당 의료기술이 체외진단 검사 또는 유전자 검사가 아닌 경우에는 제1항제1호의 서류를 제출한 날부터 90일 이내에 「국민건강보험 요양급여의 기준에 관한 규칙」 제10조제2항 각 호의 구분에 따른 평가신청서 및 해당 서류를 제출할 수 있다.

③ 보건복지부장관은 제2항에 따라 제출받은 서류를 지체 없이 건강보험심사평가원의 장에게 송부해야 한다.

④ 보건복지부장관은 제1항에 따른 신청이 없더라도 필요하면 직권으로 신의료기술평가를 할 수 있다.

⑤ 보건복지부장관은 제1항에 따라 신의료기술평가의 유예 신청을 받은 경우에는 제2조제2항의 요건을 충족하는지 여부를 확인하고, 정당한 사유가 없는 한 신청일부터 30일 이내에 신청인과 건강보험심사평가원의 장에게 그 결과를 통보해야 한다. 이 경우 보건복

지부장관은 신청된 의료기술이 제2조제2항의 요건을 모두 충족하는 경우에는 해당 의료기술의 사용목적, 사용대상 및 시술방법 등을 고시해야 한다.

⑥ 보건복지부장관은 제1항에 따른 신의료기술평가 신청을 받거나 제4항에 따른 직권평가의 필요가 있는 의료기술을 평가위원회의 심의에 부쳐야 한다.

⑦ 평가위원회는 제6항에 따라 심의에 부쳐진 의료기술이 「국민건강보험법」 제41조제2항에 따른 요양급여대상 또는 같은 법 제41조제4항에 따른 비급여대상과 같거나 유사하다고 인정되는 경우에는 평가 대상이 아닌 것으로 의결하고 그 결과를 보건복지부장관에게 보고해야 한다.

⑧ 평가위원회는 평가 대상인 신의료기술의 평가방법을 결정하고, 제7조에 따른 분야별 전문평가위원회(이하 "전문위원회"라 한다) 소속 위원으로 소위원회를 구성하여 안전성 · 유효성 및 잠재성에 관한 검토를 하게 해야 한다.

⑨ 제8항에 따라 검토를 한 소위원회는 그 검토결과를 평가위원회에 제출해야 한다.

⑩ 평가위원회는 소위원회로부터 제출받은 신의료기술의 안전성 · 유효성 및 잠재성에 관한 검토내용을 반영하여 심의한 후 평가 대상인 의료기술을 다음 각 호의 구분에 따라 의결하고 그 결과를 보건복지부장관에게 보고해야 한다.

1. 안전성 · 유효성이 있는 의료기술: 안전성 · 유효성이 인정되어 임상에서 사용 가능한 의료기술
2. 제한적 의료기술: 안전성이 인정된 의료기술로서 다음 각 목의 어느 하나에 해당하는 질환 또는 질병의 치료 · 검사를 위하여 신속히 임상에 도입할 필요가 있어 보건복지부장관이 따로 정하여 고시하는 사용기간, 사용목적, 사용대상 및 시술방법 등에 대한 조건을 충족하는 경우에만 임상에서 사용 가능한 의료기술
   가. 대체 의료기술이 없는 질환이나 질병
   나. 희귀질환
   다. 말기 또는 중증 상태의 만성질환
   라. 그 밖에 가목부터 다목까지의 질환 또는 질병과 유사한 것으로서 보건복지부장관이 정하는 질환이나 질병
3. 혁신의료기술: 안전성 · 잠재성이 인정된 의료기술로서 보건복지부장관이 따로 정하여 고시하는 사용기간, 사용목적, 사용대상 및 시술방법 등에 대한 조건을 충족하는 경우에만 임상에서 사용 가능한 의료기술
4. 연구단계 의료기술: 안전성 또는 유효성이 확인되지 아니한 의료기술

⑪ 제1항부터 제10항까지에서 규정한 사항 외에 신의료기술평가의 절차, 방법 및 기준과 소위원회의 구성 · 운영 등에 관하여 필요한 사항은 보건복지부장관이 정하여 고시한다.

제3조의2(신의료기술평가 절차에 관한 특례)

① 제2조제1항에 따른 신의료기술평가를 받으려는 자가 다음 각 호의 요건을 모두 충족하는 경우에는 제3조제1항에도 불구하고 「의료기기법」 제6조제2항 · 제7조제1항 · 제12조제1항(제15조제6항에서 준용하는 경우를 포함한다) 및 제15조제2항에 따른 의료기기의 제조허가, 조건부 제조허가 및 제조변경허가(이하 이 조에서 "제조허가등"이라 한다) 또는 수입허가, 조건부 수입허가 및 수입변경허가(이하 이 조에서 "수입허가등"이라 한다)의 신청과 함께 신의료기술평가를 신청할 수 있다. 이 경우 「국민건강보험 요양급여의 기준에 관한 규칙」 제9조의2제1항 단서에 따라 요양급여대상 또는 비급여대상 여부의 확인 신청도 함께 하여야 한다.

1. 제조허가 등 또는 수입허가 등을 받으려는 의료기기를 사용하는 의료기술에 대한 평가일 것
2. 제조허가등 또는 수입허가 등을 받으려는 의료기기의 사용목적과 신의료기술평가를 받으려는 의료기술의 사용목적이 서로 동일할 것

② 제1항 전단에 따라 신의료기술평가를 신청하려는 자는 별지 제1호서식의 신의료기술평가 신청서를 식품의약품안전처장을 거쳐 보건복지부장관에게 제출하여야 한다.

③ 보건복지부장관은 제2항에 따라 별지 제1호서식의 신의료기술평가 신청서를 제출받은 때에는 7일 이내에 해당 신의료기술평가 신청이 제1항 각 호의 요건에 적합한 지를 검토한 후 다음 각 호의 구분에 따라 처리하여야 한다.

1. 제1항 각 호의 요건에 적합한 경우 : 평가위원회의 심의에 부칠 것
2. 제1항 각 호의 요건에 적합하지 아니한 경우 : 식품의약품안전처장을 거쳐 신청인에게 반려할 것

④ 보건복지부장관은 제3항제1호에 따라 평가위원회의 심의에 부쳐진 의료기술의 평가를 위하여 필요하다고 인정하는 경우에는 식품의약품안전처장에게 관련 자료 또는 의견의 제출을 요청할 수 있다.

⑤ 제3항제1호에 따라 평가위원회의 심의에 부쳐진 의료기술의 평가절차, 평가방법 및 평가기준 등에 관하여는 제3조제7항부터 제11항까지의 규정을 준용한다.

제3조의3(평가 유예 신의료기술의 부작용 관리)

① 특정 의료기기의 제조업자, 수입업자, 수리업자, 판매업자, 임대업자 및 의료기관 개설

자는 제2조제2항에 따라 신의료기술평가 대상에서 유예되어 신의료기술평가가 종료되는 시점까지 해당 평가 유예 신의료기술을 실시하여 사망 또는 인체에 심각한 부작용이 발생하였거나 발생할 우려가 있음을 인지한 경우에는 보건복지부장관이 고시하는 바에 따라 보건복지부장관에게 즉시 보고하고 그 기록을 유지하여야 한다. 이 경우 보건복지부장관은 식품의약품안전처장에게 그 평가 유예 신의료기술에 사용된 특정 의료기기에 관하여 「의료기기법」 제31조에 따라 보고받은 자료의 제출 등 협조를 요청할 수 있다.

② 보건복지부장관은 제1항에 따라 보고를 받은 경우에는 평가 유예 신의료기술에 대하여 안전성의 위해수준을 검토하도록 평가위원회에 요청할 수 있다.

③ 평가위원회는 제2항에 따라 요청을 받은 경우 평가 유예 신의료기술에 대하여 안전성의 위해수준을 검토하고, 그 위해수준이 높다고 판단될 때에는 신의료기술평가의 유예를 중단하고 그 결과를 건강보험심사평가원의 장에게 통보하여야 한다.

④ 보건복지부장관은 제1항에 따른 부작용 보고 사유가 있었음에도 불구하고 보고가 이루어지지 않았음이 확인된 경우에는 제2조제2항에 따른 신의료기술평가의 유예를 중단할 수 있다.

제3조의4(평가 유예 신의료기술의 평가 절차)

① 특정 의료기기의 제조업자 · 수입업자는 제2조제2항에 따라 신의료기술평가가 유예된 경우 평가 유예 신의료기술을 환자에게 최초로 실시한 날부터 1년 이내에 법 제53조에 따라 신의료기술평가를 신청하여야 한다.

② 보건복지부장관은 특정 의료기기의 제조업자 · 수입업자가 제1항에 따라 신의료기술평가를 신청하지 않는 경우에는 제3조제4항에 따라 직권으로 신의료기술평가를 할 수 있다.

제4조(평가결과의 통보 등)

① 보건복지부장관은 제3조제1항, 제3조의2제2항 및 제3조의4제1항에 따른 신청서를 접수한 날부터 90일 이내에 해당 의료기술의 평가 대상 여부를 신청인에게 통보하여야 한다.

② 보건복지부장관은 해당 의료기술이 평가 대상인 경우 신청서를 접수한 날부터 250일(해당 의료기술이 체외진단 검사 또는 유전자 검사인 경우에는 140일) 이내에 해당 의료기술의 안전성 · 유효성 및 잠재성에 대한 평가결과를 신청인(제3조의2제2항의 신청에 대한 평가결과의 경우에는 식품의약품안전처장을 거쳐야 한다)과 건강보험심사평가원의 장에게 통보하여야 하고, 해당 의료기술의 안전성 · 유효성에 대한 평가결과, 사용기간, 사용목적, 사용대상 및 시술방법 등을 고시해야 한다.

③ 제2항에 따른 체외진단 검사 또는 유전자 검사의 평가결과 통보 기간에도 불구하고 추가적 검토를 필요로 하는 등 불가피한 사유가 있는 때에는 한 차례만 110일의 범위에서 그 통보 기간을 연장할 수 있다. 이 경우 보건복지부장관은 그 연장사유 및 연장기간 등을 신청인(제3조의2제2항에 따른 신청의 경우에는 식품의약품안전처장을 거쳐야 한다)에게 미리 알려야 한다.

제5조(자료요청 등)

평가위원회 또는 소위원회는 심의에 필요하면 관련 전문학회나 단체 등에게 평가에 필요한 자료를 요청하거나 관계 전문가 등을 위원회에 출석시켜 의견을 들을 수 있다.

제6조(신의료기술평가위원회)

① 평가위원회는 다음 각 호의 사항을 심의한다.

1. 의료기술이 제2조에 따른 신의료기술평가 대상에 해당하는지의 여부
2. 신의료기술의 평가방법에 관한 사항
3. 신의료기술의 안전성 · 유효성 및 잠재성에 관한 소위원회의 검토결과
4. 평가 절차 및 기준의 변경에 관한 사항
5. 평가결과의 활용에 관한 사항
6. 제한적 의료기술 또는 혁신의료기술의 선정, 운영 등에 관한 소위원회의 검토 결과
7. 그 밖에 보건복지부장관 또는 위원장이 심의에 부치는 사항

② 부위원장은 위원 중에서 호선하고, 위원장이 부득이한 사유로 직무를 수행할 수 없는 경우에는 그 직무를 대행한다.

③ 위원회의 사무를 처리하기 위하여 간사 1인을 두되, 보건복지부장관이 소속 공무원 중에서 임명한다.

④ 위원회의 회의는 재적위원 3분의 1이상의 요구가 있거나 보건복지부장관 또는 위원장이 필요하다고 인정하는 경우 위원장이 소집한다.

⑤ 위원회의 회의는 재적위원 과반수의 출석으로 열리고 출석위원 과반수의 찬성으로 의결한다.

⑥ 제1항부터 제5항까지 규정된 것 외에 위원회의 심의 · 운영에 관하여 필요한 사항은 위원회의 심의를 거쳐 위원장이 정한다.

제7조(분야별 전문평가위원회)

① 법 제54조제6항에 따른 전문위원회의 분야는 다음 각 호와 같다.

1. 내과계 의료전문위원회
2. 외과계 의료전문위원회
3. 내 · 외과계외 의료전문위원회
4. 치과의료전문위원회
5. 한방의료전문위원회

② 제1항 각 호의 각 전문위원회는 20명 이상의 위원으로 구성한다.

③ 보건복지부장관은 관련 단체, 학회 또는 평가위원회가 추천한 자 중에서 해당 분야의 전문지식 또는 임상경험이 풍부한 자를 전문위원회 위원으로 임명 또는 위촉한다.

④ 전문위원회 위원의 임기는 3년으로 하고, 연임할 수 있다.

⑤ 제1항부터 제4항까지에 규정된 것 외에 전문위원회의 운영에 필요한 사항은 평가위원회의 심의를 거쳐 평가위원회 위원장이 정한다.

제8조(위원의 제척 · 회피)

① 평가위원회 위원 또는 소위원회 위원(이하 이 조에서 "위원"이라 한다)이 다음 각 호의 어느 하나에 해당하는 경우에는 평가위원회의 심의 · 의결과 소위원회의 검토에서 제척(除斥)된다.

1. 위원 또는 그 배우자나 배우자였던 사람이 해당 안건의 당사자(당사자가 법인 · 단체 등인 경우에는 그 임원을 포함한다)이거나 그 안건의 당사자와 공동권리자 또는 공동의무자인 경우
2. 위원이 해당 안건의 당사자와 가족관계에 있는 경우
3. 위원이 해당 안건에 대하여 자문업무, 연구, 용역 또는 감정 등을 수행하고 현금이나 물품 등의 보수를 받은 경우
4. 위원이나 위원이 속한 법인이 해당 안건의 당사자의 대리인이거나 대리인이었던 경우
5. 그 밖에 해당 안건의 관련자와 개인적, 경제적 이해관계 등으로 공정하고 객관적인 심의 · 의결이 어려운 경우

② 위원은 제1항 각 호에 따른 제척 사유에 해당하는 경우에는 스스로 해당 안건의 심의 · 의결에서 회피(回避)하여야 한다.

③ 제1항 및 제2항에 따른 제척사유에 해당하여 회피를 신청하는 위원은 별지 제3호서식의 회피 신청(확인)서를 평가위원회 위원장에게 제출하여야 한다.

제8조의2(관련 내용 누설 등 금지)

① 평가위원회 위원과 소위원회 위원은 상정 안건에 대한 심의 등과 관련하여 알게 된 내용을 타인에게 누설하지 아니하여야 한다.

② 평가위원회 위원과 소위원회 위원은 최초로 참석하는 회의 전까지 별지 제4호서식의 서약서를 평가위원회 위원장에게 제출하여야 한다.

제8조의3(위원의 해촉)

보건복지부장관은 평가위원회 위원 또는 소위원회 위원이 다음 각 호의 어느 하나에 해당하는 경우에는 해당 위원을 해촉할 수 있다.

1. 제8조제1항 각 호에 따른 제척사유가 있음을 알면서 이를 회피하지 아니한 경우
2. 제8조의2제1항을 위반하여 관련 내용을 누설한 경우
3. 그 밖에 공정한 평가 수행에 현저한 지장을 초래한다고 평가위원회에서 의결한 경우

제9조(업무의 위탁)

보건복지부장관은 법 제55조에 따라 자료의 수집 · 조사 등 평가에 수반되는 업무를 다음 각 호의 기관에 위탁할 수 있다.

1. 「보건의료기술 진흥법」 제19조에 따른 한국보건의료연구원
2. 정부가 설립하거나 운영비용의 전부 또는 일부를 지원하는 비영리법인
3. 그 밖에 신의료기술평가에 관한 전문인력과 능력을 갖춘 비영리법인

부 칙[2020.11.10 제761호]

이 규칙은 공포한 날부터 시행한다.

◈ 의료기관세탁물 관리규칙

보건복지부령 제822호

제1조(목적)

이 규칙은 「의료법」 제16조 제2항 및 제3항에 따라 의료기관(병상을 갖춘 의료기관을 말한다. 이하 같다)에서 발생하는 세탁물의 처리 방법, 의료기관세탁물 처리업의 신고, 그 밖에 세탁물의 관리에 관하여 필요한 사항을 규정함을 목적으로 한다.

제2조(정의)

이 규칙에서 사용하는 용어의 뜻은 다음과 같다.

1. "의료기관세탁물"이란 의료기관에 종사하는 자와 진료받는 환자가 사용하는 것으로서 세탁 과정을 거쳐 재사용할 수 있는 다음 각 목의 세탁물(이하 "세탁물"이라 한다)을 말한다.
   가. 침구류 : 이불, 담요, 시트, 베개, 베갯잇 등
   나. 의류 : 환자복, 신생아복, 근무복(수술복, 가운 등 환자와 접촉하는 의료기관 종사자가 근무 중 착용하는 의류를 말한다) 등
   다. 기타 : 수술포, 기계포, 마스크, 모자, 수건, 기저귀, 커텐, 씌우개류, 수거자루 등
   라. 삭제 〈2021. 8. 11.〉
2. "오염세탁물"이란 세탁물 중 전염성 물질에 오염되었거나 오염될 우려가 있는 다음 각 목의 세탁물을 말한다.
   가. 「감염병의 예방 및 관리에 관한 법률」에 따른 감염병환자가 사용한 세탁물과 감염성 병원균에 오염될 우려가 있는 세탁물
   나. 환자의 피 · 고름 · 배설물 · 분비물 등에 오염된 세탁물
   다. 동물실험 시 감염증에 걸린 동물의 배설물 또는 분비물에 오염된 세탁물
   라. 그 밖에 감염성 병원균에 오염된 세탁물
3. "기타세탁물"이란 세탁물 중 오염세탁물 외의 세탁물을 말한다.
4. "일반세탁물"이란 의료기관세탁물 외의 세탁물을 말한다.

제3조(세탁물의 보관 및 운반 기준)

의료기관과 시장 · 군수 · 구청장(자치구의 구청장을 말한다. 이하 같다)에게 의료기관세탁물 처리업 신고를 한 자(이하 "처리업자"라 한다)는 별표 1의 세탁물의 보관 및 운반 기준에 따라 세탁물을 보관하고 운반하여야 한다.

제4조(세탁물의 처리)

① 의료기관은 다음 각 호의 어느 하나의 방법으로 세탁물을 처리하여야 한다.
  1. 제6조 제1항의 시설 기준에 맞는 세탁물 처리시설에서 자체 처리
  2. 처리업자에게 위탁 처리

② 처리업자는 제1항제2호에 따라 의료기관으로부터 위탁받은 세탁물을 재위탁하여서는 아니 된다. 다만, 정전 · 단수 · 기계고장 등의 사유로 위탁받은 세탁물을 기한까지 처리

할 수 없는 경우에는 시장 · 군수 · 구청장에게 신고한 후 다른 처리업자에게 재위탁하여 처리할 수 있다.

③ 의료기관과 처리업자는 오염세탁물을 「감염병의 예방 및 관리에 관한 법률 시행규칙」 별표 6에 따른 증기소독, 끓는물 소독 또는 약물소독 방법으로 소독한 후 세탁하여야 한다.

④ 의료기관과 처리업자는 별표 2의 세탁물의 처리 기준에 따라 세탁물을 처리하여야 한다.

제5조(세탁금지 세탁물)

의료기관은 다음 각 호의 세탁물을 재사용의 목적으로 세탁하거나 처리업자에게 처리를 위탁해서는 안 된다.

1. 피 · 고름이 묻은 붕대 및 거즈
2. 마스크 · 수술포 등 일회용 제품류
3. 바이러스성 출혈열(에볼라바이러스병, 마버그열, 라싸열, 크리미안콩고출혈열, 남아메리카출혈열 및 리프트밸리열의 경우만 해당한다) 환자의 혈액이나 체액으로 오염된 세탁물
4. 크로이츠펠트-야콥병(CJD) 및 변종크로이츠펠트-야콥병(vCJD) 확진 또는 의심환자의 중추신경계 조직으로 오염된 세탁물

제6조(시설 기준)

① 의료기관은 세탁물을 처리업자에게 전량 위탁하여 처리할 경우 외에는 별표 3의 의료기관의 세탁물 처리시설 및 장비 기준에 맞는 세탁물 처리시설과 장비를 갖추어야 한다.

② 처리업자는 별표 4의 세탁물 처리업자의 시설 및 장비 기준에 맞는 세탁물 처리시설과 장비를 갖추어야 한다.

제7조(처리업의 신고 등)

① 의료기관세탁물 처리업을 하려는 자는 별지 제1호서식의 의료기관세탁물 처리업 신고서에 다음 각 호의 서류를 첨부하여 시장 · 군수 · 구청장에게 제출하여야 한다.

1. 별표 4에 따른 시설 및 장비 명세서
2. 작업장 평면도(기계 · 기구의 배치 내용을 포함한다)

② 시장 · 군수 · 구청장은 제1항에 따른 신고를 받은 경우에는 7일 이내에 신고내용을 확인한 후 별지 제2호서식의 의료기관세탁물 처리업 신고증명서를 그 신고인에게 발급하여야 한다.

③ 제1항에 따라 처리업자로 신고를 한 자가 그 신고사항 중 다음 각 호의 사항을 변경하려는 경우에는 별지 제1호서식의 의료기관세탁물 처리업 변경신고서에 의료기관세탁물 처리업 신고증명서와 변경사항을 확인할 수 있는 서류를 첨부하여 시장 · 군수 · 구청장에게 제출하여야 한다. 〈개정 2010. 2. 1.〉

1. 대표자 또는 상호
2. 시설 및 장비에 관한 사항 중 다음 각 목의 사항
   가. 작업장 면적의 증감
   나. 중요 세탁기기의 증감
   다. 소독시설의 변경
3. 영업장 소재지

④ 제3항에 따른 신고를 받은 시장 · 군수 · 구청장은 이를 확인하고 그 내용을 별지 제2호서식의 의료기관세탁물 처리업 신고증명서의 뒷면에 적어야 한다.

⑤ 제1항에 따라 처리업자로 신고한 자가 그 영업을 휴업 · 재개업 · 폐업하려는 경우에는 별지 제2호의2서식의 신고서를 시장 · 군수 · 구청장에게 제출하여야 한다.

제8조(감염 예방 교육)

① 의료기관과 처리업자는 세탁물 처리업무에 종사하는 사람에게 연 4시간 이상 다음 각 호의 내용이 포함된 감염 예방에 관한 교육(인터넷 교육 등을 포함한다)을 해야 한다.

1. 손 위생 방법
2. 개인보호장비의 사용방법
3. 세탁물 취급 시 주의사항
4. 소독약품 사용 시 주의사항
5. 세탁물 처리시설 및 장비의 위생관리 방법

② 의료기관과 처리업자는 제1항에 따라 감염 예방에 관한 교육을 하였을 때에는 그 결과를 기록 · 유지하여야 한다.

③ 의료기관과 처리업자가 제1항에 따른 교육을 할 수 없다고 인정할 때에는 시장 · 군수 · 구청장은 보건소장이나 관련 단체로 하여금 그 교육을 하게 할 수 있다.

제9조(세탁물 처리실적 제출)

의료기관이나 처리업자는 별지 제3호서식의 의료기관세탁물 처리실적보고서나 별지 제4호서식의 세탁물 처리업자 세탁물 처리실적 보고서를 매년 1 월20일까지 시장 · 군수 · 구청

장에게 각각 제출하여야 한다.

제10조(대장의 작성 · 비치)

① 의료기관은 다음 각 호의 어느 하나의 서류를 작성하여 갖추어 두어야 한다.

1. 별지 제5호서식의 세탁물 자체처리대장
2. 별지 제6호서식의 세탁물 위탁처리대장

② 처리업자는 별지 제7호서식의 세탁물 수탁처리대장을 갖추어 두어야 한다.

③ 제1항과 제2항의 서류는 3년간 보존하여야 한다.

제11조(지도 및 보고)

시장 · 군수 · 구청장은 세탁물을 위생적으로 관리하기 위하여 필요하다고 인정하면 의료기관이나 처리업자에 대하여 필요한 보고를 하게 하거나 관계 공무원으로 하여금 지도 · 점검하게 할 수 있다.

제12조(규제의 재검토)

① 보건복지부장관은 제8조에 따른 감염 예방 교육에 대하여 2014년 1월 1일을 기준으로 3년마다(매 3년이 되는 해의 1월 1일 전까지를 말한다) 그 타당성을 검토하여 개선 등의 조치를 하여야 한다.

② 보건복지부장관은 다음 각 호의 사항에 대하여 다음 각 호의 기준일을 기준으로 2년마다(매 2년이 되는 해의 기준일과 같은 날 전까지를 말한다) 그 타당성을 검토하여 개선 등의 조치를 하여야 한다.

1. 제5조에 따른 세탁금지 세탁물: 2015년 1월 1일
2. 제6조 및 별표 3에 따른 시설 기준: 2015년 1월 1일

부칙 〈보건복지부령 제822호, 2021. 8. 11.〉

제1조(시행일)

이 규칙은 공포한 날부터 시행한다.

제2조(감염 예방 교육에 관한 경과조치)

이 규칙 시행 전에 종전의 제8조제1항에 따라 감염 예방에 관한 교육을 실시한 의료기관과 처리업자는 제8조제1항의 개정규정에 따라 감염 예방에 관한 교육을 실시한 것으로 본다

◈ 전문병원의 지정 및 평가 등에 관한 규칙

보건복지부령 제728호

제1조(목적)

이 규칙은 「의료법」 제3조의5에 따라 전문병원의 지정 · 재지정의 기준 · 절차 및 평가 업무의 위탁 절차 등에 관한 사항을 정하는 것을 목적으로 한다.

제2조(전문병원의 지정 기준)

① 「의료법」(이하 "법"이라 한다) 제3조의5제1항에 따른 전문병원의 지정 기준은 다음 각 호의 구분과 같다.

1. 한방병원을 제외한 병원급 의료기관의 전문병원 지정 기준: 별표 1
2. 한방병원의 전문병원 지정 기준: 별표 2

② 제1항제1호에도 불구하고 다음 각 호의 구분에 따라 그 지정 기준을 완화하여 적용할 수 있다. 다만, 제1호 및 제2호에 따른 별표 1 제4호가목의 지정 기준의 완화를 중복하여 적용하지 아니한다.

1. 보건복지부장관이 정하여 고시하는 특정 지역에서의 전문병원 지정의 경우: 별표 1 제2호가목, 제4호가목 및 제5호에 따른 지정 기준의 30퍼센트 범위 내 완화
2. 보건복지부장관이 정하여 고시하는 특정 질환 또는 특정 진료과목 전문병원 지정의 경우: 별표 1 제4호가목에 따른 지정 기준의 30퍼센트 범위 내 완화

제3조(전문병원의 지정 절차)

① 보건복지부장관은 법 제3조의5제1항에 따라 전문병원을 지정하려는 경우에는 지정 예정일 6개월 전에 지정계획을 공고하여야 한다.

② 법 제3조의5제1항에 따라 전문병원으로 지정 받으려는 병원급 의료기관의 장은 별지 제1호서식의 전문병원 지정신청서에 다음 각 호의 서류를 첨부하여 제1항에 따른 전문병원 지정계획 공고일부터 15일 이내에 보건복지부장관에게 제출하여야 한다. 다만, 제4호의 서류는 전문병원 지정계획 공고일부터 6개월 이내에 따로 제출할 수 있다.

1. 별지 제2호서식의 시설 현황
2. 별지 제3호서식의 인력 현황
3. 별지 제4호서식의 전문병원 운영계획서

4. 「의료법 시행규칙」 제64조의5에 따른 의료기관 인증서 사본

③ 보건복지부장관은 제2항에 따라 전문병원 지정신청서를 제출한 의료기관에 대하여 제2조에 따른 지정 기준의 충족 여부에 대한 평가를 실시하여야 한다.

④ 보건복지부장관은 제3항에 따른 평가 결과 그 지정 기준을 충족한 의료기관을 대상으로 별표 1 제1호, 제2호, 제4호 및 제6호 또는 별표 2 제1호, 제2호, 제4호 및 제6호에 따른 지정 기준에 대한 상대평가를 실시하고, 그 평가 결과 등에 관하여 제5조에 따른 전문병원심의위원회의 심의를 거쳐 전문병원으로 지정할 수 있다.

⑤ 보건복지부장관은 제3항 및 제4항에 따른 지정 기준에 대한 평가와 상대평가 내용의 사실 여부를 확인하기 위하여 현지조사를 실시할 수 있다.

⑥ 보건복지부장관이 제4항에 따라 전문병원을 지정하였을 때에는 별지 제5호서식의 전문병원 지정서를 신청인에게 발급하여야 한다.

⑦ 제1항부터 제6항까지에서 규정한 사항 외에 전문병원의 지정에 필요한 세부 사항은 보건복지부장관이 정하여 고시한다.

제4조(전문병원의 재지정)

법 제3조의5제4항에 따른 전문병원의 재지정 기준 및 절차에 관하여는 제2조 및 제3조를 준용한다. 이 경우 "지정"은 "재지정"으로 본다.

제5조(전문병원심의위원회)

① 다음 각 호의 사항을 심의하기 위하여 보건복지부장관 소속으로 전문병원심의위원회(이하 "위원회"라 한다)를 둔다.

1. 전문병원의 지정 및 재지정에 관한 사항
2. 그 밖에 전문병원에 관한 주요 시책으로서 보건복지부장관이 심의에 부치는 사항

② 위원회는 위원장 1명을 포함한 11명 이내의 위원으로 구성한다.

③ 위원회의 위원장은 보건복지부 소속 고위공무원단에 속하는 공무원 중에서 보건복지부장관이 지명하고, 위원은 다음 각 호의 사람 중에서 보건복지부장관이 임명 또는 위촉한다.

1. 보건의료 수요자를 대표하는 사람
2. 보건의료 공급자를 대표하는 사람
3. 보건복지부 소속 3급 또는 4급 공무원
4. 보건의료에 관한 학식과 경험이 풍부한 사람

④ 제1항부터 제3항까지에서 규정한 사항 외에 위원회의 구성 및 운영에 필요한 사항은 보건복지부장관이 정하여 고시한다.

제6조(전문병원의 지정 취소)

① 보건복지부장관은 전문병원으로 지정받은 자가 다음 각 호의 어느 하나에 해당하면 그 지정을 취소할 수 있다.

1. 거짓이나 그 밖의 부정한 방법으로 지정을 받은 경우
2. 전문병원 지정을 받은 자가 전문병원의 지정 취소를 희망하여 제3조제6항에 따른 전문병원 지정서를 반납한 경우
3. 법 제3조의5제4항에 따른 재평가 시 제2조에 따른 지정 기준을 충족하지 못하는 경우

② 의료기관의 장은 제1항제1호 또는 제3호에 따라 그 지정이 취소된 경우에는 전문병원 지정서를 즉시 보건복지부장관에게 반납하여야 한다.

제7조(평가업무의 위탁)

① 보건복지부장관은 법 제3조의5제6항에 따라 제3조제3항 및 제4항에 따른 평가 및 제5항에 따른 현지조사 업무를 다음 각 호의 기관 또는 단체 중 보건복지부장관이 지정한 기관에 위탁할 수 있다.

1. 「국민건강보험법」 제62조에 따른 건강보험심사평가원
2. 정부가 설립하거나 정부가 운영비용의 전부 또는 일부를 지원하는 의료기관 평가 업무와 관련된 비영리법인
3. 그 밖에 의료기관 평가에 관한 전문인력과 능력을 갖춘 비영리법인

② 보건복지부장관은 제1항에 따라 업무를 위탁한 경우에는 예산의 범위에서 그에 필요한 비용을 보조할 수 있다.

부 칙[2020.6.3 제728호]

제1조(시행일)

이 규칙은 공포한 날부터 시행한다.

제2조(지정 기준의 변경에 관한 적용례)

별표 1 및 별표 2의 개정규정은 이 규칙 시행 이후 전문병원의 지정 또는 재지정을 신청하는 경우부터 적용한다.

제3조(지정 기준의 변경에 따른 기존 전문병원에 관한 경과조치)

이 규칙 시행 당시 종전의 규정에 따라 지정 또는 재지정을 받은 전문병원에 대해서는 별표 1의 개정규정에도 불구하고 종전의 규정에 따른다.

◈ 의료기관 회계기준 규칙

보건복지부령 제72호

제1조(목적)

이 규칙은 「의료법」 제62조에 따라 의료기관의 개설자가 준수하여야 하는 의료기관 회계기준을 정함으로써 의료기관 회계의 투명성을 확보함을 목적으로 한다.

제2조(의료기관 회계기준의 준수대상)

① 「의료법」 제62조제2항에 따라 의료기관 회계기준을 준수해야 하는 의료기관의 개설자는 다음 각 호의 구분에 따른 병원급 의료기관(이하 "병원"이라 한다)의 개설자를 말한다.

1. 2022년 회계연도: 300병상(종합병원의 경우에는 100병상) 이상의 병원급 의료기관
2. 2023년 회계연도: 200병상(종합병원의 경우에는 100병상) 이상의 병원급 의료기관
3. 2024년 회계연도 이후: 100병상 이상의 병원급 의료기관

② 제1항에 따른 병상 수는 해당 병원의 직전 회계연도의 종료일을 기준으로 산정한다.

제3조(회계의 구분)

① 병원의 개설자인 법인(이하 "법인"이라 한다)의 회계와 병원의 회계는 이를 구분하여야 한다.

② 법인이 2 이상의 병원을 설치ㆍ운영하는 경우에는 각 병원마다 회계를 구분하여야 한다.

제4조(재무제표)

① 병원의 재무상태와 운영성과를 나타내기 위하여 작성하여야 하는 재무제표는 다음 각 호와 같다.

1. 재무상태표
2. 손익계산서
3. 기본금변동계산서(병원의 개설자가 개인인 경우를 제외한다)

4. 현금흐름표

② 제1항의 규정에 의한 재무제표의 세부작성방법은 보건복지부장관이 정하여 고시한다.

제5조(회계연도)

병원의 회계연도는 정부의 회계연도에 따른다. 다만, 「사립학교법」에 따라 설립된 학교법인이 개설자인 병원의 회계연도는 동법 제30조의 규정에 의한 사립학교의 학년도에 따른다.

제6조(계정과목의 표시)

제4조의 규정에 의한 재무제표는 이 규칙에서 정한 계정과목을 사용하여야 한다. 다만, 계정과목을 정하지 아니한 것은 그 성질이나 금액이 유사한 계정과목으로 통합하여 사용하거나 그 내용을 나타낼 수 있는 적절한 계정과목을 신설하여 사용할 수 있다.

제7조(재무상태표)

① 재무상태표는 재무상태표 작성일 현재의 자산 · 부채 및 자본에 관한 항목을 객관적인 자료에 따라 작성하여야 한다.

② 제1항에 따른 재무상태표는 별지 제1호서식에 따른다.

제8조(손익계산서)

① 손익계산서는 회계기간에 속하는 모든 수익과 이에 대응하는 모든 비용을 객관적인 자료에 따라 작성하여야 한다.

② 제1항의 규정에 의한 손익계산서는 별지 제2호서식에 의한다.

제9조(기본금변동계산서)

① 기본금변동계산서는 기본금과 이익잉여금의 변동 및 수정에 관한 사항을 객관적인 자료에 따라 작성하여야 한다.

② 제1항의 규정에 의한 기본금변동계산서는 별지 제3호서식에 의한다.

제10조(현금흐름표)

① 현금흐름표는 당해 회계기간에 속하는 현금의 유입과 유출내용을 객관적인 자료에 따라 작성하여야 한다. 다만, 병원의 개설자가 「사립학교법」에 따라 설립된 학교법인 또는 「지방공기업법」에 따라 설립된 지방공사인 경우에는 자금수지계산서로 이를 갈음할 수 있다.

② 제1항의 규정에 의한 현금흐름표는 별지 제4호서식에 의한다.

제11조(결산서의 제출 및 공시)

① 병원의 장은 매 회계연도 종료일부터 3월 이내에 다음 각 호의 서류를 첨부한 결산서를 보건복지부장관에게 제출하여야 한다.

1. 재무상태표와 그 부속명세서
2. 손익계산서와 그 부속명세서
3. 기본금변동계산서(병원의 개설자가 개인인 경우를 제외한다)
4. 현금흐름표

② 법인은 제1항제1호 및 제2호에 따른 병원의 재무상태표와 손익계산서를 보건복지부장관이 정하는 인터넷 사이트에 공시하여야 한다.

제12조 삭제

부 칙 〈보건복지부령 제72호, 2021. 2. 1.〉

이 규칙은 2021년 3월 5일부터 시행한다.

◈ 전문의의 수련 및 자격인정 등에 관한 규정

대통령령 제31512호

제1조(목적)

이 영은 「의료법」 제77조제1항 및 제4항에 따라 전문의의 수련, 자격 인정 및 전문과목에 관하여 필요한 사항을 규정함을 목적으로 한다.

제2조(정의)

이 영에서 사용하는 용어의 뜻은 다음 각 호와 같다.

1. "전공의(專攻醫)"란 수련병원이나 수련기관에서 전문의(專門醫)의 자격을 취득하기 위하여 수련을 받는 인턴 및 레지던트를 말한다.
2. "인턴"이란 의사 면허를 받은 사람으로서 일정한 수련병원에 전속(專屬)되어 임상 각 과목의 실기를 수련하는 사람을 말한다.
3. "레지던트"란 인턴과정을 이수한 사람(가정의학과의 경우에는 의사 면허를 받은 사람)

또는 보건복지부장관이 이와 동등하다고 인정한 사람으로서 일정한 수련병원 또는 수련기관에 전속되어 전문과목 중 1과목을 전공으로 수련하는 사람을 말한다.

4. "수련병원"이란 「전공의의 수련환경 개선 및 지위 향상을 위한 법률」 제13조제1항에 따라 지정된 의료기관을 말한다.
5. "수련기관"이란 「전공의의 수련환경 개선 및 지위 향상을 위한 법률」 제13조제1항에 따라 지정된 의과대학, 의학전문대학원 또는 보건관계기관을 말한다.
6. "모병원(母病院)"이란 제7호에 따른 자병원(子病院)과 전공의의 수련에 관한 약정을 체결하여 자병원에 전공의를 파견하는 수련병원을 말한다.
7. "자병원"이란 모병원과 전공의의 수련에 관한 약정을 체결하여 모병원으로부터 전공의를 파견받아 수련시키는 수련병원을 말한다.

제3조(전문의의 전문과목)

전문의의 전문과목은 내과, 신경과, 정신건강의학과, 외과, 정형외과, 신경외과, 흉부외과, 성형외과, 마취통증의학과, 산부인과, 소아청소년과, 안과, 이비인후과, 피부과, 비뇨의학과, 영상의학과, 방사선종양학과, 병리과, 진단검사의학과, 결핵과, 재활의학과, 예방의학과, 가정의학과, 응급의학과, 핵의학 및 직업환경의학과로 한다.

제4조(수련)

① 의사로서 전문의가 되려는 사람은 일정한 수련병원 또는 수련기관에서 이 영에 따른 수련을 받아야 한다. 다만, 제18조제1항제2호에 해당되는 사람은 그러하지 아니하다.

② 제1항의 수련기관에서 수련을 받을 수 있는 전문과목은 예방의학과 및 직업환경의학과로 한정한다.

③ 제1항에도 불구하고 보건복지부장관은 전문과목이 신설되는 경우에는 해당 전문과목에 대하여 제1항의 수련을 이수한 사람이 최초의 전문의의 자격 인정을 받을 때까지의 기간에 한정하여 의사로서 보건복지부장관이 인정하는 보건기관 또는 의료기관에서 보건복지부령으로 정하는 바에 따라 해당 전문과목을 전공한 사람을 신설되는 전문과목에 대한 수련을 마친 사람으로 인정할 수 있다.

④ 모병원은 자병원에 전공의를 파견하여 수련하게 할 수 있다.

⑤ 수련병원은 전공의에게 다양한 보건의료환경 및 임상사례 등을 경험하게 하기 위하여 보건복지부장관의 인정을 받아 공통된 전문과목에 대하여 다른 수련병원과 공동으로 통합수련과정을 운영할 수 있다.

⑥ 제4항에 따른 전공의의 파견을 위한 모병원과 자병원의 인정기준, 파견 수련기간 등 모병원과 자병원의 운영과 제5항에 따른 통합수련과정의 운영에 필요한 사항은 보건복지부령으로 정한다.

제5조(수련기간)

① 전공의의 수련기간은 인턴 1년, 레지던트 4년(가정의학과의 경우 인턴과정 없이 레지던트 3년)으로 한다. 다만, 다음 각 호의 어느 하나에 해당하는 경우 전공의의 수련기간은 다음 각 호의 구분에 따른 기간으로 한다.

1. 군의 의무장교(醫務將校)로서 현역복무를 마치고 예비역 병적에 편입된 사람이 해당 전역연도에 수련을 받으려는 경우: 인턴 또는 레지던트 수련기간에서 2개월을 제외한 기간
2. 「농어촌 등 보건의료를 위한 특별조치법」에 따른 공중보건의사의 의무를 이행한 사람이 의무이행 완료연도에 수련을 받으려는 경우: 인턴 또는 레지던트 수련기간에서 2개월을 제외한 기간
3. 여성 전공의가 수련기간 중에 출산한 경우: 인턴 또는 레지던트 수련기간에서 3개월을 제외한 기간

② 제1항에도 불구하고 전문과목에 따라 수련기간을 다르게 할 필요가 있을 때에는 보건복지부령으로 정하는 바에 따라 레지던트의 수련기간을 연장하거나 단축할 수 있다.

③ 제13조에 따라 수련병원 또는 수련기관이 변경된 경우에는 해당 전공의가 다른 수련병원 또는 수련기관에서 수련을 받게 되기까지 걸리는 기간은 2개월의 범위에서 제1항에 따른 수련기간에 포함하여 계산한다.

④ 제1항 각 호에 따라 제외되는 기간과 제3항에 따라 수련기간에 포함하는 기간을 합한 기간은 연간 4개월을 초과할 수 없다.

⑤ 수련연도는 3월 1일부터 다음 해 2월 말일까지로 한다. 다만, 제1항제1호 및 제2호의 경우 첫해의 수련연도는 5월 1일부터 다음 해 2월 말일까지로 한다.

⑥ 제5항에도 불구하고 수련병원 또는 수련기관의 장은 다음 각 호의 구분에 따라 수련연도를 변경할 수 있다. 이 경우 수련병원 또는 수련기관의 장은 그 사실을 보건복지부장관에게 보고하여야 한다.

1. 전공의의 임용대상자가 없거나 전공의의 해임 · 사직 등의 사유로 발생한 결원을 충원하는 경우: 9월 1일부터 다음 해 8월 31일까지로 수련연도 변경

2. 전공의의 휴가 또는 휴직 등 부득이한 사유로 수련연도 중 일부 기간에 수련을 하지 못한 경우: 해당 수련연도가 끝난 후에 그 수련하지 못한 기간에 상당하는 기간만큼 추가 수련을 하는 방법으로 수련연도 변경

⑦ 제6항제2호에 따른 추가 수련의 대상, 방법, 기간 등은 보건복지부령으로 정한다.

제6조 삭제

제7조 삭제

제8조(전공의의 정원)

수련병원 또는 수련기관에서 수련시킬 전문과목별 전공의의 정원은 각 수련병원 및 수련기관별로 보건복지부장관이 정한다.

제9조(수련과정)

① 전공의의 수련과정에 관하여는 보건복지부장관이 정하는 바에 따른다.

② 보건복지부장관은 매년 전공의가 제1항에 따른 수련과정을 이수(履修)하였는지 평가할 수 있다.

③ 수련병원 또는 수련기관의 장은 전공의가 제1항에 따른 수련과정을 이수한 경우 보건복지부령으로 정하는 바에 따라 수료증을 발급하여야 한다.

제10조(국공립병원 등의 전공의에 대한 보수)

국공립의 수련병원 또는 수련기관에서 수련 중인 전공의에게는 해당 수련병원 또는 수련기관의 예산의 범위에서 국가공무원 5급 또는 6급에 준하는 보수를 지급한다.

제11조(수련병원 또는 수련기관의 장의 권한)

① 수련병원 또는 수련기관의 장은 제8조에 따른 정원의 범위에서 보건복지부령으로 정하는 바에 따라 전공의를 임용하고 전공의의 수련에 관하여 지도 · 감독한다.

② 수련병원 또는 수련기관의 장은 전공의가 수련에 적당하지 아니하다고 인정될 때에는 그 전공의를 해임할 수 있다.

제12조(수련 관련 기록의 작성 · 비치 등)

① 삭제

② 삭제

③ 수련병원 또는 수련기관의 장은 다음 각 호의 서류를 작성 · 비치하여야 한다.

1. 제9조제1항에 따른 수련과정에 관한 수련 기록

2. 전공의의 수련에 관한 각종 회의록
3. 전공의의 수련과 관련된 학술집회 기록
4. 전공의의 임용 및 해임 등에 관한 기록

④ 수련병원 및 수련기관의 장은 제3항 각 호의 서류를 소속 전공의의 수련을 마친 날부터 5년간 보관하여야 한다.

제13조(수련병원 등의 변경)

수련병원 또는 수련기관의 장(제1호의 경우 보건복지부장관을 포함한다)은 다음 각 호의 어느 하나에 해당하는 사유가 발생한 경우에는 다른 수련병원 또는 수련기관의 장에게 소속 전공의를 수련시켜 줄 것을 요청할 수 있다.

1. 「전공의의 수련환경 개선 및 지위 향상을 위한 법률」 제13조에 따라 지정이 취소된 경우
2. 수련병원 또는 수련기관의 일부 진료과가 「전공의의 수련환경 개선 및 지위 향상을 위한 법률 시행령」 제4조에 따른 전문과목별 지정기준에 미달되어 해당 전문과목에 대한 전공의의 정원을 조정할 사유가 발생한 경우
3. 그 밖에 부득이한 사유로 수련 중인 전공의가 해당 수련병원 또는 수련기관에서 수련을 계속하기 어렵다고 인정되는 경우

제14조(전공의의 의료기관 개설 등 금지)

전공의는 의료기관을 개설해서는 안 되며, 다음 각 호의 어느 하나에 해당하는 경우를 제외하고는 수련병원 또는 수련기관 외의 다른 의료기관 또는 보건관계 기관에 근무하거나 겸직 근무해서는 안 된다.

1. 제13조에 따라 해당 전공의의 수련병원 또는 수련기관이 변경되는 과정에서 다른 수련병원이나 수련기관에 임용된 경우
2. 보건복지부장관이 감염병, 화재 등 재난이 발생하여 긴급하게 의료인력을 확보할 필요가 있다고 인정하는 의료기관 또는 보건관계 기관에 겸직 근무하는 경우

제15조(수련병원 등에 대한 지시와 감독 등)

① 보건복지부장관은 수련병원 또는 수련기관의 장에게 전공의의 수련에 필요한 지시를 하거나 연도별 수련과정 이수 등 수련 상황을 감독할 수 있다.

② 삭제

③ 보건복지부장관은 수련 상황을 감독하는 경우 필요할 때에는 특별시장 · 광역시장 · 특

별자치시장 · 도지사 또는 특별자치도지사에게 수련 상황을 확인하게 할 수 있다.

제16조(시정명령 등)

① 보건복지부장관은 수련병원 또는 수련기관이 다음 각 호의 어느 하나에 해당하면 보건복지부령으로 정하는 바에 따라 기간을 정하여 그 시정을 명할 수 있다.

1. 삭제
2. 제8조에 따른 전공의의 정원을 초과하여 전공의를 임용한 경우
3. 삭제
4. 제12조제3항 또는 제4항을 위반하여 같은 조 제3항 각 호의 서류를 작성 · 비치하지 아니하거나 보관하지 아니한 경우
5. 제15조에 따른 보건복지부장관의 지시를 위반한 경우

② 보건복지부장관은 수련병원 또는 수련기관이 제1항에 따른 시정명령을 받고 그 기간 안에 이행하지 아니하면 다음 각 호의 조치를 할 수 있다.

1. 삭제
2. 제8조에 따른 전공의 정원 조정

제17조 삭제

제18조(전문의 자격의 인정)

① 전문의의 자격 인정을 받을 수 있는 사람은 다음 각 호의 어느 하나에 해당되는 사람으로서 보건복지부장관이 실시하는 전문의 자격시험에 합격한 사람으로 한다.

1. 의사로서 이 영에 따른 수련과정을 이수한 사람
2. 의사로서 보건복지부장관이 인정하는 외국의 의료기관에서 소정의 인턴과정 및 레지던트과정을 이수한 사람
3. 제4조제3항에 따라 의사로서 보건복지부장관이 수련을 마친 사람으로 인정한 사람

② 보건복지부장관은 제1항에 따른 전문의 자격시험을 보건복지부장관이 정하여 고시하는 의료 관련 법인으로 하여금 실시하게 할 수 있다.

③ 전문의 자격시험의 방법, 응시절차, 그 밖에 필요한 사항은 보건복지부령으로 정한다.

제19조(자격증의 발급)

보건복지부장관은 제18조에 따른 전문의 자격시험에 합격한 사람에게는 그 합격자 발표일부터 2개월 이내에 전문과목의 종별에 따라 전문의 자격증을 발급한다.

제20조(전문과목의 표시)

전문의는 진료과목 표시판에 진료과목 외에 "전문과목"이라는 글자와 전문과목의 명칭을 표시할 수 있다.

제21조(업무의 위탁)

① 보건복지부장관은 다음 각 호의 업무를 의료 관계 단체에 위탁할 수 있다.

1. 제5조제6항 각 호 외의 부분 후단에 따른 수련연도 변경 사실 보고의 접수
2. 삭제
3. 제8조에 따른 전공의의 정원책정을 위한 자료조사
4. 삭제
5. 제15조제1항에 따른 수련과정 이수 등 수련 상황 확인을 위한 자료조사

② 보건복지부장관은 제1항에 따라 업무를 위탁하는 경우에는 수탁기관, 위탁업무의 세부 내용 등 위탁에 필요한 사항을 정하여 고시하여야 한다.

부 칙 〈대통령령 제31512호, 2021. 3. 2.〉

이 영은 공포한 날부터 시행한다.

◈ 전문의의 수련 및 자격인정 등에 관한 규정 시행규칙

보건복지부령 제835호

제1조(목적)

이 규칙은 「전문의의 수련 및 자격 인정 등에 관한 규정」에서 위임된 사항과 그 시행에 필요한 사항을 규정함을 목적으로 한다.

제2조(신설 전문과목의 수련경력 인정)

「전문의의 수련 및 자격 인정 등에 관한 규정」(이하 "영"이라 한다) 제4조제3항에 따라 신설 전문과목에 대한 수련을 마쳤다고 인정받을 수 있는 사람은 그 전문분야에서 그 전문과목의 전공의(專攻醫) 수련기간 이상 실무 또는 연구업무에 종사한 사람(외국에서 같은 기간 이상 실무 또는 연구업무에 종사한 사람을 포함한다)으로 한다.

제3조(모병원과 자병원의 인정기준 등)

① 영 제4조제4항 및 제6항에 따른 모병원(母病院)과 자병원(子病院)의 인정기준은 다음 각 호와 같다.

1. 모병원은 병상이 400개 이상인 레지던트 수련병원으로서 수련 전문과목이 내과, 외과, 산부인과 및 소아청소년과를 포함하여 13개 과 이상인 병원일 것
2. 자병원은 인턴 수련병원의 지정기준에 적합하여야 하되, 모병원으로부터 레지던트를 파견받아 수련시킬 경우에는 해당 전문과목이 「전공의의 수련환경 개선 및 지위 향상을 위한 법률 시행규칙」 별표 3 제2호 수련 전문과목별 지정기준에 적합할 것
3. 제2호에도 불구하고 인턴 수련을 위한 자병원 중 병상이 300개 이하인 종합병원은 내과, 외과, 산부인과 및 소아청소년과 중 3개 진료과목과 다음 각 목의 진료과목을 포함하여 7개 이상의 진료과목이 설치되어 있어야 하고, 설치된 진료과목에 필요한 전문의(專門醫) 수, 시설 및 기구가 「전공의의 수련환경 개선 및 지위 향상을 위한 법률 시행규칙」 별표 1에 따른 기준에 적합할 것
   가. 마취통증의학과
   나. 영상의학과
   다. 진단검사의학과 또는 병리과

② 영 제4조제4항 및 제6항에 따른 파견수련기간은 1회에 6개월 이내로 한다. 이 경우, 전체 파견수련기간은 영 제5조에 따른 수련기간의 2분의 1을 넘지 못한다.

③ 영 제4조제5항에 따른 통합수련과정을 운영하려는 수련병원(이하 "통합수련병원"이라 한다)의 장은 보건복지부장관에게 별지 제1호서식의 통합수련병원 인정신청서에 다음 각 호의 서류를 첨부하여 제출해야 한다.

1. 통합수련을 위한 수련병원 약정서
2. 통합수련 운영 계획
3. 전공의에 대한 표준 및 특화 교육프로그램 제공 계획
4. 프로그램책임자, 병원별 교육책임자 및 전공의 순환근무 계획
5. 전공의 모집 계획
6. 보건복지부장관이 정하여 고시하는 의료관계 단체의 추천서

제4조(수련기간의 변경)

① 영 제5조제2항에 따라 내과, 외과, 소아청소년과, 결핵과 및 예방의학과의 레지던트 수

련기간은 3년으로 한다.

② 전문의 수련을 받은 사람이 다른 전문과목의 전문의 수련을 받는 경우에는 이미 받은 수련과정과 같은 수련과정에 대해서는 보건복지부장관이 정하여 고시하는 기간만큼 수련기간을 단축할 수 있다.

③ 영 제5조제6항제2호에 따라 휴가 또는 휴직 등 부득이한 사유로 1개월 이상 수련받지 못한 전공의는 수련받지 못한 기간 중 1개월을 제외한 기간만큼 추가수련을 받아야 한다. 다만, 징계의 사유로 수련받지 못한 경우에는 그 수련받지 못한 기간 전체에 대하여 추가수련을 받아야 한다.

제5조(수련연도의 변경)

영 제5조제6항에 따라 수련병원 또는 수련기관의 장이 수련연도를 변경한 경우에는 변경된 수련연도 개시일 1개월 전까지 영 제21조에 따라 수련병원 또는 수련기관의 지정에 관한 업무를 위탁받은 의료관계 단체의 장에게 수련연도 변경에 관한 사유 등을 적은 서류를 제출하여야 하며, 해당 의료관계 단체의 장은 그 사실을 변경된 수련연도 개시일 전까지 보건복지부장관에게 보고하여야 한다.

제6조 삭제

제7조 삭제

제8조(전공의의 임용)

① 영 제11조에 따라 수련병원 또는 수련기관의 장이 전공의를 임용하려는 경우에는 공개경쟁시험을 실시하여 성적순으로 임용하여야 한다. 다만, 보건복지부장관은 필요하다고 인정하는 경우에는 공개경쟁시험 중 필기시험을 공동으로 실시하게 할 수 있다.

② 제1항에 따른 공개경쟁시험은 매년 1회 실시한다. 다만, 선발된 인원이 해당 연도의 전공의 정원에 미달되는 경우에는 1회에 한정하여 추가로 시험을 실시할 수 있다.

③ 제1항에 따른 공개경쟁시험의 합격자는 의과대학 성적(인턴임용시험에만 한정된다), 인턴근무 성적(레지던트 임용시험에만 한정된다), 필기시험 및 면접 · 실기시험 성적을 합산하여 결정하며, 그 배점비율은 보건복지부장관이 정한다. 이 경우 인턴임용시험의 필기시험 성적은 의사국가시험 성적으로 갈음할 수 있다.

④ 제3항에도 불구하고 레지던트 임용시험의 경우에는 필기시험 성적이 필기시험 총점의 40퍼센트 미만이면 불합격으로 한다.

⑤ 수련병원 또는 수련기관의 장은 전공의 임용시험결과를 공고하여야 하며, 본인의 요청이 있을 때에는 시험성적을 공개하여야 한다.

⑥ 제1항에 따른 전공의 임용에 관한 서류는 5년간 보존하여야 한다.

제9조 (수련상황의 감독)

① 보건복지부장관은 수련병원 또는 수련기관의 장에게 영 제15조제1항에 따른 수련 상황의 감독에 필요한 다음 각 호의 자료를 요청할 수 있다.

1. 별지 제2호서식의 전공의 명부
2. 별지 제3호서식의 수련이수자 명부
3. 삭제

② 삭제

제9조의2(시정명령)

영 제16조제1항에 따른 시정명령의 이행기간은 다음 각 호의 구분에 따른다.

1. 영 제16조제1항제2호에 해당하는 경우: 시정명령을 받은 날부터 6개월
2. 영 제16조제1항제4호 및 제5호의 규정에 해당하는 경우: 시정명령을 받은 날부터 3개월

제10조(수료증의 발급)

① 수련병원 또는 수련기관의 장은 전문의 수련과정을 마치기 60일 전에 별지 제4호서식의 이수예정자(영 제5조제6항에 따른 수련기간 변경으로 인해 수료 예정일이 그 해 3월 1일에서 5월 31일 사이로 변경된 사람을 포함한다) 명부를 보건복지부장관에게 제출하고 확인을 받아야 한다.

② 수련병원 또는 수련기관의 장은 제1항에 따른 확인을 받은 경우에는 별지 제5호서식의 수료증을 해당 전공의에게 발급해야 한다.

③ 수련병원 및 수련기관의 장은 전공의에 대하여 수련연도 말을 기준으로 연차별 수련과정의 수료여부를 확인을 할 수 있다.

제11조(전문의 자격시험)

① 삭제

② 전문의 자격시험에 응시하려는 사람은 별지 제6호서식의 전문의 자격시험 응시원서(전자문서로 된 응시원서를 포함한다)를 영 제18조제2항에 따라 보건복지부장관이 고시한 법인(이하 "자격시험 실시기관"이라 한다)의 대표에게 제출해야 한다.

③ 전문의 자격시험에 합격한 사람은 다음 각 호의 서류를 최종합격자 발표일부터 10일 이내에 자격시험 실시기관의 대표에게 제출하여야 한다.

1. 수련병원 또는 수련기관의 장이 발행한 수료증 또는 이수예정증명서(외국의 전문의 자격 취득자인 경우에는 그 자격증 사본, 제2조에 해당하는 사람은 보건복지부장관이 발행하는 인정서)
2. 의사면허증 사본
3. 응시원서의 사진과 같은 사진(가로 3.5센티미터, 세로 4.5센티미터) 3장

제12조(시험의 시행)

① 전문의 자격시험은 매년 1회 이상 실시하여야 한다.

② 자격시험 실시기관의 대표가 전문의 자격시험을 실시하려는 경우에는 보건복지부장관의 승인을 받아 시험 일시, 시험 장소, 시험 과목, 응시원서 제출기간, 그 밖에 시험 시행에 필요한 사항을 시험일 30일 전에 공고하여야 한다.

③ 삭제

제13조(시험과목 및 방법)

① 전문의 자격시험의 시험과목은 각 전문과목에 해당하는 과목으로 한다.

② 전문의 자격시험은 1차시험과 2차시험으로 구분하되 1차시험은 필기시험으로 하고 2차시험은 실기시험 또는 구술시험으로 한다. 다만, 영 제18조제1항제3호에 해당하는 사람으로서 국내외 의과대학 · 수련병원 또는 수련기관에서 4년 이상의 교육 또는 수련지도 경력이 있는 사람이 해당 전문과목의 전문의 자격시험에 응시할 때에는 1차시험을 면제한다.

③ 1차시험에 합격한 사람이 아니면 2차시험에 응시할 수 없다.

④ 1차시험에 합격한 사람이 2차시험에 불합격한 경우에는 다음 1회에만 1차시험을 면제한다.

⑤ 전문의 자격시험의 합격자 결정은 1차시험과 2차시험에서 각각 총점의 60퍼센트 이상을 득점한 사람으로 한다.

제14조(응시자격의 제한 등)

① 부정한 방법으로 전문의 자격시험에 응시한 사람 또는 전문의 자격시험에 관하여 부정행위를 한 사람에 대하여는 그 수험을 정지시키거나 합격을 무효로 한다.

② 제1항에 따라 수험이 정지되거나 합격이 무효로 된 사람은 그 후 2회에 걸쳐 전문의 자

격시험에 응시할 수 없다.

제15조(시험실시 결과보고)

자격시험 실시기관의 대표는 전문의 자격시험을 실시한 경우에는 합격자에 대한 다음 각 호의 서류를 합격자 발표일부터 15일 내에 보건복지부장관에게 제출하여야 한다. [

1. 성명, 주민등록번호, 전문과목 의사 면허번호 및 면허 연월일, 전문의 자격시험의 수험번호 등이 기재된 합격자대장
2. 합격자별 성적대장
3. 수료증 또는 이수예정증명서(영 제18조제1항제2호의 경우에는 보건복지부장관이 발행하는 인정서)
4. 응시원서의 사진과 같은 사진(가로 3.5센티미터, 세로 4.5센티미터) 1장

제16조(자격 인정)

① 보건복지부장관은 제15조에 따른 시험실시 결과보고를 받은 경우에는 전문의 자격 인정에 관한 결정을 하여야 한다. 다만, 전공의가 제4조제3항에 따라 추가수련을 받는 경우에는 추가수련 기간이 끝난 때 결정한다.

② 보건복지부장관은 전문의 자격이 있다고 인정한 경우에는 전문의 자격 인정대장에 등록하고, 별지 제7호서식의 전문의 자격증을 발급한 후 그 사실을 「의료법」 제28조제1항에 따른 의사회의 장 및 자격시험 실시기관의 대표에게 통보해야 한다.

제17조(전문의 자격 인정대장)

보건복지부장관은 전문의 자격 인정대장을 비치하고 이에 다음 각 호의 사항을 기재하여야 한다.

1. 성명, 성별, 주민등록번호
2. 전문의 자격 인정번호 및 자격 인정연월일
3. 전문의 자격시험 합격연월일
4. 의사 면허번호 및 면허연월일

제18조(준용 규정)

이 규칙에 규정된 것 외에 전문의 자격증의 발급, 갱신, 재발급 등에 관하여는 「의료법 시행규칙」 중 의사의 면허증에 관한 규정을 준용한다.

제19조(수수료)

① 전문의 자격에 관한 수수료는 다음 각 호와 같다.

1. 전문의 자격증의 갱신 또는 재발급 수수료: 2,000원
2. 전문의 자격의 등록증명 수수료: 500원(정보통신망을 이용하여 발급받는 경우 무료)

② 제1항의 수수료는 수입인지 또는 정보통신망을 이용하여 전자화폐 · 전자결제 등의 방법으로 납부하여야 한다.

제20조(규제의 재검토)

보건복지부장관은 다음 각 호의 사항에 대하여 다음 각 호의 기준일을 기준으로 3년마다(매 3년이 되는 해의 기준일과 같은 날 전까지를 말한다) 그 타당성을 검토하여 개선 등의 조치를 하여야 한다.

1. 삭제
2. 제9조에 따른 수련상황 확인을 위한 자료요청: 2014년 7월 1일
3. 제9조의2에 따른 시정명령의 시정기간: 2014년 7월 1일
4. 제11조에 따른 전문의 자격시험 시행 기관: 2014년 7월 1일

■ **의료법 시행령 [별표 2] 〈개정 2021. 6. 15.〉**

과태료의 부과기준(제45조 관련)

1. 일반기준

가. 위반행위의 횟수에 따른 과태료의 부과기준은 최근 1년간 같은 위반행위로 과태료 부과처분을 받은 경우에 적용한다. 이 경우 위반횟수는 위반행위에 대하여 과태료 부과처분을 한 날과 다시 같은 위반행위(과태료 부과처분 후의 위반행위만 해당한다)를 적발한 날을 기준으로 하여 계산한다.

나. 보건복지부장관 또는 시장 · 군수 · 구청장(이하 "부과권자"라 한다)은 다음의 어느 하나에 해당하는 경우에는 제2호의 개별기준에 따른 과태료 금액의 2분의 1 범위에서 그 금액을 줄일 수 있다. 다만, 과태료를 체납하고 있는 위반행위자에 대해서는 그러하지 아니하다.

1) 위반행위자가 「질서위반행위규제법 시행령」 제2조의2제1항 각 호의 어느 하나에 해당하는 경우

2) 위반행위가 사소한 부주의나 오류로 인한 것으로 인정되는 경우
3) 위반의 내용 · 정도가 경미하다고 인정되는 경우
4) 위반행위자가 법 위반상태를 시정하거나 해소하기 위하여 노력한 것이 인정되는 경우
5) 그 밖에 위반행위의 정도, 위반행위의 동기와 그 결과 등을 고려하여 감경할 필요가 있다고 인정되는 경우

다. 부과권자는 위반행위의 정도, 위반행위의 동기와 그 결과 등을 고려하여 제2호의 개별기준에 따른 과태료 금액의 2분의 1 범위에서 그 금액을 늘려 부과할 수 있다. 다만, 늘려 부과하는 경우에도 법 제92조제1항부터 제3항까지에 따른 과태료 금액의 상한을 넘을 수 없다.

2. 개별기준

위반행위	근거 법조문	과태료 금액(단위: 만원)		
		1차 위반	2차 위반	3차 이상 위반
가. 법 제16조제3항에 따른 교육을 실시하지 않은 경우	법 제92조제1항 제1호	100	150	300
나. 법 제16조제3항에 따른 기록 및 유지를 하지 않은 경우	법 제92조제3항 제1호	15	30	60
다. 법 제16조제4항에 따른 변경이나 휴업 · 폐업 또는 재개업을 신고하지 않은 경우	법 제92조제3항 제1호의2			
1) 변경 · 휴업 또는 재개업 신고를 하지 않은 경우		30	40	50
2) 폐업 신고를 하지 않은 경우		50	75	100
라. 법 제21조의2제6항 후단을 위반하여 자료를 제출하지 않거나 거짓 자료를 제출한 경우	법 제92조제2항 제1호			
1) 자료를 제출하지 않은 경우		100	150	200
2) 거짓 자료를 제출한 경우		200	200	200
마. 법 제24조의2제1항을 위반하여 환자에게 설명을 하지 않거나 서면 동의를 받지 않은 경우	법 제92조제1항 제1호의2	300	300	300

바. 법 제24조의2제4항을 위반하여 환자에게 변경 사유와 내용을 서면으로 알리지 않은 경우	법 제92조제1항 제1호의3	300	300	300
사. 법 제33조제5항(법 제82조제3항에서 준용하는 경우를 포함한다)에 따른 변경신고를 하지 않은 경우	법 제92조제3항 제2호	50	75	100
아. 법 제37조제1항에 따른 신고를 하지 않고 진단용 방사선 발생장치를 설치 · 운영한 경우	법 제92조제1항 제2호			
1) 진단용 방사선 발생장치의 안전관리기준에 적합하지 않게 설치 · 운영한 경우		300	300	300
2) 진단용 방사선 발생장치의 안전관리기준에 적합하게 설치 · 운영한 경우		50	75	100
자. 법 제37조제2항에 따른 안전관리책임자를 선임하지 않거나 정기검사와 측정 또는 방사선 관계 종사자에 대한 피폭관리를 실시하지 않은 경우	법 제92조제1항 제3호			
1) 안전관리책임자를 선임하지 않은 경우		50	75	100
2) 진단용 방사선 발생장치에 대한 검사를 검사기간 이내에 실시하지 않은 경우		100	150	200
3) 방사선 방어시설에 대한 검사를 하지 않은 경우		100	150	200
4) 방사선 관계 종사자에 대한 피폭선량을 측정하지 않은 경우		100	150	200
5) 방사선 관계 종사자에 대한 피폭선량 측정에 있어 선량한도를 넘은 사람에 대한 안전조치를 하지 않은 경우		100	150	200
6) 방사선 관계 종사자의 피폭선량 측정에 영향을 미치는 피폭선량계의 파손 · 분실 등 피폭선량계를 2회 이상 적정하게 관리하지 않은 경우		50	75	100
차. 법 제37조제3항에 따른 안전관리책임자 교육을 받지 않은 경우	법 제92조제3항 제2호의2	50	75	100

카. 법 제40조제1항(법 제82조제3항에서 준용하는 경우를 포함한다)에 따른 휴업 또는 폐업 신고를 하지 않거나, 법 제40조제2항을 위반하여 진료기록부등을 이관하지 않은 경우	법 제92조제3항 제3호			
1) 휴업 신고를 하지 않은 경우		50	75	100
2) 폐업 신고를 하지 않은 경우		80	90	100
3) 진료기록부등을 이관하지 않은 경우		80	90	100
타. 법 제42조제3항을 위반하여 의료기관의 명칭 또는 이와 비슷한 명칭을 사용한 경우	법 제92조제3항 제4호	80	90	100
파. 법 제43조제5항에 따른 진료과목 표시를 위반한 경우	법 제92조제3항 제5호	80	90	100
하. 법 제45조의2제1항을 위반하여 보고를 하지 않거나 거짓으로 보고한 경우	법 제92조제2항 제2호			
1) 보고를 하지 않은 경우		100	150	200
2) 거짓으로 보고한 경우		200	200	200
거. 법 제45조의2제3항을 위반하여 자료를 제출하지 않거나 거짓으로 제출한 경우	법 제92조제2항 제3호			
1) 자료를 제출하지 않은 경우		100	150	200
2) 거짓으로 제출한 경우		200	200	200
너. 법 제49조제3항을 위반하여 신고하지 않은 경우	법 제92조제1항 제5호	100	150	300
더. 법 제52조의2제6항을 위반하여 대한민국의학한림원 또는 이와 유사한 명칭을 사용한 경우	법 제92조제3항 제7호	80	90	100
러. 법 제61조제1항에 따른 보고를 하지 않거나 검사를 거부 · 방해 또는 기피한 경우(법 제89조제4호에 해당하는 경우는 제외한다)	법 제92조제2항 제4호			
1) 보고를 하지 않은 경우		100	150	200
2) 검사를 거부 · 방해 또는 기피한 경우		200	200	200
머. 법 제63조에 따른 시정명령(법 제4조제5항의 위반행위에 대한 시정명령만 해당한다)을 따르지 않은 경우	법 제92조제3항 제8호	30	45	70

■ **의료법 시행령 [별표 1의2]〈개정 2020.2.25〉**

과징금 산정 기준(제43조 관련)

1. 일반기준

가. 의료업 정지 1개월은 30일을 기준으로 한다.

나. 위반행위 종별에 따른 과징금의 금액은 의료업 정지기간에 라목에 따라 산정한 1일당 과징금 금액을 곱한 금액으로 한다.

다. 나목의 의료업 정지기간은 법 제68조에 따라 산정된 기간(가중 또는 감경을 한 경우에는 그에 따라 가중 또는 감경된 기간을 말한다)을 말한다.

라. 1일당 과징금의 금액은 위반행위를 한 의료기관의 연간 총수입액을 기준으로 제2호의 표에 따라 산정한다.

마. 과징금 부과의 기준이 되는 총수입액은 의료기관 개설자에 따라 다음과 같이 구분하여 산정한 금액을 기준으로 한다. 다만, 신규 개설, 휴업 또는 재개업 등으로 1년간의 총수입액을 산출할 수 없거나 1년간의 총수입액을 기준으로 하는 것이 불합리하다고 인정되는 경우에는 분기별, 월별 또는 일별 수입금액을 기준으로 산출 또는 조정한다.

1) 의료인인 경우에는 「소득세법」 제24조에 따른 처분일이 속하는 연도의 전년도의 의료업에서 생기는 총수입금액

2) 의료법인, 「민법」이나 다른 법률에 따라 설립된 비영리법인인 경우에는 「법인세법 시행령」 제11조제1호에 따른 처분일이 속하는 연도의 전년도의 의료업에서 생기는 총수입금액

3) 법 제35조에 따른 부속 의료기관인 경우에는 처분일이 속하는 연도의 전년도의 의료기관 개설자의 의료업에서 생기는 총수입금액

바. 나목에도 불구하고 과징금 산정금액이 10억원을 넘는 경우에는 10억원으로 한다.

2. 과징금 부과 기준

등급	연간 총수입액 (단위 : 100만원)			1일당 과징금 금액 (단위 : 원)
1		50 이하		18,000
2	50 초과	~	100 이하	55,000
3	100 초과	~	200 이하	164,000
4	200 초과	~	300 이하	273,000

5	300 초과	~	400 이하	383,000
6	400 초과	~	500 이하	493,000
7	500 초과	~	600 이하	892,000
8	600 초과	~	700 이하	1,054,000
9	700 초과	~	800 이하	1,216,000
10	800 초과	~	900 이하	1,378,000
11	900 초과	~	1,000 이하	1,540,000
12	1,000 초과	~	2,000 이하	2,042,000
13	2,000 초과	~	3,000 이하	3,404,000
14	3,000 초과	~	4,000 이하	4,765,000
15	4,000 초과	~	5,000 이하	6,127,000
16	5,000 초과	~	6,000 이하	6,151,000
17	6,000 초과	~	7,000 이하	7,141,000
18	7,000 초과	~	8,000 이하	8,239,000
19	8,000 초과	~	9,000 이하	9,338,000
20	9,000 초과	~	10,000 이하	9,887,000
21	10,000 초과	~	20,000 이하	10,027,000
22	20,000 초과	~	30,000 이하	19,068,000
23	30,000 초과			23,836,000

■ **의료법 시행규칙 [별표 4]**

의료기관의 시설규격(제34조 관련)

1. 입원실

가. 입원실은 3층 이상 또는 「건축법」 제2조제1항제5호에 따른 지하층에는 설치할 수 없다. 다만, 「건축법 시행령」 제56조에 따른 내화구조(耐火構造)인 경우에는 3층 이상에 설치할 수 있다.

나. 입원실의 면적(벽 · 기둥 및 화장실의 면적을 제외한다)은 환자 1명을 수용하는 곳인 경우에는 10제곱미터 이상이어야 하고(면적의 측정 방법은 「건축법 시행령」 제119조의 산정 방법에 따른다. 이하 같다) 환자 2명 이상을 수용하는 곳인 경우에는 환자 1명에 대하여 6.3제곱미터 이상으로 하여야 한다.

다. 삭제

라. 입원실에 설치하는 병상 수는 최대 4병상(요양병원의 경우에는 6병상)으로 한다. 이 경우 각 병상 간 이격거리는 최소 1.5미터 이상으로 한다.

마. 입원실에는 손씻기 시설 및 환기시설을 설치하여야 한다.

바. 병상이 300개 이상인 종합병원에는 보건복지부장관이 정하는 기준에 따라 전실(前室) 및 음압시설(陰壓施設: 방 안의 기압을 낮춰 내부 공기가 방 밖으로 나가지 못하게 만드는 설비) 등을 갖춘 1인 병실(이하 "음압격리병실"이라 한다)을 1개 이상 설치하되, 300병상을 기준으로 100병상 초과할 때 마다 1개의 음압격리병실을 추가로 설치하여야 한다. 다만, 제2호카목에 따라 중환자실에 음압격리병실을 설치한 경우에는 입원실에 설치한 것으로 본다.

사. 병상이 300개 이상인 요양병원에는 보건복지부장관이 정하는 기준에 따라 화장실 및 세면시설을 갖춘 격리병실을 1개 이상 설치하여야 한다.

아. 산모가 있는 입원실에는 입원 중인 산모가 신생아에게 모유를 먹일 수 있도록 산모와 신생아가 함께 있을 수 있는 시설을 설치하도록 노력하여야 한다.

자. 감염병환자등의 입원실은 다른 사람이나 외부에 대하여 감염예방을 위한 차단 등 필요한 조치를 하여야 한다.

2. 중환자실

가. 병상이 300개 이상인 종합병원은 입원실 병상 수의 100분의 5 이상을 중환자실 병상으로 만들어야 한다.

나. 중환자실은 출입을 통제할 수 있는 별도의 단위로 독립되어야 하며, 무정전(無停電) 시스템을 갖추어야 한다.

다. 중환자실의 의사당직실은 중환자실 내 또는 중환자실과 가까운 곳에 있어야 한다.

라. 병상 1개당 면적은 15제곱미터 이상으로 하되, 신생아만을 전담하는 중환자실(이하 "신생아중환자실"이라 한다)의 병상 1개당 면적은 5제곱미터 이상으로 한다. 이 경우 "병상 1개당 면적"은 중환자실 내 간호사실, 당직실, 청소실, 기기창고, 청결실, 오물실, 린넨보관실을 제외한 환자 점유 공간[중환자실 내에 있는 간호사 스테이션(station)과 복도는 병상 면적에 포함한다]을 병상 수로 나눈 면적을 말한다.

마. 병상마다 중앙공급식 의료가스시설, 심전도모니터, 맥박산소계측기, 지속적수액주입기를 갖추고, 병상 수의 10퍼센트 이상 개수의 침습적 동맥혈압모니터, 병상 수의 30퍼센트 이상 개수의 인공호흡기, 병상 수의 70퍼센트 이상 개수의 보육기(신생아중환자실에만 해당한다)를 갖추어야 한다.

바. 중환자실 1개 단위(Unit)당 후두경, 앰부백(마스크 포함), 심전도기록기, 제세동기를 갖추어야 한다. 다만, 신생아중환자실의 경우에는 제세동기 대신 광선기와 집중치료기

를 갖추어야 한다.

사. 중환자실에는 전담의사를 둘 수 있다. 다만, 신생아중환자실에는 전담전문의를 두어야 한다.

아. 전담간호사를 두되, 간호사 1명당 연평균 1일 입원환자수는 1.2명(신생아 중환자실의 경우에는 1.5명)을 초과하여서는 아니 된다.

자. 중환자실에 설치하는 병상은 벽으로부터 최소 1.2미터 이상, 다른 병상으로부터 최소 2미터 이상 이격하여 설치하여야 한다.

차. 중환자실에는 병상 3개당 1개 이상의 손씻기 시설을 설치하여야 한다.

카. 중환자실에는 보건복지부장관이 정하는 기준에 따라 병상 10개당 1개 이상의 격리병실 또는 음압격리병실을 설치하여야 한다. 이 경우 음압격리병실은 최소 1개 이상 설치하여야 한다.

3. 수술실

가. 수술실은 수술실 상호 간에 칸막이벽으로 구획되어야 하고, 각 수술실에는 하나의 수술대만 두어야 하며, 환자의 감염을 방지하기 위하여 먼지와 세균 등이 제거된 청정한 공기를 공급할 수 있는 공기정화설비를 갖추고, 내부 벽면은 불침투질로 하여야 하며, 적당한 난방, 조명, 멸균수세(滅菌水洗), 수술용 피복, 붕대재료, 기계기구, 의료가스, 소독 및 배수 등 필요한 시설을 갖추어야 하고, 바닥은 접지가 되도록 하여야 하며, 콘센트의 높이는 1미터 이상을 유지하게 하고, 호흡장치의 안전관리시설을 갖추어야 한다.

나. 수술실에는 기도 내 삽관유지장치, 인공호흡기, 마취환자의 호흡감시장치, 심전도 모니터 장치를 갖추어야 한다.

다. 수술실 내 또는 수술실에 인접한 장소에 상용전원이 정전된 경우 나목에 따른 장치를 작동할 수 있는 축전지 또는 발전기 등의 예비전원설비를 갖추어야 한다. 다만, 나목에 따른 장치에 축전지가 내장되어 있는 경우에는 예비전원설비를 갖춘 것으로 본다.

4. 응급실

외부로부터 교통이 편리한 곳에 위치하고 산실(産室)이나 수술실로부터 격리되어야 하며, 구급용 시설을 갖추어야 한다.

5. 임상검사실

임상검사실은 자체적으로 검사에 필요한 시설 · 장비를 갖추어야 한다.

6. 방사선 장치

가. 방사선 촬영투시 및 치료를 하는 데에 지장이 없는 면적이어야 하며, 방사선 위해(危害) 방호시설(防護施設)을 갖추어야 한다.

나. 방사선 사진필름을 현상 · 건조하는 데에 지장이 없는 면적과 이에 필요한 시설을 갖춘 건조실을 갖추어야 한다.

다. 방사선 사진필름을 판독하는 데에 지장이 없는 면적과 이에 필요한 설비가 있는 판독실을 갖추어야 한다.

7. 회복실

수술 후 환자의 회복과 사후 처리를 하는 데에 지장이 없는 면적이어야 하며, 이에 필요한 시설을 갖추어야 한다.

8. 물리치료실

물리요법을 시술하는 데에 지장이 없는 면적과 기능회복, 재활훈련, 환자의 안전관리 등에 필요한 시설을 갖추어야 한다.

9. 한방요법실

경락자극요법시설 등 한방요법시설과 특수생약을 증기, 탕요법에 의하여 치료하는 시설을 갖추어야 한다.

10. 병리해부실

병리 · 병원에 관한 세포학검사 · 생검 및 해부를 할 수 있는 시설과 기구를 갖추어 두어야 한다.

11. 조제실

약품의 소분(小分) · 혼합조제 및 생약의 보관, 혼합약제에 필요한 조제대 등 필요한 시설을 갖추어야 한다.

11의2. 탕전실

가. 탕전실에는 조제실, 한약재 보관시설, 작업실, 그 밖에 탕전에 필요한 시설을 갖추어야 한다. 다만, 의료기관 내에 조제실 및 한약재 보관시설을 구비하고 있는 경우에는 이를 충족한 것으로 본다.

나. 조제실에는 개봉된 한약재를 보관할 수 있는 한약장 또는 기계 · 장치와 한약을 조제할 수 있는 시설을 두어야 한다.

다. 한약재 보관시설에는 쥐 · 해충 · 먼지 등을 막을 수 있는 시설과 한약재의 변질을 예방할 수 있는 시설을 갖추어야 한다.

라. 작업실에는 수돗물이나 「먹는물관리법」 제5조에 따른 먹는 물의 수질기준에 적합한 지하수 등을 공급할 수 있는 시설, 한약의 탕전 등에 필요한 안전하고 위생적인 장비 및 기구, 환기 및 배수에 필요한 시설, 탈의실 및 세척시설 등을 갖추어야 한다.

마. 작업실의 시설 및 기구는 항상 청결을 유지하여야 하며 종사자는 위생복을 착용하여야 한다.

바. 의료기관에서 분리하여 따로 설치한 탕전실에는 한의사 또는 한약사를 배치하여야 한다.

사. 의료기관에서 분리하여 따로 설치한 탕전실에서 한약을 조제하는 경우 조제를 의뢰한 한의사의 처방전, 조제 작업일지, 한약재의 입출고 내역, 조제한 한약의 배송일지 등 관련 서류를 작성 · 보관하여야 한다.

12. 의무기록실

의무기록(외래 · 입원 · 응급 환자 등의 기록)을 보존기간에 따라 비치하여 기록 · 관리 및 보관할 수 있는 서가 등 필요한 시설을 설치하여야 한다.

13. 소독시설

증기 · 가스장치 및 소독약품 등의 자재와 소독용 기계기구를 갖추어 두고, 위생재료 · 붕대 등을 집중 공급하는 데에 적합한 시설을 갖추어야 한다.

14. 급식시설

가. 조리실은 식품의 운반과 배식이 편리한 곳에 위치하고, 조리, 보관, 식기 세척, 소독 등 식품을 위생적으로 처리할 수 있는 설비와 공간을 갖추어야 한다.

나. 식품저장실은 환기와 통풍이 잘 되는 곳에 두되, 식품과 식품재료를 위생적으로 보관할 수 있는 시설을 갖추어야 한다.

다. 급식 관련 종사자가 이용하기 편리한 준비실 · 탈의실 및 옷장을 갖추어야 한다.

15. 세탁물 처리시설

「의료기관세탁물관리규칙」에서 정하는 적합한 시설과 규모를 갖추어야 한다.

16. 시체실

시체의 부패 방지를 위한 냉장시설과 소독시설을 갖추어야 한다.

17. 적출물 처리시설

「폐기물관리법 시행규칙」 제14조에 따른 시설과 규모를 갖추어야 한다.

18. 자가발전시설

공공전기시설을 사용하지 아니하더라도 해당 의료기관의 필요한 곳에 전기를 공급할 수 있는 자가발전시설을 갖추어야 한다.

19. 구급자동차

보건복지부장관이 정하는 산소통 · 산소호흡기와 그 밖에 필요한 장비를 갖추고 환자를 실어 나를 수 있어야 한다.

20. 그 밖의 시설

가. 장례식장의 바닥면적은 해당 의료기관의 연면적의 5분의 1을 초과하지 못한다.

나. 요양병원의 식당 등 모든 시설에는 휠체어가 이동할 수 있는 공간이 확보되어야 하며, 복도에는 병상이 이동할 수 있는 공간이 확보되어야 한다.

다. 별표 3 제20호나목에 따라 엘리베이터를 설치하여야 하는 경우에는 「승강기시설 안전관리법 시행규칙」 별표 1에 따른 침대용 엘리베이터를 설치하여야 하며, 층간 경사로를 설치하는 경우에는 「장애인 · 노인 · 임산부 등의 편의증진에 관한 법률 시행규칙」 별표 1에 따른 경사로 규격에 맞아야 한다.

라. 요양병원의 복도 등 모든 시설의 바닥은 문턱이나 높이차이가 없어야 하고, 불가피하게 문턱이나 높이차이가 있는 경우 환자가 이동하기 쉽도록 경사로를 설치하여야 하며, 복도, 계단, 화장실 대 · 소변기, 욕실에는 안전을 위한 손잡이를 설치하여야 한다. 다만, 「장애인 · 노인 · 임산부 등의 편의증진에 관한 법률」 제9조에 따라 요양병원에 출입구 · 문, 복도, 계단을 설치하는 경우에 그 시설은 같은 법에 따른 기준에도 맞아야 한다.

마. 요양병원의 입원실, 화장실, 욕실에는 환자가 의료인을 신속하게 호출할 수 있도록 병상, 변기, 욕조 주변에 비상연락장치를 설치하여야 한다.

바. 요양병원의 욕실

1) 병상이 이동할 수 있는 공간 및 보조인력이 들어가 목욕을 시킬 수 있는 공간을 확보하여야 한다.

2) 적정한 온도의 온수가 지속적으로 공급되어야 하고, 욕조를 설치할 경우 욕조에 환자의 전신이 잠기지 않는 깊이로 하여야 한다.

사. 요양병원의 외부로 통하는 출입구에 잠금장치를 갖추되, 화재 등 비상시에 자동으로 열릴 수 있도록 하여야 한다.

[별표 8의2]〈개정 2021.6.30〉

감염관리 업무를 수행하는 사람의 인력기준 및 배치기준 (제46조제1항 관련)

1. 인력기준

감염관리실에서 감염관리 업무를 수행하는 사람은 감염관리에 관한 경험 및 지식이 있는 사람으로서 의사, 간호사 또는 해당 의료기관의 장이 인정하는 사람으로 한다.

가. 의사

나. 간호사

다. 해당 의료기관의 장이 인정하는 사람

2. 배치기준

다음 각 목의 구분에 따라 배치한다.

가. 상급종합병원

1) 의사

구분	100~ 300 병상	301~ 600 병상	601~ 900 병상	901~ 1,200 병상	1,201~ 1,500 병상	1,501~ 1,800 병상	1,801~ 2,100 병상	2,101~ 2,400 병상	2,401 병상 이상
의사	1명 이상	2명 이상	3명 이상	4명 이상	5명 이상	6명 이상	7명 이상	8명 이상	9명 이상

2) 간호사 및 해당 의료기관의 장이 인정하는 사람 구분

구분	100~ 200 병상	201~ 400 병상	401~ 600 병상	601~ 800 병상	801~ 1,000 병상	1,000~ 1,200 병상	1,201~ 1,400 병상	1,401~ 1,600 병상	1,601~ 1,800 병상	1,801~ 2,000 병상	2,001~ 2,200 병상	2,201~ 2,400 병상	2,401 병상 이상
간호사	1명 이상	2명 이상	2명 이상	3명 이상	3명 이상	4명 이상	4명 이상	5명 이상	5명 이상	6명 이상	6명 이상	7명 이상	7명 이상
의료기관의 장이 인정하는 사람	1명 이상	1명 이상	2명 이상	2명 이상	3명 이상	3명 이상	4명 이상	4명 이상	5명 이상	5명 이상	6명 이상	6명 이상	7명 이상

나. 종합병원

구분	100~300병상	301~600병상	601~900병상	901~1,200병상	1,201~1,500병상	1,501~1,800병상	1,801~2,100병상	2,101병상 이상
의사	1명 이상	2명 이상	3명 이상	4명 이상	5명 이상	6명 이상	7명 이상	8명 이상
간호사	1명 이상	2명 이상	2명 이상	3명 이상	3명 이상	4명 이상	4명 이상	5명 이상
의료기관의 장이 인정하는 사람	1명 이상	1명 이상	2명 이상	2명 이상	3명 이상	3명 이상	4명 이상	4명 이상

다. 병원

인력	100~300병상	301~600병상	601~900병상	901~1,200병상	1,201병상 이상
의사	1명 이상	2명 이상	3명 이상	4명 이상	5명 이상
간호사	1명 이상	1명 이상	1명 이상	1명 이상	1명 이상
의료기관의 장이 인정하는 사람	1명 이상	1명 이상	1명 이상	1명 이상	1명 이상

비 고

1. 위 표 제2호가목2)의 기준에도 불구하고 401병상 이상인 경우에는 해당 배치기준상의 최소인력을 기준으로 간호사를 1명씩 늘려 배치하면서 의료기관의 장이 인정하는 사람은 1명씩 줄여 배치할 수 있다. 다만, 의료기관의 장이 인정하는 사람이 최소 1명 이상 배치되어야 한다.
2. 위 표 제2호나목의 기준에도 불구하고 601병상 이상인 경우에는 해당 배치기준상의 최소인력을 기준으로 간호사를 1명씩 늘려 배치하면서 의료기관의 장이 인정하는 사람을 1명씩 줄여 배치할 수 있다. 다만, 의료기관의 장이 인정하는 사람은 최소 1명 이상 배치되어야 한다.

■ 의료법 시행규칙 [별표 3]〈개정 2021.6.30〉

의료기관의 종류별 시설기준(제34조 관련)

시설	종합병원 병원 요양병원	치과병원	한방병원	의원	치과 의원	한의원	조산원
1. 입원실	입원환자 100명 이상(병원 · 요양병원의 경우는 30명 이상)을 수용할 수 있는 입원실		입원환자 30명 이상을 수용할 수 있는 입원실	입원실을 두는 경우 입원환자 29명 이하를 수용할 수 있는 입원실	의원과 같음	의원과 같음	1 (분만실 겸용)
2. 중환자실	1 (병상이 300개 이상인 종합병원만 해당한다)						
3. 수술실	1 (외과계 진료과목이 있는 종합병원이나 병원인 경우에만 갖춘다)	1 (외과계 진료과목이 있는 경우에만 갖춘다)	1 (외과계 진료과목이 있는 경우에만 갖춘다)	1 (외과계 진료과목이 있고, 전신마취 하에 수술을 하는 경우에만 갖춘다)	1 (외과계 진료과목이 있고, 전신마취 하에 수술을 하는 경우에만 갖춘다)		
4. 응급실	1 (병원 · 요양병원의 경우는 「응급의료에 관한 법률」에 따라 지정받은 경우에만 갖춘다)						
5. 임상검사실	1 (요양병원의 경우 관련 치과 진료과목이 있는 경우에만 갖춘다)	1	1 (관련 의과 또는 치과 진료 과목이 있는 경우에만 갖춘다)				
6. 방사선 장치	1 (요양병원의 경우 관련 치과 진료과목이 있는 경우에만 갖춘다)	1	1 (관련 의과 또는 치과 진료 과목이 있는 경우에만 갖춘다)				

7. 회복실	1 (수술실이 설치되어 있는 경우에만 갖춘다)	1 (수술실이 설치되어 있는 경우에만 갖춘다)	1 (수술실이 설치되어 있는 경우에만 갖춘다)	1 (수술실이 설치되어 있는 경우에만 갖춘다)	1 (수술실이 설치되어 있는 경우에만 갖춘다)		
8. 물리 치료실	1 (종합병원에만 갖춘다)						
9. 한방 요법실	1 (관련 한의과 진료과목이 있는 경우에만 갖춘다)	1 (관련 한의과 진료과목이 있는 경우에만 갖춘다)	1				
10. 병리 해부실	1 (종합병원에만 갖춘다)						
11. 조제실	1 (조제실을 두는 경우에만 갖춘다)	1 (조제실을 두는 경우에만 갖춘다)	1 (조제실을 두는 경우에만 갖춘다)	1 (조제실을 두는 경우에만 갖춘다)	1 (조제실을 두는 경우에만 갖춘다)	1 (조제실을 두는 경우에만 갖춘다)	1 (조제실을 두는 경우에만 갖춘다)
11의2. 탕전실	1 (관련 한의과 진료과목을 두고 탕전을 하는 경우에만 갖춘다)	1 (관련 한의과 진료과목을 두고 탕전을 하는 경우에만 갖춘다)	1 (탕전을 하는 경우에만 갖춘다)			1 (탕전을 하는 경우에만 갖춘다)	
12. 의무 기록실	1	1	1				
13. 소독시설	1	1	1	1 (외래환자를 진료하지 아니하는 의원은 제외한다)	1	1	1
14. 급식시설	1 (외부 용역업체에 급식을 맡기는 경우에는 적용되지 아니한다)	1 (외부 용역업체에 급식을 맡기는 경우에는 적용되지 아니한다)	1 (외부 용역업체에 급식을 맡기는 경우에는 적용되지 아니한다)				

15. 세탁물 처리시설	1 (세탁물 전량을 위탁처리하는 경우에는 갖추지 아니하여도 된다)	1 (세탁물 전량을 위탁처리하는 경우에는 갖추지 아니하여도 된다)	1 (세탁물 전량을 위탁처리하는 경우에는 갖추지 아니하여도 된다)				
16. 시체실	1 (종합병원만 갖춘다. 다만, 「장사 등에 관한 법률」 제29조에 따른 장례식장을 설치·운영하는 경우로서 장례식장에 시신을 안치하기 위한 시설을 둔 경우에는 갖추지 않아도 된다)						
17. 적출물 처리시설	1 (적출물 전량을 위탁처리하는 경우에는 해당하지 아니한다)	1 (적출물전량을 위탁처리하는 경우에는 해당하지 아니한다)	1 (적출물전량을 위탁처리하는 경우에는 해당하지 아니한다)				
18. 자가발전시설	1	1	1				
19. 구급자동차	1 (요양병원은 제외하며, 「응급의료에 관한 법률」 제44조제2항에 따라 구급자동차의 운용을 위탁한 경우에는 갖추지 않아도 된다)						
20. 그 밖의 시설	가. 탕전실, 의무기록실, 급식시설, 세탁처리시설 및 적출물소각시설은 의료기관이 공동으로 사용할 수 있다. 나. 요양병원은 거동이 불편한 환자가 장기간 입원하는 데에 불편함이 없도록 식당, 휴게실, 욕실, 화장실, 복도 및 계단과 엘리베이터(계단과 엘리베이터는 2층 이상인 건물만 해당하고, 층간 경사로를 갖춘 경우에는 엘리베이터를 갖추지 아니할 수 있다)를 갖추어야 한다. 다. 탕전실은 의료기관에서 분리하여 따로 설치할 수 있다. 라. 종합병원, 병원, 한방병원, 요양병원은 해당 병원에서 사망하는 사람 등의 장사 관련 편의를 위하여 「장사 등에 관한 법률」 제29조에 따른 장례식장을 설치할 수 있다. 이 경우 장례식장의 운영은 법인, 단체 또는 개인 등에게 위탁할 수 있다.						

[별표 5]

의료기관에 두는 의료인의 정원(제38조 관련)

구분	종합병원	병원	치과병원	한방병원	요양병원	의원	치과의원	한의원
의사	연평균 1일 입원환자를 20명으로 나눈 수(이 경우 소수점은 올림). 외래환자 3명은 입원환자 1명으로 환산함	종합병원과 같음	추가하는 진료과목당 1명(법 제43조 제2항에 따라 의과 진료과목을 설치하는 경우)	추가하는 진료과목당 1명(법 제43조 제2항에 따라 의과 진료과목을 설치하는 경우)	연평균 1일 입원환자 80명까지는 2명으로 하되, 80명을 초과하는 입원환자는 매 40명마다 1명을 기준으로 함(한의사를 포함하여 환산함). 외래환자 3명은 입원환자 1명으로 환산함	종합병원과 같음		
치과의사	의사의 경우와 같음	추가하는 진료과목당 1명(법 제43조제3항에 따라 치과 진료과목을 설치하는 경우)	종합병원과 같음	추가하는 진료과목당 1명(법 제43조제3항에 따라 치과 진료과목을 설치하는 경우)	추가하는 진료과목당 1명(법 제43조제3항에 따라 치과 진료과목을 설치하는 경우)		종합병원과 같음	
한의사	추가하는 진료과목당 1명(법 제43조제1항에 따라 한의과 진료과목을 설치하는 경우)	추가하는 진료과목당 1명(법 제43조제1항에 따라 한의과 진료과목을 설치하는 경우)	추가하는 진료과목당 1명(법 제43조제1항에 따라 한의과 진료과목을 설치하는 경우)	연평균 1일 입원환자를 20명으로 나눈 수(이 경우 소수점은 올림). 외래환자 3명은 입원환자 1명으로 환산함	연평균 1일 입원환자 40명마다 1명을 기준으로 함(의사를 포함하여 환산함). 외래환자 3명은 입원환자 1명으로 환산함			한방병원과 같음
조산사	산부인과에 배정된 간호사 정원의 3분의 1 이상	종합병원과 같음(산부인과가 있는 경우에만 둠)		종합병원과 같음(법 제43조제2항에 따라 산부인과를 설치하는 경우)		병원과 같음		

간호사(치과의료기관의 경우에는 치과위생사 또는 간호사)	연평균 1일 입원환자를 2.5명으로 나눈 수(이 경우 소수점은 올림). 외래환자 12명은 입원환자 1명으로 환산함	종합병원과 같음	종합병원과 같음	연평균 1일 입원환자를 5명으로 나눈 수(이 경우 소수점은 올림). 외래환자 12명은 입원환자 1명으로 환산함	연평균 1일 입원환자 6명마다 1명을 기준으로 함(다만, 간호조무사는 간호사 정원의 3분의 2 범위 내에서 둘 수 있음). 외래환자 12명은 입원환자 1명으로 환산함	종합병원과 같음	종합병원과 같음	한방병원과 같음

[별표 5의2]

의료기관에 두는 약사 및 한약사의 정원(제38조 관련)

의료기관 종류		약사 정원
상급종합병원		연평균 1일 입원환자를 30명으로 나눈 수와 외래환자 원내조제 처방전을 75매로 나눈 수를 합한 수 이상의 약사
종합병원	500병상 이상	연평균 1일 입원환자를 50명으로 나눈 수와 외래환자 원내조제 처방전을 75매로 나눈 수를 합한 수 이상의 약사
	300병상 이상 500병상 미만	연평균 1일 입원환자를 80명으로 나눈 수와 외래환자 원내조제 처방전을 75매로 나눈 수를 합한 수 이상의 약사
	300병상 미만	1인 이상의 약사
병 원		1인 이상의 약사. 다만, 100병상 이하의 경우에는 주당 16시간 이상의 시간제 근무 약사를 둘 수 있다.
치과병원(30병상 이상에 한정한다)		1인 이상의 약사. 다만, 100병상 이하의 경우에는 주당 16시간 이상의 시간제 근무 약사를 둘 수 있다.

한방병원	1인 이상의 한약사. 다만, 100병상 이하의 경우에는 주당 16시간 이상의 시간제 근무 한약사를 둘 수 있다.
요양병원	1인 이상의 약사 또는 한약사. 다만, 200병상 이하의 경우에는 주당 16시간 이상의 시간제 근무 약사 또는 한약사를 둘 수 있다.

비고 : 약사 수의 산정 시 그 수가 1 미만인 경우에는 1로 하고, 1 이상인 경우 소수점은 반올림한다.

[별표 6]

의료기관의 급식관리 기준(제39조 관련)

1. 환자의 영양관리에 관한 사항을 심의하기 위하여 병원장이나 부원장을 위원장으로 하는 영양관리위원회를 둔다.
2. 환자의 식사는 일반식과 치료식으로 구분하여 제공한다.
3. 환자급식을 위한 식단은 영양사가 작성하고 환자의 필요 영양량을 충족시킬 수 있어야 한다.
4. 환자음식은 뚜껑이 있는 식기나 밀폐된 배식차에 넣어 적당한 온도를 유지한 상태에서 공급하여야 한다.
5. 영양사는 완성된 식사를 평가하기 위하여 매 끼 검식(檢食)을 실시하며, 이에 대한 평가 결과를 검식부(檢食簿)에 기록하여야 한다.
6. 영양사는 의사가 영양지도를 의뢰한 환자에 대하여 영양 상태를 평가하고, 영양 상담 및 지도를 하며, 그 내용을 기록하여야 한다.
7. 식기와 급식용구는 매 식사 후 깨끗이 세척 · 소독하여야 하며, 전염성 환자의 식기는 일반 환자의 식기와 구분하여 취급하고, 매 식사 후 완전 멸균소독하여야 한다.
8. 수인성 전염병환자가 남긴 음식은 소독 후 폐기하여야 한다.
9. 병원장은 급식 관련 종사자에 대하여 연 1회 이상 정기건강진단을 실시하여야 하며, 종사자가 전염성 질병에 감염되었을 경우에는 필요한 조치를 취하여야 한다.
10. 병원장은 급식 관련 종사자에게 위생교육을 실시하여야 한다.

제2장

응급의료에 관한 법률

응급의료에 관한 법률 [시행 2021. 12. 30.] [법률 제17786호, 2020. 12. 29., 일부개정]

응급의료에 관한 법률 시행령 [시행 2021. 12. 30.] [대통령령 제32267호, 2021. 12. 28., 일부개정]

응급의료에 관한 법률 시행규칙 [시행 2021. 12. 31.] [보건복지부령 제851호, 2021. 12. 31., 타법개정]

제1장 총 칙

제1조(목적)

이 법은 국민들이 응급상황에서 신속하고 적절한 응급의료를 받을 수 있도록 응급의료에 관한 국민의 권리와 의무, 국가 · 지방자치단체의 책임, 응급의료제공자의 책임과 권리를 정하고 응급의료자원의 효율적 관리에 필요한 사항을 규정함으로써 응급환자의 생명과 건강을 보호하고 국민의료를 적정하게 함을 목적으로 한다.

제2조(정의)

이 법에서 사용하는 용어의 뜻은 다음과 같다.

1. "응급환자"란 질병, 분만, 각종 사고 및 재해로 인한 부상이나 그 밖의 위급한 상태로 인하여 즉시 필요한 응급처치를 받지 아니하면 생명을 보존할 수 없거나 심신에 중대한 위해(危害)가 발생할 가능성이 있는 환자 또는 이에 준하는 사람으로서 보건복지부령으로 정하는 사람을 말한다.
2. "응급의료"란 응급환자가 발생한 때부터 생명의 위험에서 회복되거나 심신상의 중대한 위해가 제거되기까지의 과정에서 응급환자를 위하여 하는 상담 · 구조(救助) · 이송 · 응급처치 및 진료 등의 조치를 말한다.
3. "응급처치"란 응급의료행위의 하나로서 응급환자의 기도를 확보하고 심장박동의 회복, 그 밖에 생명의 위험이나 증상의 현저한 악화를 방지하기 위하여 긴급히 필요로 하는 처치를 말한다.
4. "응급의료종사자"란 관계 법령에서 정하는 바에 따라 취득한 면허 또는 자격의 범위에서 응급환자에 대한 응급의료를 제공하는 의료인과 응급구조사를 말한다.
5. "응급의료기관"이란 「의료법」 제3조에 따른 의료기관 중에서 이 법에 따라 지정된 권역응급의료센터, 전문응급의료센터, 지역응급의료센터 및 지역응급의료기관을 말한다.
6. "구급차 등"이란 응급환자의 이송 등 응급의료의 목적에 이용되는 자동차, 선박 및 항공기 등의 이송수단을 말한다.
7. "응급의료기관 등"이란 응급의료기관, 구급차등의 운용자 및 응급의료지원센터를 말한다.

8. “응급환자이송업”이란 구급차등을 이용하여 응급환자 등을 이송하는 업(業)을 말한다.

[시행일: 2022. 12. 22.] 제2조

시행규칙 제2조(응급환자)
「응급의료에 관한 법률」(이하 "법"이라 한다) 제2조제1호에서 "보건복지부령이 정하는 자"란 다음 각 호의 어느 하나에 해당하는 증상이 있는 자를 말한다.
1. 별표 1의 응급증상 및 이에 준하는 증상
2. 제1호의 증상으로 진행될 가능성이 있다고 응급의료종사자가 판단하는 증상

제2장 국민의 권리와 의무

제3조(응급의료를 받을 권리)

모든 국민은 성별, 나이, 민족, 종교, 사회적 신분 또는 경제적 사정 등을 이유로 차별받지 아니하고 응급의료를 받을 권리를 가진다. 국내에 체류하고 있는 외국인도 또한 같다.

제4조(응급의료에 관한 알 권리)

① 모든 국민은 응급상황에서의 응급처치 요령, 응급의료기관등의 안내 등 기본적인 대응방법을 알 권리가 있으며, 국가와 지방자치단체는 그에 대한 교육 · 홍보 등 필요한 조치를 마련하여야 한다.

② 모든 국민은 국가나 지방자치단체의 응급의료에 대한 시책에 대하여 알 권리를 가진다.

제5조(응급환자에 대한 신고 및 협조 의무)

① 누구든지 응급환자를 발견하면 즉시 응급의료기관등에 신고하여야 한다.

② 응급의료종사자가 응급의료를 위하여 필요한 협조를 요청하면 누구든지 적극 협조하여야 한다.

제5조의2(선의의 응급의료에 대한 면책)

생명이 위급한 응급환자에게 다음 각 호의 어느 하나에 해당하는 응급의료 또는 응급처치를 제공하여 발생한 재산상 손해와 사상(死傷)에 대하여 고의 또는 중대한 과실이 없는 경우 그 행위자는 민사책임과 상해(傷害)에 대한 형사책임을 지지 아니하며 사망에 대한 형사

책임은 감면한다.

1. 다음 각 목의 어느 하나에 해당하지 아니하는 자가 한 응급처치
    가. 응급의료종사자
    나. 「선원법」 제86조에 따른 선박의 응급처치 담당자, 「119구조 · 구급에 관한 법률」제10조에 따른 구급대 등 다른 법령에 따라 응급처치 제공의무를 가진 자
2. 응급의료종사자가 업무수행 중이 아닌 때 본인이 받은 면허 또는 자격의 범위에서 한 응급의료
3. 제1호 나목에 따른 응급처치 제공의무를 가진 자가 업무수행 중이 아닌 때에 한 응급처치

제3장 응급의료종사자의 권리와 의무

제6조(응급의료의 거부금지 등)

① 응급의료기관등에서 근무하는 응급의료종사자는 응급환자를 항상 진료할 수 있도록 응급의료업무에 성실히 종사하여야 한다.

② 응급의료종사자는 업무 중에 응급의료를 요청받거나 응급환자를 발견하면 즉시 응급의료를 하여야 하며 정당한 사유 없이 이를 거부하거나 기피하지 못한다.

제7조(응급환자가 아닌 사람에 대한 조치)

① 의료인은 응급환자가 아닌 사람을 응급실이 아닌 의료시설에 진료를 의뢰하거나 다른 의료기관에 이송할 수 있다.

② 진료의뢰 · 환자이송의 기준 및 절차 등에 관하여 필요한 사항은 대통령령으로 정한다.

시행령 제2조(응급환자가 아닌 자에 대한 이송기준 및 절차)

① 의료인은 응급의료기관에 내원한 환자가 응급환자에 해당하지 아니하나 진료가 필요하다고 인정되는 경우에는 「응급의료에 관한 법률」(이하 "법"이라 한다) 제7조의 규정에 따라 본인 또는 법정대리인의 동의를 얻어 응급실이 아닌 의료시설에 진료를 의뢰하거나 다른 의료기관에 이송할 수 있다.

② 의료인은 제1항의 규정에 따라 응급환자에 해당하지 아니하는 환자를 응급실이 아닌 의료시설에 진료를 의뢰하거나 다른 의료기관에 이송하는 경우에는 당해 환자가 응급환자에 해당하지 아니하는 이유를 설명하고, 그에 필요한 진료내용 및 진료과목 등을 추천하여야 한다.

③ 의료기관의 장은 제1항의 규정에 따라 응급환자에 해당하지 아니하는 환자를 다른 의료기관으로 이송한 경우 그 이송받은 의료기관, 환자 또는 그 법정대리인이 진료에 필요한 의무기록을 요구하는 경우에는 이를 즉시 제공하여야 한다.

제8조(응급환자에 대한 우선 응급의료 등)

① 응급의료종사자는 응급환자에 대하여는 다른 환자보다 우선하여 상담 · 구조 및 응급처치를 하고 진료를 위하여 필요한 최선의 조치를 하여야 한다.

② 응급의료종사자는 응급환자가 2명 이상이면 의학적 판단에 따라 더 위급한 환자부터 응급의료를 실시하여야 한다.

제9조(응급의료의 설명 · 동의)

① 응급의료종사자는 다음 각 호의 어느 하나에 해당하는 경우를 제외하고는 응급환자에게 응급의료에 관하여 설명하고 그 동의를 받아야 한다.

1. 응급환자가 의사결정능력이 없는 경우
2. 설명 및 동의 절차로 인하여 응급의료가 지체되면 환자의 생명이 위험하여지거나 심신상의 중대한 장애를 가져오는 경우

② 응급의료종사자는 응급환자가 의사결정능력이 없는 경우 법정대리인이 동행하였을 때에는 그 법정대리인에게 응급의료에 관하여 설명하고 그 동의를 받아야 하며, 법정대리인이 동행하지 아니한 경우에는 동행한 사람에게 설명한 후 응급처치를 하고 의사의 의학적 판단에 따라 응급진료를 할 수 있다.

③ 응급의료에 관한 설명 · 동의의 내용 및 절차 등에 관하여 필요한 사항은 보건복지부령으로 정한다.

시행규칙 제3조(응급의료에 관한 설명 · 동의의 내용 및 절차)

① 법 제9조에 따라 응급환자 또는 그 법정대리인에게 응급의료에 관하여 설명하고 동의를 얻어야 할 내용은 다음 각 호와 같다.

1. 환자에게 발생하거나 발생 가능한 증상의 진단명
2. 응급검사의 내용
3. 응급처치의 내용
4. 응급의료를 받지 아니하는 경우의 예상결과 또는 예후
5. 그 밖에 응급환자가 설명을 요구하는 사항

② 제1항의 규정에 의한 설명 · 동의는 별지 제1호서식의 응급의료에 관한 설명 · 동의서에 의한다.

③ 응급의료종사자가 의사결정능력이 없는 응급환자의 법정대리인으로부터 제1항에 따른 동의를 얻지 못하였으나 응급환자에게 반드시 응급의료가 필요하다고 판단되는 때에는 의료인 1명 이상의 동의를 얻어 응급의료를 할 수 있다.

제10조(응급의료 중단의 금지)

응급의료종사자는 정당한 사유가 없으면 응급환자에 대한 응급의료를 중단하여서는 아니 된다.

제11조(응급환자의 이송)

① 의료인은 해당 의료기관의 능력으로는 응급환자에 대하여 적절한 응급의료를 할 수 없다고 판단한 경우에는 지체 없이 그 환자를 적절한 응급의료가 가능한 다른 의료기관으로 이송하여야 한다.

② 의료기관의 장은 제1항에 따라 응급환자를 이송할 때에는 응급환자의 안전한 이송에 필요한 의료기구와 인력을 제공하여야 하며, 응급환자를 이송받는 의료기관에 진료에 필요한 의무기록(醫務記錄)을 제공하여야 한다.

③ 의료기관의 장은 이송에 든 비용을 환자에게 청구할 수 있다.

④ 응급환자의 이송절차, 의무기록의 이송 및 비용의 청구 등에 필요한 사항은 보건복지부령으로 정한다.

> **시행규칙 제5조(이송비용의 청구)**
> 의료기관의 장이 법 제11조제3항의 규정에 따라 환자에게 청구할 수 있는 이송에 소요되는 비용은 당해 의료기관의 구급차를 사용한 경우에 그 구급차에 의한 이송처치료를 말한다.

제12조(응급의료 등의 방해 금지)

누구든지 응급의료종사자(「의료기사 등에 관한 법률」 제2조에 따른 의료기사와 「의료법」 제80조에 따른 간호조무사를 포함한다)의 응급환자에 대한 구조 · 이송 · 응급처치 또는 진료를 폭행, 협박, 위계(僞計), 위력(威力), 그 밖의 방법으로 방해하거나 의료기관 등의 응급의료를 위한 의료용 시설 · 기재(機材) · 의약품 또는 그 밖의 기물(器物)을 파괴 · 손상하거나 점거하여서는 아니 된다.

제4장 국가 및 지방자치단체의 책임

제13조(응급의료의 제공)

국가 및 지방자치단체는 응급환자의 보호, 응급의료기관등의 지원 및 설치 · 운영, 응급의료종사자의 양성, 응급이송수단의 확보 등 응급의료를 제공하기 위한 시책을 마련하고 시행하여야 한다.

제13조의2(응급의료 기본계획 및 연차별 시행계획)

① 보건복지부장관은 제13조에 따른 업무를 수행하기 위하여 제13조의5에 따른 중앙응급의료위원회의 심의를 거쳐 응급의료기본계획(이하 "기본계획"이라 한다)을 5년마다 수립하여야 한다.

② 기본계획은 「공공보건의료에 관한 법률」 제4조에 따른 공공보건의료 기본계획과 연계하여 수립하여야 하며, 다음 각 호의 사항을 포함하여야 한다.

1. 국민의 안전한 생활환경 조성을 위한 다음 각 목의 사항
   가. 국민에 대한 응급처치 및 응급의료 교육 · 홍보 계획
   나. 생활환경 속의 응급의료 인프라 확충 계획
   다. 응급의료의 평등한 수혜를 위한 계획
2. 응급의료의 효과적인 제공을 위한 다음 각 목의 사항
   가. 민간 이송자원의 육성 및 이송체계의 개선 계획
   나. 응급의료기관에 대한 평가 · 지원 및 육성 계획
   다. 응급의료 인력의 공급 및 육성 계획
   라. 응급의료정보통신체계의 구축 · 운영 계획
   마. 응급의료의 질적 수준 개선을 위한 계획
   바. 재난 등으로 다수의 환자 발생 시 응급의료 대비 · 대응 계획
3. 기본계획의 효과적 달성을 위한 다음 각 목의 사항
   가. 기본계획의 달성목표 및 그 추진방향
   나. 응급의료제도 및 운영체계에 대한 평가 및 개선방향
   다. 응급의료재정의 조달 및 운용

라. 기본계획 시행을 위한 중앙행정기관의 협조 사항

③ 보건복지부장관은 기본계획을 확정한 때에는 지체 없이 이를 관계 중앙행정기관의 장과 특별시장 · 광역시장 · 특별자치시장 · 도지사 · 특별자치도지사(이하 "시 · 도지사"라 한다)에게 통보하여야 한다.

④ 보건복지부장관은 보건의료 시책상 필요한 경우 제13조의5에 따른 중앙응급의료위원회의 심의를 거쳐 기본계획을 변경할 수 있다.

⑤ 보건복지부장관은 대통령령으로 정하는 바에 따라 기본계획에 따른 연차별 시행계획을 수립하여야 한다.

[시행일: 2022. 12. 22.] 제13조의2

시행령 제3조(연차별 시행계획의 수립)
보건복지부장관은 법 제13조의2제5항에 따라 응급의료 기본계획에 따른 연차별 시행계획을 계획 시행 전년도 10월 31일까지 수립하여야 한다.

제13조의3(지역응급의료시행계획)

① 시 · 도지사는 기본계획에 따라 매년 지역응급의료시행계획을 수립하여 시행하여야 한다.

② 지역응급의료시행계획은 제13조의2에 따른 기본계획의 지역 내 시행을 위하여 각 시 · 도의 상황에 맞게 수립하되, 다음 각 호의 사항을 포함하여야 한다.

1. 응급환자 발생 현황, 응급의료 제공 현황 등 지역응급의료 현황
2. 지역 내 응급의료 자원조사 등을 통한 지역응급의료 이송체계 마련
3. 응급의료의 효과적 제공을 위한 지역응급의료 주요 사업 추진계획 수립 및 실적 관리
4. 응급의료정책 추진을 위한 인력 · 조직 등의 기반 마련 및 지역 내 응급의료기관 간 협력체계 구축
5. 그 밖에 시 · 도지사가 기본계획의 시행 및 응급의료 발전을 위하여 필요하다고 인정하는 사항

③ 보건복지부장관은 대통령령으로 정하는 바에 따라 지역응급의료시행계획 및 그 시행결과를 평가할 수 있다.

④ 보건복지부장관은 지역응급의료시행계획 및 그 시행결과에 대하여 평가한 결과를 토대로 시 · 도지사에게 계획 및 사업의 변경 또는 시정을 요구할 수 있다.

⑤ 그 밖에 지역응급의료시행계획의 수립 · 시행 및 평가에 관하여는 대통령령으로 정한다.

시행령 제5조(지역응급의료시행계획의 평가 등)
① 법 제13조의3제2항에 따른 평가를 위하여 특별시장 · 광역시장 · 특별자치시장 · 도지사 및 특별자치도지사(이하 "시 · 도지사"라 한다)는 법 제13조의3제1항에 따라 수립한 다음 해의 지역응급의료시행계획을 매년 12월 31일까지 보건복지부장관에게 제출하여야 한다.
② 법 제13조의3제2항에 따른 평가를 위하여 시 · 도지사는 지난해의 지역응급의료시행계획 시행결과를 매년 2월 말일까지 보건복지부장관에게 제출하여야 한다.

제13조의4(응급의료계획에 대한 협조)

① 보건복지부장관 및 시 · 도지사는 기본계획 및 지역응급의료시행계획의 수립 · 시행을 위하여 필요한 경우에는 국가기관, 지방자치단체, 응급의료에 관련된 기관 · 단체 및 「공공기관의 운영에 관한 법률」 제4조에 따른 공공기관(이하 "공공기관"이라 한다)의 장에게 자료제공 등의 협조를 요청할 수 있다.

② 제1항에 따라 협조요청을 받은 국가기관, 지방자치단체, 관계 기관 · 단체, 공공기관의 장 등은 특별한 사유가 없는 한 이에 응하여야 한다.

③ 제1항에 따라 요청할 수 있는 자료의 범위와 그 관리 및 활용 등은 대통령령으로 정한다.

제13조의5(중앙응급의료위원회)

① 응급의료에 관한 주요 시책을 심의하기 위하여 보건복지부에 중앙응급의료위원회(이하 "중앙위원회"라 한다)를 둔다.

② 중앙위원회는 위원장 1명과 부위원장 1명을 포함한 15명 이내의 위원으로 구성한다.

③ 중앙위원회의 위원장은 보건복지부장관이 되고 부위원장은 위원 중 위원장이 지명하며 위원은 당연직 위원과 위촉 위원으로 한다.

④ 당연직 위원은 다음 각 호의 사람으로 한다.

1. 기획재정부차관
2. 교육부차관
3. 국토교통부차관
4. 소방청장
5. 제25조에 따른 중앙응급의료센터의 장

⑤ 위촉 위원은 다음 각 호의 사람으로서 위원장이 위촉한다.

1. 「비영리민간단체 지원법」 제2조에 따른 비영리민간단체를 대표하는 사람 3명
2. 응급의료에 관한 학식과 경험이 풍부한 사람 3명
3. 제2조제5호에 따른 응급의료기관을 대표하는 사람 1명

4. 보건의료 관련 업무를 담당하는 지방공무원으로서 특별시 · 광역시를 대표하는 사람 1명
5. 보건의료 관련 업무를 담당하는 지방공무원으로서 도(특별자치도를 포함한다)를 대표하는 사람 1명

⑥ 중앙위원회는 다음 각 호의 사항을 심의한다.

1. 제13조의2에 따른 응급의료기본계획 및 연차별 시행계획의 수립 및 변경
2. 「국가재정법」 제74조에 따라 응급의료기금의 기금운용심의회에서 심의하여야 할 사항
3. 응급의료에 관련한 정책 및 사업에 대한 조정
4. 응급의료에 관련한 정책 및 사업의 평가 결과
5. 지역응급의료시행계획 및 특별시 · 광역시 · 도 · 특별자치도(이하 "시 · 도"라 한다)의 응급의료에 관련한 사업의 평가 결과
6. 응급의료의 중기 · 장기 발전방향 및 제도 개선에 관한 사항
7. 그 밖에 응급의료에 관하여 보건복지부장관이 부의하는 사항

⑦ 중앙위원회는 매년 2회 이상 개최하여야 한다.

⑧ 그 밖에 중앙위원회의 회의 및 운영에 관한 사항은 대통령령으로 정한다.

시행령 제6조(중앙응급의료위원회)

① 법 제13조의5제5항에 따른 위촉 위원의 임기는 3년으로 한다.

② 위원장은 위원회의 위촉 위원이 다음 각 호의 어느 하나에 해당하는 경우에는 해당 위원을 해촉(解囑)할 수 있다.

1. 심신장애로 인하여 직무를 수행할 수 없게 된 경우
2. 직무와 관련된 비위사실이 있는 경우
3. 직무태만, 품위손상, 그 밖의 사유로 인하여 위원으로 적합하지 아니하다고 인정되는 경우
4. 위원 스스로 직무를 수행하는 것이 곤란하다고 의사를 밝히는 경우

③ 법 제13조의5에 따른 중앙응급의료위원회(이하 "위원회"라 한다)의 위원장은 위원회를 대표하며, 위원회의 업무를 총괄한다.

④ 위원회의 회의는 위원회의 위원장이 필요하다고 인정하거나 재적위원 3분의 1 이상이 요구하는 경우에 위원회의 위원장이 소집한다.

⑤ 위원회의 회의는 재적위원 과반수의 출석으로 개의(開議)하고, 출석위원 과반수의 찬성으로 의결한다.

⑥ 위원회에 간사 1명을 두되, 간사는 보건복지부 소속 고위공무원단에 속하는 공무원 중에서 보건복지부장관이 지명한다.

⑦ 위원회는 심의 사항을 전문적으로 검토하기 위해 위원회에 분야별로 전문위원회를 둘 수 있다.

⑧ 위원회 및 전문위원회의 회의에 출석한 위원, 관계 공무원 또는 관계 전문가에게는 예산의 범위에서 수당, 여비, 그 밖에 필요한 경비를 지급할 수 있다. 다만, 공무원인 위원이나 관계 공무원이 그 소관 업무와 직접 관련하여 출석하는 경우에는 그러하지 아니하다.
⑨ 제1항부터 제8항까지에서 규정한 사항 외에 위원회 및 전문위원회의 운영에 필요한 사항은 위원회의 의결을 거쳐 위원회의 위원장이 정한다.

제13조의6(시 · 도응급의료위원회)

① 응급의료에 관한 중요 사항을 심의하기 위하여 시 · 도에 시 · 도응급의료위원회(이하 "시 · 도위원회"라 한다)를 둔다.

② 시 · 도위원회는 해당 시 · 도의 응급의료에 관한 다음 각 호의 사항을 심의한다.

1. 제13조의3제1항에 따른 지역응급의료시행계획의 수립 및 변경
2. 지역응급의료 자원조사
3. 중증응급환자를 위한 지역 이송체계 마련 및 주요 이송곤란 사례 검토 등을 통한 이송체계 개선
4. 응급의료를 위한 지방 재정의 사용
5. 응급의료 시책 및 사업의 조정
6. 응급의료기관등에 대한 평가 결과의 활용
7. 지역응급의료서비스 품질 관리 실태 및 개선 필요 사항
8. 그 밖에 응급의료에 관하여 시 · 도지사가 부의하는 사항

③ 시 · 도지사는 제2항의 시 · 도위원회 심의사항과 관련된 정책 개발 및 실무 지원을 위하여 시 · 도 응급의료지원단을 설치 · 운영한다. 다만, 시 · 도지사는 필요한 경우 「공공보건의료에 관한 법률」 제22조에 따른 공공보건의료 지원단과 통합하여 운영할 수 있다.

④ 시 · 도위원회는 매년 2회 이상 개최하여야 한다.

⑤ 시 · 도위원회 및 시 · 도 응급의료지원단의 구성 · 기능 및 운영 등에 관하여 필요한 사항은 대통령령으로 정하는 기준에 따라 해당 시 · 도의 조례로 정한다.

[시행일: 2022. 12. 22.] 제13조의6

제14조(구조 및 응급처치에 관한 교육)

① 보건복지부장관 또는 시 · 도지사는 응급의료종사자가 아닌 사람 중에서 다음 각 호의 어느 하나에 해당하는 사람에게 구조 및 응급처치에 관한 교육을 받도록 명할 수 있다. 이 경우 교육을 받도록 명받은 사람은 정당한 사유가 없으면 이에 따라야 한다

1. 구급차등의 운전자
1의2. 제47조의2제1항 각 호의 어느 하나에 해당하는 시설 등에서 의료 · 구호 또는 안전에 관한 업무에 종사하는 사람
2. 「여객자동차 운수사업법」 제3조제1항에 따른 여객자동차운송사업용 자동차의 운전자
3. 「학교보건법」 제15조에 따른 보건교사
4. 도로교통안전업무에 종사하는 사람으로서 「도로교통법」 제5조에 규정된 경찰공무원등
5. 「산업안전보건법」 제32조제1항 각 호 외의 부분 본문에 따른 안전보건교육의 대상자
6. 「체육시설의 설치 · 이용에 관한 법률」 제5조 및 제10조에 따른 체육시설에서 의료 · 구호 또는 안전에 관한 업무에 종사하는 사람
7. 「유선 및 도선 사업법」 제22조에 따른 인명구조요원
8. 「관광진흥법」 제3조제1항제2호부터 제6호까지의 규정에 따른 관광사업에 종사하는 사람 중 의료 · 구호 또는 안전에 관한 업무에 종사하는 사람
9. 「항공안전법」 제2조제14호 및 제17호에 따른 항공종사자 또는 객실승무원 중 의료 · 구호 또는 안전에 관한 업무에 종사하는 사람
10. 「철도안전법」 제2조제10호가목부터 라목까지의 규정에 따른 철도종사자 중 의료 · 구호 또는 안전에 관한 업무에 종사하는 사람
11. 「선원법」 제2조제1호에 따른 선원 중 의료 · 구호 또는 안전에 관한 업무에 종사하는 사람
12. 「화재예방, 소방시설 설치 · 유지 및 안전관리에 관한 법률」 제20조에 따른 소방안전관리자 중 대통령령으로 정하는 사람
13. 「국민체육진흥법」 제2조제6호에 따른 체육지도자
14. 「유아교육법」 제22조제2항에 따른 교사
15. 「영유아보육법」 제21조제2항에 따른 보육교사

② 보건복지부장관 및 시 · 도지사는 대통령령으로 정하는 바에 따라 제4조제1항에 따른 응급처치 요령 등의 교육 · 홍보를 위한 계획을 매년 수립하고 실시하여야 한다. 이 경우 보건복지부장관은 교육 · 홍보 계획의 수립 시 소방청장과 협의하여야 한다.

③ 시 · 도지사는 제2항에 따라 응급처치 요령 등의 교육 · 홍보를 실시한 결과를 보건복지

부장관에게 보고하여야 한다.

④ 제1항부터 제3항까지의 규정에 따른 구조 및 응급처치에 관한 교육의 내용 및 실시방법, 보고 등에 관하여 필요한 사항은 보건복지부령으로 정한다.

[시행일: 2022. 6. 22.] 제14조

시행령 제7조의2(구조 및 응급처치에 관한 교육 대상자)
법 제14조제1항제12호에서 "대통령령으로 정하는 사람"이란 「화재예방, 소방시설 설치 · 유지 및 안전관리에 관한 법률 시행령」 제22조제1항제1호 또는 제2호에 따른 특급 소방안전관리대상물 또는 1급 소방안전관리대상물의 소방안전관리자[「화재예방, 소방시설 설치 · 유지 및 안전관리에 관한 법률」 제41조에 따라 소방청장이 실시하는 강습교육(법 제14조제1항에 따른 교육의 내용 및 시간을 충족하는 강습교육만 해당한다)을 받은 사람은 제외한다]를 말한다.

시행령 제8조(응급처치 교육 · 홍보 계획 수립 등)
① 보건복지부장관 및 시 · 도지사는 법 제14조제2항에 따라 매년 응급처치 요령 등의 교육 · 홍보를 위한 계획(이하 "교육 · 홍보계획"이라 한다)을 수립하고 실시하여야 한다.
② 교육 · 홍보계획에는 다음 각 호의 내용이 포함되어야 한다.
1. 교육 · 홍보의 대상 · 내용 · 방법
2. 그 밖에 응급처치 요령 등의 교육 · 홍보에 관하여 필요한 사항
③ 보건복지부장관 및 시 · 도지사는 교육 · 홍보 관련 전문가나 단체에 의뢰하여 제1항에 따라 수립한 교육 · 홍보계획을 실시할 수 있다.

시행규칙 제6조(구조 및 응급처치교육)
① 보건복지부장관 또는 특별시장 · 광역시장 · 특별자치시장 · 도지사 · 특별자치도지사(이하 "시 · 도지사"라 한다)가 법 제14조에 따라 구조 및 응급처치에 관한 교육을 실시하려는 경우 그 교육의 내용 및 실시방법은 별표 2와 같다. 이 경우 세부적인 사항은 보건복지부장관이 정하여 고시한다.
② 보건복지부장관 또는 시 · 도지사는 법 제14조에 따라 구조 및 응급처치에 관한 교육을 받은 자에 대하여 별지 제3호서식의 구조 및 응급처치교육 수료증을 발급하여야 한다.
③ 제2항에 따라 수료증을 발급받은 자는 당해 사업장 등에 수료증을 게시하거나 교육받은 사실을 표시할 수 있다.

제15조(응급의료정보통신망의 구축)

① 국가 및 지방자치단체는 국민들에게 효과적인 응급의료를 제공하기 위하여 각종 자료의 수집과 정보 교류를 위한 응급의료정보통신망을 구축하여야 한다.

② 제1항에 따른 응급의료정보통신망의 통신체계 및 운용비용 등에 관하여 필요한 사항은 보건복지부령으로 정한다.

③ 보건복지부장관은 응급의료정보통신망 구축을 위하여 필요한 경우 관계 중앙행정기관의 장 또는 지방자치단체의 장 및 응급의료와 관련된 기관 · 단체 등에 대하여 정보통신망의 연계를 요구할 수 있다. 이 경우 정보통신망의 연계를 요구받은 관계 중앙행정기

관의 장 또는 지방자치단체의 장 및 응급의료와 관련된 기관 · 단체 등은 특별한 사유가 있는 경우 외에는 이에 응하여야 한다.

시행규칙 제7조(응급의료 통신체계 등)

① 국가 및 지방자치단체는 법 제15조제1항의 규정에 따라 응급의료기관등을 운용하는 자와 법 제25조제1항에 따른 중앙응급의료센터(이하 "중앙응급의료센터"라 한다)가 연계될 수 있도록 응급의료 통신망을 구축하여야 한다.

② 중앙응급의료센터의 통신체계 운용비용은 법 제15조제2항의 규정에 따라 국가 및 지방자치단체가 그 2분의 1을 각각 부담한다.

제15조의2(비상대응매뉴얼)

① 국가와 지방자치단체는 「재난 및 안전관리 기본법」 제3조제1호 및 제2호의 재난 및 해외재난으로부터 국민과 주민의 생명을 보호하기 위하여 응급의료에 관한 기본적인 사항과 응급의료 지원 등에 관한 비상대응매뉴얼을 마련하고 의료인에게 이에 대한 교육을 실시하여야 한다.

② 제1항에 따른 비상대응매뉴얼의 내용, 교육의 대상 · 방법, 교육 참가자에 대한 비용지원 등에 필요한 사항은 대통령령으로 정한다.

시행령 제8조의2 (비상대응매뉴얼의 내용)

① 법 제15조의2제1항에 따른 국가의 비상대응매뉴얼에는 다음 각 호의 사항이 포함되어야 한다.

1. 재난현장에서 응급의료 지원과 관련된 기관별 역할과 지휘체계의 안내
2. 재난현장의 응급의료체계
3. 재난현장의 응급의료 지원을 위한 인력의 구성 및 운영
4. 재난발생시 응급환자의 진료와 응급의료 지원을 중점으로 수행하는 응급의료기관의 시설 · 장비 및 인력 현황
5. 재난피해자 중 초기에 긴급한 심리치료가 필요한 대상자의 선정 및 심리치료 방법
6. 재난현장의 응급의료 지원에 필요한 물품의 비축과 관리
7. 재난현장의 응급의료 지원 통신체계
8. 재난현장의 응급의료 지원에 대한 교육과 훈련
9. 그 밖에 재난유형별 응급의료 지원에 필요한 사항

② 법 제15조의2제1항에 따른 지방자치단체의 비상대응매뉴얼에는 다음 각 호의 사항이 포함되어야 한다.

1. 재난현장의 응급의료 지원 인력을 편성한 의료기관 현황 및 의료기관별 응급의료 지원 인력의 편성 내용
2. 재난현장의 응급의료 지원에 필요한 장비 편성 및 활용
3. 관할 구역의 응급의료기관의 현황과 비상연락체계
4. 관할 구역의 재난시 응급의료 지원에 필요한 물품의 종류, 수량, 비축 기관 및 관리

5. 관할 구역의 응급의료 지원 통신체계 현황 및 관리
6. 재난현장의 응급의료 지원에 대한 교육과 훈련 실시에 필요한 사항
7. 그 밖에 재난현장의 응급의료 지원을 위하여 지방자치단체의 장이 필요하다고 인정하는 사항

시행령 제8조의3(비상대응매뉴얼의 교육 등)

① 법 제15조의2제2항에 따른 비상대응매뉴얼의 교육 대상은 응급의료기관의 응급의료종사자로 하고, 매년 보건복지부장관이 지방자치단체별 · 직종별로 교육 대상자의 인원수 등을 정하여 고시한다.

② 국가와 지방자치단체의 비상대응매뉴얼 교육은 재난현장에서 응급의료와 그 지원에 필요한 기본 교육과 함께 응급의료 실습과정을 포함하여 실시하고, 교육시간은 매년 12시간 이상으로 한다.

③ 법 제15조의2제2항에 따라 국가와 지방자치단체는 교육 참가자에게 예산의 범위에서 급식비 · 교통비 등 실비와 교육참가비를 지급할 수 있다. 이 경우 지급액의 산정방법 및 지급절차 등에 관하여 필요한 사항은 보건복지부장관이 정하여 고시한다.

시행규칙 제13조의2(권역응급의료센터의 재난 대비 및 대응 업무)

법 제26조제1항제2호에 따른 권역응급의료센터의 재난 대비 및 대응 업무는 다음 각 호와 같다.

1. 재난 의료 대응계획의 수립
2. 재난 의료에 필요한 시설 · 장비 및 물품의 관리
3. 재난 의료 지원조직의 구성 및 출동체계 유지
4. 권역 내 응급의료기관을 대상으로 한 재난 의료 교육 및 훈련
5. 그 밖에 법 제15조의2에 따른 비상대응매뉴얼로 정하는 업무[본조신설 2017.12.1]

제16조(재정 지원)

① 국가 및 지방자치단체는 예산의 범위에서 응급의료기관등 및 응급의료시설에 대하여 필요한 재정 지원을 할 수 있다.

② 국가 및 지방자치단체는 제47조의2에 따른 자동심장충격기 등 심폐소생을 위한 응급장비를 갖추어야 하는 시설 등에 대하여 필요한 재정 지원을 할 수 있다.

제17조(응급의료기관등에 대한 평가)

① 보건복지부장관은 응급의료기관등의 시설 · 장비 · 인력, 업무의 내용 · 결과 등에 대하여 평가를 할 수 있다. 이 경우 평가 대상이 되는 응급의료기관등의 장은 특별한 사유가 없으면 평가에 응하여야 한다.

② 보건복지부장관은 제1항에 따른 응급의료기관등의 평가를 위하여 해당 응급의료기관등을 대상으로 필요한 자료의 제공을 요청할 수 있다. 이 경우 자료의 제공을 요청받은 응급의료기관등은 정당한 사유가 없으면 이에 따라야 한다.

③ 보건복지부장관은 응급의료기관등에 대한 평가 결과를 공표할 수 있다.

④ 보건복지부장관은 제1항에 따른 응급의료기관등에 대한 평가 결과에 따라 응급의료기

관등에 대하여 행정적 · 재정적 지원을 할 수 있다.

⑤ 제1항 및 제3항에 따른 응급의료기관등의 평가방법, 평가주기, 평가결과 공표 등에 관하여 필요한 사항은 보건복지부령으로 정한다.

시행규칙 제8조(응급의료기관등의 평가방법 및 평가주기 등)

① 보건복지부장관이 법 제17조제1항의 규정에 따라 실시하는 응급의료기관등에 대한 평가는 서면평가와 현지평가로 구분한다.

② 제1항의 규정에 의한 평가중 서면평가는 매년 모든 응급의료기관등을 대상으로 실시하고, 현지평가는 서면평가 결과의 확인이 필요하거나 응급의료기관등의 요구 등이 있는 경우에 실시한다.

③ 응급의료기관등에 대한 평가의 기준 · 방법 및 절차 등에 필요한 세부적인 사항은 보건복지부장관이 정한다.

④ 보건복지부장관은 필요하다고 인정하는 경우에는 응급의료기관등에 대한 평가를 관계 전문기관에 의뢰하여 실시할 수 있다.

⑤ 보건복지부장관은 법 제17조제3항에 따라 응급의료기관등별로 다음 각 호의 내용을 공표할 수 있다.

1. 평가 종합 등급
2. 평가영역별 또는 평가지표별 등급 또는 점수
3. 그 밖에 응급의료기관등의 업무 개선을 위하여 공표가 필요하다고 판단되는 내용.

제18조(환자가 여러 명 발생한 경우의 조치)

① 보건복지부장관, 시 · 도지사 또는 시장 · 군수 · 구청장(자치구의 구청장을 말한다. 이하 같다)은 재해 등으로 환자가 여러 명 발생한 경우에는 응급의료종사자에게 응급의료 업무에 종사할 것을 명하거나, 의료기관의 장 또는 구급차등을 운용하는 자에게 의료시설을 제공하거나 응급환자 이송 등의 업무에 종사할 것을 명할 수 있으며, 중앙행정기관의 장 또는 관계 기관의 장에게 협조를 요청할 수 있다.

② 응급의료종사자, 의료기관의 장 및 구급차등을 운용하는 자는 정당한 사유가 없으면 제1항에 따른 명령을 거부할 수 없다.

③ 환자가 여러 명 발생하였을 때 인명구조 및 응급처치 등에 필요한 사항은 대통령령으로 정한다.

시행령 제9조(다수의 환자발생에 대한 인명구조 및 응급처치)

① 보건복지부장관 또는 시 · 도지사는 재해 등으로 환자가 여러 명 발생한 경우에는 법 제18조에 따라 응급의료기관 및 관계기관에 대한 지휘체계를 확립하고 그 사상자의 규모, 피해지역의 범위, 사고의 종류 및 추가적인 사고발생의 위험도 등을 고려하여 신속하고 적절한 인명구조 및 응급처치가 될 수 있도록 해야 한다.

② 시 · 도지사 또는 시장 · 군수 · 구청장(자치구 구청장을 말한다. 이하 같다)은 다수의 환자가 발생한 사실을 알게 되거나 보고를 받은 때에는 지체없이 보건복지부장관에게 이를 보고하여야 한다.

③ 시 · 도지사 또는 시장 · 군수 · 구청장은 다수의 환자가 발생한 때에는 사고 발생일부터 사고수습 종료일까지 매일 1일 활동상황을 보건복지부장관에게 보고하여야 하며, 사고수습이 종료된 경우에는 지체 없이 종합보고를 하여야 한다.

시행령 제10조(다수의 환자발생에 대한 조치계획의 수립)
① 법 제18조제3항의 규정에 따라 보건복지부장관 또는 시 · 도지사는 다수의 환자발생에 대비하여 환자발생의 원인 및 규모에 따른 적정한 조치계획을 미리 수립하여야 한다.
② 제1항의 조치계획에는 다음 각호의 사항이 포함되어야 한다.
1. 응급의료 인력 · 장비 및 시설의 편성과 활용
2. 관계기관의 협조체계 구축
3. 응급의료활동 훈련

제5장 재정

제19조(응급의료기금의 설치 및 관리 · 운용)

① 보건복지부장관은 응급의료를 효율적으로 수행하기 위하여 응급의료기금(이하 "기금"이라 한다)을 설치한다.
② 보건복지부장관은 기금의 관리 · 운용을 대통령령으로 정하는 의료 관련 기관 또는 의료 관련 단체(이하 "기금관리기관의 장"이라 한다)에 위탁할 수 있다. 이 경우 보건복지부장관은 기금의 관리 · 운용에 관한 사무를 감독하며 이에 필요한 명령을 할 수 있다.
③ 그 밖에 기금의 설치 및 관리 · 운용에 필요한 사항은 대통령령으로 정한다.

시행령 제11조(기금의 회계기관)
보건복지부장관은 소속공무원중에서 법 제19조제1항의 규정에 의한 응급의료기금(이하 "기금"이라 한다)의 수입과 지출어 관한 사무를 행하게 하기 위하여 기금수입징수관 · 기금재무관 · 기금지출관 및 기금출납공무원을 임명한다.

시행령 제12조(기금업무의 위탁)
① 보건복지부장관은 법 제19조제2항에 따라 기금의 관리 · 운용에 관한 사항 중 법 제21조제1호에 따른 미수금의 대지급(代支給)업무를 「국민건강보험법」 제62조에 따른 건강보험심사평가원(이하 "심사평가원"이라 한다)에 위탁하여 한다.
② 보건복지부장관은 기금에서 제1항의 규정에 의한 위탁업무에 소요되는 비용(이하 "위탁사업비"라 한다)을 심사평가원에 배정 · 지급하여야 한다.

제20조(기금의 조성)

① 기금은 다음 각 호의 재원으로 조성한다.

1. 「국민건강보험법」에 따른 요양기관의 업무정지를 갈음하여 보건복지부장관이 요양기관으로부터 과징금으로 징수하는 금액 중 「국민건강보험법」에 따라 지원하는 금액
2. 응급의료와 관련되는 기관 및 단체의 출연금 및 기부금
3. 정부의 출연금
4. 그 밖에 기금을 운용하여 생기는 수익금

② 정부는 제1항제3호의 정부출연금으로 다음 각 호의 해당 연도 예상수입액의 100분의 20에 해당하는 금액을 매 회계연도의 세출예산에 계상하여야 한다.

1. 「도로교통법」 제160조제2항 및 제3항에 따른 과태료(같은 법 제161조제1항제1호에 따라 지방경찰청장이 부과 · 징수하는 것에 한한다)
2. 「도로교통법」 제162조제3항에 따른 범칙금

제21조(기금의 사용)

기금은 다음 각 호의 용도로 사용한다.

1. 응급환자의 진료비 중 제22조에 따른 미수금의 대지급(代支給)
2. 응급의료기관등의 육성 · 발전과 의료기관의 응급환자 진료를 위한 시설 등의 설치에 필요한 자금의 융자 또는 지원
3. 응급의료 제공체계의 원활한 운영을 위한 보조사업
4. 대통령령으로 정하는 재해 등이 발생하였을 때의 의료 지원
5. 구조 및 응급처치 요령 등 응급의료에 관한 교육 · 홍보 사업
6. 응급의료의 원활한 제공을 위한 자동심장충격기 등 응급장비의 구비 지원
7. 응급의료를 위한 조사 · 연구 사업
8. 기본계획 및 지역응급의료시행계획의 시행 지원
9. 응급의료종사자의 양성 등 지원

시행령 제12조(기금업무의 위탁)

① 보건복지부장관은 법 제19조제2항에 따라 기금의 관리 · 운용에 관한 사항 중 법 제21조제1호에 따른 미수금의 대지급(代支給)업무를 「국민건강보험법」 제62조에 따른 건강보험심사평가원(이하 "심사평가원"이라 한다)에 위탁하여 한다.

② 보건복지부장관은 기금에서 제1항의 규정에 의한 위탁업무에 소요되는 비용(이하 "위탁사업비"라 한다)을 심사평가원에 배정 · 지급하여야 한다.

시행령 제17조(재해시의 의료지원)
법 제21조제4호의 규정에 의한 의료지원은 재해 발생시 응급의료 활동에 필요한 의료인력의 여비와 그 밖에 이에 준하는 경비의 지원으로 한다.

제22조(미수금의 대지급)

① 의료기관과 구급차등을 운용하는 자는 응급환자에게 응급의료를 제공하고 그 비용을 받지 못하였을 때에는 그 비용 중 응급환자 본인이 부담하여야 하는 금액(이하 "미수금"이라 한다)에 대하여는 기금관리기관의 장(기금의 관리 · 운용에 관한 업무가 위탁되지 아니한 경우에는 보건복지부장관을 말한다. 이하 이 조 및 제22조의2에서 같다)에게 대신 지급하여 줄 것을 청구할 수 있다.

② 기금관리기관의 장은 제1항에 따라 의료기관 등이 미수금에 대한 대지급을 청구하면 보건복지부령으로 정하는 기준에 따라 심사하여 그 미수금을 기금에서 대신 지급하여야 한다.

③ 국가나 지방자치단체는 제2항에 따른 대지급에 필요한 비용을 기금관리기관의 장에게 보조할 수 있다.

④ 기금관리기관의 장은 제2항에 따라 미수금을 대신 지급한 경우에는 응급환자 본인과 그 배우자, 응급환자의 1촌의 직계혈족 및 그 배우자 또는 다른 법령에 따른 진료비 부담 의무자에게 그 대지급금(代支給金)을 구상(求償)할 수 있다.

⑤ 제4항에 따른 대지급금의 상환 청구를 받은 자가 해당 대지급금을 정하여진 기간 내에 상환하지 아니하면 기금관리기관의 장은 기한을 정하여 독촉할 수 있다.

⑥ 제5항에 따른 독촉을 받은 자가 그 기한 내에 대지급금을 상환하지 아니하면 기금관리기관의 장은 보건복지부장관의 승인을 받아 국세 체납처분의 예에 따라 이를 징수할 수 있다.

⑦ 기금관리기관의 장은 제4항에 따라 대지급금을 구상하였으나 상환받기가 불가능하거나 제22조의3에 따른 소멸시효가 완성된 대지급금을 결손으로 처리할 수 있다.

⑧ 미수금 대지급의 대상 · 범위 · 절차 및 방법, 구상의 절차 및 방법, 상환이 불가능한 대지급금의 범위 및 결손처분 절차 등에 관하여 필요한 사항은 대통령령으로 정한다.

시행령 제14조(위탁사업비의 용도)
위탁사업비를 사용할 수 있는 용도는 다음 각 호와 같다.
1. 법 제22조제1항에 따른 미수금 대지급에 드는 비용
2. 미수금 대지급심사와 대지급금의 구상 등에 소요되는 인건비 및 여비
3. 미수금 대지급심사와 대지급금의 구상 등에 소요되는 소모품 등 행정경비
4. 그 밖에 위탁업무의 수행에 필요한 비용

시행령 제18조(미수금 대지급의 대상)
법 제22조에 따른 미수금 대지급의 대상은 다음 각 호의 어느 하나에 해당하지 아니하는 응급환자로 한다.
1. 다른 법령에 의하여 응급의료행위에 대한 비용(이하 "응급의료비용"이라 한다) 전액을 지급받는 자
2. 다른 법령에 의하여 응급의료비용의 일부를 지급받는 자로서 그 나머지 응급의료비용을 부담할 능력이 있는 자

시행령 제19조(미수금 대지급의 범위)
법 제22조에 따른 미수금 대지급의 범위는 다음 각 호의 비용중 응급환자 본인이 부담하여야 하는 비용으로 한다.
1. 의료기관의 응급의료비용
2. 구급차등을 운용하는 자의 법 제24조에 따른 이송처치료(의료기관이 구급차등을 운용하는 경우는 제외한다)

시행령 제20조(미수금 대지급의 청구 및 심사 절차)
① 의료기관과 구급차등을 운용하는 자가 법 제22조제1항에 따라 미수금의 대지급을 받으려는 경우에는 보건복지부령으로 정하는 바에 따라 심사평가원장에게 미수금의 대지급 청구를 하여야 한다.
② 제1항에 따른 미수금의 대지급 청구는 진료종료일 또는 이송종료일부터 3년 이내에 하여야 한다.
③ 심사평가원장은 제1항에 따른 의료기관등의 미수금 대지급 청구에 대하여 그 내용을 심사한 후 대지급금을 지급하여야 한다.
④ 미수금 대지급 청구의 심사에 관하여 필요한 사항은 보건복지부령으로 정한다.

시행령 제21조(대지급금의 구상)
심사평가원장은 법 제22조제2항에 따라 미수금을 대지급한 경우에는 지체 없이 그 대지급금 전액에 대하여 법 제22조제4항에 따라 응급환자 본인과 그 배우자, 응급환자의 1촌의 직계혈족 및 그 배우자 또는 다른 법령에 의한 진료비부담 의무자(이하 "상환의무자"라 한다)에게 일정한 기간을 정하여 이를 납부하도록 청구해야 한다. 이 경우 상환의무자의 신청에 따라 48개월의 범위에서 분할하여 납부하게 할 수 있다.

시행령 제22조(상환금의 처리)
심사평가원장은 법 제22조제4항에 따라 상환의무자로부터 대지급금을 구상한 경우에는 그 구상금액을 제15조제1항에 따른 위탁사업비의 계정에 납입하여야 한다.

시행령 제23조(상환이 불가능한 대지급금의 처리)
①법 제22조제5항 및 제6항에 따라 결손처분을 할 수 있는 상환이 불가능한 대지급금의 범위는 다음 각 호와 같다.
1. 상환의무자의 행방을 알 수 없거나 상환할 만한 재산이 없다고 판명된 경우
2. 당해권리에 대한 소멸시효가 완성된 경우

3. 그 밖에 징수할 가능성이 없다고 심사평가원장이 인정하는 경우

② 심사평가원장은 법 제22조제5항에 따라 상환이 불가능한 대지급금을 결손처분하려는 경우에는 지방자치단체, 세무서, 그 밖의 관계기관에 대하여 그 상환의무자의 행방 또는 재산의 유무를 조사 · 확인하여야 한다. 다만, 체납액이 10만원 미만인 경우에는 그러하지 아니하다.

시행규칙 제9조(대지급 청구의 심사기준)

① 법 제22조제2항에 따른 미수금의 대지급 청구에 대한 심사기준은 다음 각호와 같다.
1. 의약학적인 측면과 비용효과적인 측면에서 응급의료를 적정하게 행하였는지의 여부
2. 대지급 청구의 대상인 응급진료비 및 이송처치료 산출의 적정성 여부

② 그 밖에 대지급 청구의 심사에 관한 세부적인 기준은 보건복지부장관이 정하여 고시한다.

시행규칙 제10조(미수금 대지급의 청구방법)

① 의료기관과 구급차등을 운용하는 자는 법 제22조 및 「응급의료에 관한 법률 시행령」(이하 "영"이라 한다) 제20조제1항에 따라 미수금에 대한 대지급을 받으려는 경우에는 별지 제4호서식의 응급환자진료비(이송처치료) 미수금 대지급 청구서에 상환의무자의 서명 · 날인을 받아 다음 각 호의 서류를 첨부하여 건강보험심사평가원장에게 제출해야 한다.
1. 응급진료비 미수금의 대지급을 청구하는 경우
   가. 응급진료에 관한 진료기록부 사본 1부
   나. 「국민건강보험법 시행규칙」 제19조제3항에 따른 요양급여비용명세서 또는 「의료급여법 시행규칙」 제20조제2항에 따른 의료급여비용명세서의 서식에 따른 응급진료비 산출내역서 1부
   다. 환자에게 발행한 진료비계산서 사본 1부
   라. 삭제
2. 이송처치료 미수금의 대지급을 청구하는 경우
   가. 별지 제5호서식의 이송처치료 영수증 사본 1부
   나. 별지 제16호서식의 출동 및 처치기록지 1부
   다. 삭제

② 의료기관과 구급차등을 운용하는 기관의 장은 응급환자가 다음 각 호의 어느 하나에 해당하여 제1항에 따른 청구서에 상환의무자의 서명 · 날인을 받을 수 없는 경우에는 다음 각 호의 어느 하나에 해당한다는 내용의 확인서를 건강보험심사평가원장에게 제출해야 한다.
1. 응급진료 중 사망한 자로서 무연고자로 확인된 경우
2. 응급진료 중 이탈하여 복귀하지 아니하거나 응급진료 종료 후 도주한 사람으로서 주소지 확인이 불가능함이 객관적으로 입증된 경우
3. 경찰관서 또는 지방자치단체 등을 통하여 조회한 결과 신원이 확인되지 않은 경우
4. 의식이 없는 상태에서 상환의무자 없이 응급진료 중 또는 종료 후 다른 의료기관으로 전원되었거나 이송되었음이 객관적으로 입증된 경우

제22조의2(자료의 제공)

① 기금관리기관의 장은 국가 · 지방자치단체 및 의료기관 등 관계기관에 미수금 심사, 대지급금 구상 및 결손처분 등을 위하여 국세 · 지방세, 토지 · 주택 · 건축물 · 자동차 · 선박 · 항공기, 국민건강보험 · 국민연금 · 고용보험 · 산업재해보상보험 · 보훈급여 · 공

무원연금 · 공무원재해보상급여 · 군인연금 · 사립학교교직원연금 · 별정우체국연금 · 기초연금, 주민등록 · 가족관계등록 등에 관한 자료의 제공을 요청할 수 있다.

② 제1항에 따른 요청을 받은 기관은 특별한 사유가 없으면 이에 따라야 한다.

③ 제1항에 따라 관계 기관이 기금관리기관의 장에게 제공하는 자료에 대하여는 사용료와 수수료 등을 면제한다.

제22조의3(구상권의 시효)

① 제22조제4항에 따른 대지급금에 대한 구상의 권리는 그 대지급금을 청구할 수 있는 날부터 3년 동안 행사하지 아니하면 소멸시효가 완성된다.

② 시효중단, 그 밖의 소멸시효에 관하여는 「민법」에 따른다.

제23조(응급의료수가의 지급기준)

① 응급의료수가(應急醫療酬價)의 지급기준은 보건복지부장관이 정한다.

② 보건복지부장관은 제1항에 따른 응급의료수가의 지급기준을 정할 때 제17조에 따른 응급의료기관에 대한 평가 결과를 반영하여 응급의료수가에 차등(差等)을 둘 수 있다.

제24조(이송처치료)

① 구급차등을 운용하는 자가 구급차등을 이용하여 응급환자 등을 이송하였을 때에는 보건복지부령으로 정하는 이송처치료를 그 응급환자로부터 받을 수 있다.

② 구급차등을 운용하는 자는 구급차등의 이용자로부터 제1항에 따른 이송처치료 외에 별도의 비용을 받아서는 아니 된다.

시행규칙 제11조(이송처치료의 기준)

① 구급차등을 운용하는 자가 법 제24조의 규정에 따라 응급환자로부터 받을 수 있는 이송처치료의 기준은 별표 3과 같다.

② 구급차등을 운용하는 자는 응급환자로부터 이송처치료를 받은 경우에는 별지 제5호서식의 이송처치료 영수증을 발급하여야 한다. 다만, 다음 각 호의 사항이 모두 표시된 신용카드의 매출전표(賣出錢票)를 발급한 경우는 제외한다.

1. 이송처치료의 기본, 추가 및 할증 요금
2. 부가요금

제6장 응급의료기관 등

제25조(중앙응급의료센터)

① 보건복지부장관은 응급의료에 관한 다음 각 호의 업무를 수행하게 하기 위하여 중앙응급의료센터를 설치 · 운영할 수 있다.

1. 응급의료기관등에 대한 평가 및 질을 향상시키는 활동에 대한 지원
2. 응급의료종사자에 대한 교육훈련
3. 제26조에 따른 권역응급의료센터 간의 업무조정 및 지원
4. 응급의료 관련 연구
5. 국내외 재난 등의 발생 시 응급의료 관련 업무의 조정 및 그에 대한 지원
6. 응급의료 통신망 및 응급의료 전산망의 관리 · 운영과 그에 따른 업무
7. 응급처치 관련 교육 및 응급장비 관리에 관한 지원
8. 응급환자 이송체계 운영 및 관리에 관한 지원
9. 응급의료분야 의료취약지 관리 업무
10. 그 밖에 보건복지부장관이 정하는 응급의료 관련 업무

② 보건복지부장관은 제1항에 따른 중앙응급의료센터를 효율적으로 운영하기 위하여 필요하다고 인정하면 그 운영에 관한 업무를 대통령령으로 정하는 바에 따라 의료기관 · 관계전문기관 · 법인 · 단체에 위탁할 수 있다. 이 경우 예산의 범위에서 그 운영에 필요한 경비를 지원할 수 있다.

③ 제1항 및 제2항에 따른 중앙응급의료센터의 설치 · 운영 및 운영의 위탁 등에 관하여 필요한 사항은 보건복지부령으로 정한다.

[시행일: 2022. 12. 22.] 제25조

시행규칙 제12조(중앙응급의료센터의 지정기준 · 방법 및 절차)

① 법 제25조의 규정에 의한 중앙응급의료센터의 지정기준은 별표 4와 같다.

② 중앙응급의료센터로 지정을 받고자 하는 종합병원은 별지 제6호서식의 중앙응급의료센터 지정신청서에 다음 각호의 서류를 첨부하여 보건복지부장관에게 제출하여야 한다.

1. 응급의료시설의 도면 1부
2. 응급의료 시설 · 인력 및 장비 등의 현황 및 운영계획서 1부

③ 보건복지부장관은 중앙응급의료센터를 지정한 경우에는 별지 제7호서식의 중앙응급의료센터 지정서를 교부하여야 한다.
④ 보건복지부장관은 중앙응급의료센터로 지정을 받고자 하는 자가 지정기준의 일부를 충족하지 못한 경우에는 일정기간 내에 그 기준을 충족할 것을 조건으로 지정할 수 있다.

제26조(권역응급의료센터의 지정)

① 보건복지부장관은 응급의료에 관한 다음 각 호의 업무를 수행하게 하기 위하여 「의료법」 제3조의4에 따른 상급종합병원 또는 같은 법 제3조의3에 따른 300병상을 초과하는 종합병원 중에서 권역응급의료센터를 지정할 수 있다.
1. 중증응급환자 중심의 진료
2. 재난 대비 및 대응 등을 위한 거점병원으로서 보건복지부령으로 정하는 업무
3. 권역(圈域) 내에 있는 응급의료종사자에 대한 교육 · 훈련
4. 권역 내 다른 의료기관에서 제11조에 따라 이송되는 중증응급환자에 대한 수용
5. 그 밖에 보건복지부장관이 정하는 권역 내 응급의료 관련 업무

② 권역응급의료센터의 지정 기준 · 방법 · 절차 및 업무와 중증응급환자의 기준 등은 권역 내 응급의료 수요와 공급 등을 고려하여 보건복지부령으로 정한다.

시행령 제23조의2 (응급의료지원센터 운영의 위탁)

① 법 제27조제3항에 따라 응급의료지원센터 운영에 관한 업무를 위탁받을 수 있는 관계 전문기관 · 법인 · 단체는 다음 각 호와 같다.
1. 법 제25조제1항에 따라 지정된 중앙응급의료센터
2. 법 제26조제1항에 따라 지정된 권역응급의료센터
3. 「공공기관의 운영에 관한 법률」 제4조에 따른 공공기관

② 보건복지부장관은 법 제27조제3항에 따라 업무를 위탁하는 경우에는 그 수탁자 및 위탁업무를 고시하여야 한다.

시행규칙 제13조(권역응급의료센터의 지정기준 · 방법 및 절차)

① 보건복지부장관은 법 제26조에 따라 권역응급의료센터를 지정하고자 하는 경우에는 의료자원의 분포, 주민의 생활권, 주민의 수 등을 고려하여 별표 5의 응급의료권역 및 권역응급의료센터 적정개소 수에 따라 지정한다.
② 권역응급의료센터의 지정기준은 별표 5의2와 같다.
③ 권역응급의료센터로 지정을 받고자 하는 종합병원은 별지 제6호서식의 권역응급의료센터 지정신청서에 다음 각 호의 서류를 첨부하여 관할 시 · 도지사를 거쳐 보건복지부장관에게 제출하여야 한다.
1. 응급의료시설의 도면 1부

2. 응급의료 시설 · 인력 및 장비 등의 현황 및 운영계획서 1부
3. 응급의료서비스 수준의 향상을 위한 계획서 1부

④시 · 도지사는 제3항의 규정에 의한 권역응급의료센터 지정신청서를 제출받은 경우에는 그에 대한 심사의견서를 첨부하여 보건복지부장관에게 제출하여야 한다.

⑤보건복지부장관은 권역응급의료센터를 지정한 경우에는 별지 제7호서식의 권역응급의료센터 지정서를 교부하여야 한다.

⑥보건복지부장관은 권역응급의료센터로 지정받고자 하는 자가 지정기준의 일부를 충족하지 못한 경우에는 일정기간 내에 그 기준을 충족할 것을 조건으로 지정할 수 있다.

제27조(응급의료지원센터의 설치 및 운영)

① 보건복지부장관은 응급의료를 효율적으로 제공할 수 있도록 응급의료자원의 분포와 주민의 생활권을 고려하여 지역별로 응급의료지원센터를 설치 · 운영하여야 한다.

② 응급의료지원센터의 업무는 다음 각 호와 같다.

1. 삭제
2. 삭제
3. 응급의료에 관한 각종 정보의 관리 및 제공
4. 삭제
5. 지역 내 응급의료종사자에 대한 교육훈련
6. 지역 내 응급의료기관 간 업무조정 및 지원
7. 지역 내 응급의료의 질 향상 활동에 관한 지원
8. 지역 내 재난 등의 발생 시 응급의료 관련 업무의 조정 및 지원
9. 그 밖에 보건복지부령으로 정하는 응급의료 관련 업무

③ 보건복지부장관은 응급의료지원센터를 효율적으로 운영하기 위하여 필요하다고 인정하면 그 운영에 관한 업무를 대통령령으로 정하는 바에 따라 관계 전문기관 · 법인 · 단체에 위탁할 수 있다.

④ 국가 및 지방자치단체는 제3항에 따라 응급의료지원센터의 운영에 관한 업무를 위탁한 경우에는 그 운영에 드는 비용을 지원할 수 있다.

제28조(응급의료지원센터에 대한 협조 등)

① 응급의료지원센터의 장은 응급의료 관련 정보를 효과적으로 관리하기 위하여 응급의료정보관리체계를 구축하여야 하며, 이를 위하여 응급의료기관의 장과 구급차등을 운용하는 자에게 응급의료에 관한 정보제공을 요청할 수 있다.

② 응급의료지원센터의 장은 그 업무를 수행할 때 필요하다고 인정하면 의료기관 및 구급차등을 운용하는 자에게 응급의료에 대한 각종 정보를 제공하고, 구급차등의 출동 등 응급의료에 필요한 조치를 요청할 수 있다.

③ 제1항과 제2항에 따라 응급의료에 관한 정보 제공이나 필요한 조치를 요청받은 자는 특별한 사유가 없으면 이에 따라야 한다.

④ 응급의료지원센터에 대한 정보제공 등에 필요한 사항은 대통령령으로 정한다.

시행령 제24조(응급의료지원센터에 대한 응급의료기관등의 정보제공)

① 법 제28조제1항의 규정에 따라 응급의료지원센터의 장이 응급의료기관의 장과 구급차등을 운용하는 자에게 요청할 수 있는 응급의료에 관한 정보는 다음과 같다.

1. 중환자실 및 응급실의 인력 · 규모 · 시설 · 의료기구 및 장비
2. 구급차등의 편성 · 장비 및 운영인력
3. 응급실 근무자, 당직응급의료종사자, 응급실의 사용가능 병상수
4. 법 제11조에 따라 의료인이 응급환자의 이송을 결정하기 전에 응급의료지원센터의 장에게 다른 의료기관과의 협의를 요청한 경우 협의를 위하여 다른 의료기관에 제공할 환자의 주요증상, 활력징후, 검사결과 등에 관한 정보
5. 그 밖에 응급의료와 관련된 주요의료시설, 의료장비, 응급수술 가능질환, 응급환자의 수용 및 이송 현황 등에 대하여 응급의료지원센터의 장이 필요하다고 인정하여 요구하는 사항

② 법 제28조제2항의 규정에 따라 응급의료기관의 장 또는 구급차등을 운용하는 자가 응급의료지원센터의 장으로부터 구급차등의 출동, 응급환자의 수용 및 다른 의료기관과의 협의 등 필요한 조치를 요청받은 경우에는 출동상황, 응급환자의 처리상황 및 그 처리결과를 응급의료지원센터의 장에게 통보하여야 한다.

③ 지방자치단체, 경찰관서, 소방관서 및 군부대의 장은 응급의료지원센터의 장으로부터 구급차등의 출동 등 응급의료를 위한 협조를 요청받아 이를 조치한 경우에는 구급차등의 출동상황, 인력 및 장비의 지원상황, 응급환자의 처리상황 및 그 처리결과를 응급의료지원센터의 장에게 통보하여야 한다.

④ 응급의료기관의 장과 구급차등을 운용하는 자는 제1항 및 제2항의 규정에 따라 응급의료지원센터에 제공한 정보의 변동사항이 있는 경우에는 즉시 그 사항을 응급의료지원센터에 통보하여야 한다.

제29조(전문응급의료센터의 지정)

① 보건복지부장관은 소아환자, 화상환자 및 독극물중독환자 등에 대한 응급의료를 위하여 권역응급의료센터, 지역응급의료센터 중에서 분야별로 전문응급의료센터를 지정할 수 있다.

② 전문응급의료센터 지정의 기준 · 방법 및 절차 등에 관하여 필요한 사항은 보건복지부령으로 정한다.

[시행일: 2022. 12. 22.] 제29조

시행규칙 제16조(전문응급의료센터의 지정기준 · 방법 및 절차)
① 법 제29조의 규정에 의한 분야별 전문응급의료센터의 지정기준은 별표 6과 같다.
② 전문응급의료센터로 지정을 받고자 하는 종합병원은 별지 제6호서식의 전문응급의료센터 지정신청서에 다음 각 호의 서류를 첨부하여 관할 시 · 도지사를 거쳐 보건복지부장관에게 제출하여야 한다.
1. 지정받고자 하는 전문분야의 응급의료시설 도면 1부
2. 지정받고자 하는 전문분야의 응급의료 시설 · 인력 및 장비 등의 현황 및 운영계획서 1부
3. 지정받고자 하는 전문분야의 응급의료서비스 수준의 향상을 위한 계획서 1부
③ 보건복지부장관은 분야별 전문응급의료센터를 지정한 경우에는 별지 제7호서식의 전문응급의료센터 지정서를 교부하여야 한다.
④ 보건복지부장관은 분야별 전문응급의료센터로 지정을 받고자 하는 자가 지정기준의 일부를 충족하지 못한 경우에는 일정기간 내에 그 기준을 충족할 것을 조건으로 지정할 수 있다.

제30조(지역응급의료센터의 지정)

① 시 · 도지사는 응급의료에 관한 다음 각 호의 업무를 수행하게 하기 위하여 「의료법」 제3조의3에 따른 종합병원(이하 "종합병원"이라 한다) 중에서 지역응급의료센터를 지정할 수 있다.

1. 응급환자의 진료
2. 제11조에 따라 응급환자에 대하여 적절한 응급의료를 할 수 없다고 판단한 경우 신속한 이송

② 지역응급의료센터의 지정 기준 · 방법 · 절차와 업무 등에 필요한 사항은 시 · 도의 응급의료 수요와 공급 등을 고려하여 보건복지부령으로 정한다.

[시행일: 2022. 12. 22.] 제30조

시행규칙 제17조(지역응급의료센터의 지정기준 · 방법 및 절차)
① 시 · 도지사는 법 제30조에 따라 지역응급의료센터를 지정하려는 경우에는 주민의 접근시간을 고려하여 적정한 분포가 이루어지도록 다음 각 호의 기준에 따라 지정해야 한다. 다만, 주민의 생활권, 의료자원의 분포 등 불가피한 사유로 기준을 초과하여 지역응급의료센터를 지정할 필요가 있는 경우에는 법 제13조의6제1항에 따른 시 · 도응급의료위원회의 심의를 거쳐 이를 지정할 수 있다.
1. 특별시, 광역시 및 특별자치시: 인구 100만명당 1개소
2. 도 및 특별자치도: 인구 50만명당 1개소
② 지역응급의료센터의 지정기준은 별표 7과 같다.
③ 지역응급의료센터로 지정을 받으려는 종합병원은 별지 제6호서식의 지역응급의료센터 지정신청서에 다음 각 호의 서류를 첨부하여 관할 시 · 도지사에게 제출해야 한다. 〈개정 2020. 12. 16.〉
1. 응급의료시설의 도면 1부
2. 응급의료 시설 · 인력 및 장비 등의 현황 및 운영계획서 1부
④ 시 · 도지사는 지역응급의료센터를 지정한 경우에는 별지 제7호서식의 지역응급의료센터 지정서를 교부하여야 한다.

제30조의2(권역외상센터의 지정)

① 보건복지부장관은 외상환자의 응급의료에 관한 다음 각 호의 업무를 수행하게 하기 위하여 권역응급의료센터, 전문응급의료센터 및 지역응급의료센터 중 권역외상센터를 지정할 수 있다.

1. 외상환자의 진료
2. 외상의료에 관한 연구 및 외상의료표준의 개발
3. 외상의료를 제공하는 의료인의 교육훈련
4. 대형 재해 등의 발생 시 응급의료 지원
5. 그 밖에 보건복지부장관이 정하는 외상의료 관련 업무

② 권역외상센터는 외상환자에 대한 효과적인 응급의료 제공을 위하여 다음 각 호의 요건을 갖추어야 한다. 이 경우 각 호에 따른 구체적인 요건은 보건복지부령으로 정한다.

1. 외상환자 전용 중환자 병상 및 일반 병상
2. 외상환자 전용 수술실 및 치료실
3. 외상환자 전담 전문의
4. 외상환자 전용 영상진단장비 및 치료장비
5. 그 밖에 외상환자 진료에 필요한 인력 · 시설 · 장비

③ 그 밖에 권역외상센터 지정의 기준 · 방법 및 절차 등에 관한 구체적인 사항은 보건복지부령으로 정한다.

[시행일: 2022. 12. 22.] 제30조의2

시행규칙 제17조의2(권역외상센터의 요건 및 지정기준 등)

① 보건복지부장관은 법 제30조의2에 따라 권역외상센터를 지정하려는 경우에는 시 · 도별로 1개소를 지정하는 것을 원칙으로 하되, 주민의 생활권, 외상환자의 발생 수 등을 고려하여 추가로 지정할 수 있다.

② 권역외상센터의 요건과 지정기준은 별표 7의2와 같다.

③ 권역외상센터로 지정을 받으려는 중앙응급의료센터, 권역응급의료센터, 전문응급의료센터 또는 지역응급의료센터는 별지 제6호의2서식의 권역외상센터 지정신청서에 다음 각 호의 서류를 첨부하여 보건복지부장관에게 제출하여야 한다.

1. 권역외상센터시설의 도면 1부
2. 권역외상센터 시설 · 인력 · 장비 등의 현황 및 운영계획서 1부
3. 보건복지부장관이 정하는 기준에 따른 중증외상환자(이하 "중증외상환자"라 한다)의 이송체계 구축계획서 1부
4. 중증외상환자 진료수준의 향상을 위한 계획서 1부

④ 보건복지부장관은 권역외상센터로 지정을 받으려는 자가 별표 7의2의 요건과 지정기준 일부를 충족하지 못한 경우에는 일정기간 내에 그 요건과 지정기준을 충족할 것을 조건으로 지정할 수 있다.
⑤ 보건복지부장관은 권역외상센터를 지정한 경우에는 별지 제7호의2서식의 권역외상센터 지정서를 발급하여야 한다.

제30조의3(지역외상센터의 지정)

① 시 · 도지사는 관할 지역의 주민에게 적정한 외상의료를 제공하기 위하여 응급의료기관 중 지역외상센터를 지정할 수 있다.

② 지역외상센터 지정의 기준 · 방법 및 절차 등에 관한 구체적인 사항은 보건복지부령으로 정한다.

제30조의4 (권역외상센터 및 지역외상센터에 대한 지원)

국가 및 지방자치단체는 중증 외상으로 인한 사망률을 낮추고 효과적인 외상의료체계를 구축하기 위하여 권역외상센터 및 지역외상센터에 대한 행정적 · 재정적 지원을 실시할 수 있다.

제30조의5(정신질환자응급의료센터의 지정 등)

① 보건복지부장관은 정신질환자(「정신건강증진 및 정신질환자 복지서비스 지원에 관한 법률」 제3조제1호에 따른 정신질환자를 말한다. 이하 같다)에 대한 응급의료를 위하여 응급의료기관 중 정신질환자응급의료센터를 지정할 수 있다.

② 정신질환자응급의료센터의 지정 기준 · 방법 및 절차 등에 관한 구체적인 사항은 보건복지부령으로 정한다.

시행규칙 제17조의3(정신질환자응급의료센터의 지정 기준 · 방법 및 절차)

① 법 제30조의5제1항에 따른 정신질환자응급의료센터(이하 "정신질환자응급의료센터"라 한다)의 지정 기준은 별표 7의3과 같다.
② 정신질환자응급의료센터의 지정을 받으려는 응급의료기관의 장은 별지 제6호서식의 정신질환자응급의료센터 지정신청서에 다음 각 호의 서류를 첨부하여 관할 시 · 도지사를 거쳐 보건복지부장관에게 제출해야 한다.
1. 응급의료시설의 도면 1부
2. 응급의료 시설 · 인력 및 장비 등의 현황 및 운영계획서 1부
③ 보건복지부장관은 정신질환자응급의료센터를 지정한 경우에는 별지 제7호서식의 정신질환자응급의료센터 지정서를 발급해야 한다.

제31조(지역응급의료기관의 지정)

① 시장 · 군수 · 구청장은 응급의료에 관한 다음 각 호의 업무를 수행하게 하기 위하여 종합병원 중에서 지역응급의료기관을 지정할 수 있다. 다만, 시 · 군의 경우에는 「의료법」 제3조제2항제3호가목의 병원 중에서 지정할 수 있다.

1. 응급환자의 진료
2. 제11조에 따라 응급환자에 대하여 적절한 응급의료를 할 수 없다고 판단한 경우 신속한 이송

② 지역응급의료기관의 지정 기준 · 방법 · 절차와 업무 등에 필요한 사항은 시 · 군 · 구의 응급의료 수요와 공급 등을 고려하여 보건복지부령으로 정한다.

시행규칙 제18조(지역응급의료기관의 지정기준 · 방법 및 절차)

① 법 제31조제2항에 따른 지역응급의료기관의 지정기준은 별표 8과 같다.

② 지역응급의료기관으로 지정받으려는 종합병원 또는 병원의 장은 별지 제6호서식의 지역응급의료기관 지정신청서에 다음 각 호의 서류를 첨부하여 관할 시장 · 군수 · 구청장(자치구의 구청장을 말한다. 이하 같다)에게 제출해야 한다.

1. 응급의료시설의 도면 1부
2. 응급의료 시설 · 인력 및 장비 등의 현황 및 운영계획서 1부

③ 시장 · 군수 · 구청장은 지역응급의료기관을 지정한 경우에는 별지 제7호서식의 지역응급의료기관 지정서를 교부하여야 한다.

제31조의2(응급의료기관의 운영)

① 응급의료기관은 응급환자를 24시간 진료할 수 있도록 응급의료기관의 지정기준에 따라 시설, 인력 및 장비 등을 유지하여 운영하여야 한다.

② 제1항에 따른 인력 및 장비에는 보안인력과 보안장비가 포함되어야 한다.

③ 제2항에 따른 보안인력 및 보안장비에 관한 세부적인 사항은 보건복지부령으로 정한다.

④ 제1항에도 불구하고 자연재해, 감염병 유행 등 「재난 및 안전관리 기본법」 제3조제1호에 따른 재난 및 이에 준하는 상황으로 인하여 응급의료기관의 지정기준에 따라 시설, 인력 및 장비 등을 유지하여 운영하기 어려운 경우에는 보건복지부장관이 정하는 절차에 따라 그 예외를 인정할 수 있다.

제31조의3(응급의료기관의 재지정)

① 보건복지부장관 및 시 · 도지사, 시장 · 군수 · 구청장은 3년마다 해당 지정권자가 지정한 모든 응급의료기관을 대상으로 다음 각 호의 사항을 반영하여 재지정하거나 지정을 취소할 수 있다. 다만, 제1호를 충족하지 못한 경우에는 지정을 취소하여야 한다.

1. 제31조의2에 따른 지정기준의 준수
2. 제17조에 따른 응급의료기관의 평가 결과
3. 그 밖에 보건복지부령으로 정하는 사항

② 응급의료기관의 재지정 절차 및 방법 등은 보건복지부령으로 정한다.

시행규칙 제18조의2(응급의료기관의 재지정 절차 및 방법 등)

① 보건복지부장관 및 시 · 도지사, 시장 · 군수 · 구청장은 법 제31조의3제1항에 따라 응급의료기관을 재지정하려는 경우에는 재지정 예정일 6개월 전에 다음 각 호의 사항을 포함하여 응급의료기관 재지정 계획을 공고하여야 한다.
1. 재지정 대상 응급의료기관
2. 재지정 신청 절차
3. 재지정 심사의 기준 및 절차
4. 그 밖에 재지정에 필요한 사항

② 응급의료기관의 재지정은 3년마다 같은 해에 시행하며, 재지정 이후에 응급의료기관의 종류가 변경되는 사항을 고려하여 모든 응급의료기관의 재지정일은 같은 날로 정한다.

③ 제1항의 응급의료기관 재지정 계획에 따른 심사 및 결정은 중앙응급의료센터 및 권역응급의료센터, 지역응급의료센터, 지역응급의료기관의 순서로 실시한다.

④ 그 밖에 응급의료기관의 재지정 기준 · 방법 및 절차에 관하여는 제12조, 제13조, 제16조, 제17조, 제17조의3 및 제18조의 응급의료기관의 지정 기준 · 방법 및 절차에 관한 사항을 준용한다. 이 경우 "지정"은 "재지정"으로 본다.

⑤ 보건복지부장관 및 시 · 도지사, 시장 · 군수 · 구청장은 응급의료기관 재지정 심사에 필요한 자료수집과 사실 조사 등을 관계 전문기관에 의뢰하여 실시할 수 있다.

⑥ 법 제31조의3제1항제3호에서 "보건복지부령으로 정하는 사항"이란 응급의료기관이 거짓이나 그 밖의 부정한 방법으로 법 제17조에 따른 평가를 방해하는 행위를 하였는지에 관한 사항을 말한다.

시행규칙 제22조(응급의료기관의 지정취소 등에 따른 조치사항)

법 제31조의3 또는 제35조에 따라 응급의료기관의 재지정을 받지 못하거나 지정취소처분을 받은 의료기관은 응급의료 기관임을 나타내는 표시 등을 제거하여야 하며, 교부받은 응급의료기관 지정서를 반납하여야 한다.

제31조의4(환자의 중증도 분류 및 감염병 의심환자 등의 선별)

① 응급의료기관의 장 및 구급차등의 운용자는 응급환자 등에 대한 신속하고 적절한 이송 · 진료와 응급실의 감염예방을 위하여 보건복지부령으로 정하는 바에 따라 응급환자 등의 중증도를 분류하고 감염병 의심환자 등을 선별하여야 한다.

② 응급의료기관의 장은 제1항에 따라 선별된 감염병 의심환자 등을 격리 진료할 수 있도록 시설 등을 확보하여야 한다.

③ 구급차등의 운용자는 환자의 이송 시 응급환자의 중증도와 전반적인 환자의 상태, 제13조의3제2항제2호에 따라 마련된 지역응급의료 이송체계 등을 종합적으로 고려하여

이송하여야 한다.

④ 제26조에 따라 지정된 권역응급의료센터의 장은 중증응급환자 중심의 진료를 위하여 제1항에 따른 응급환자 등의 중증도 분류 결과 경증에 해당하는 응급환자를 다른 응급의료기관에 이송할 수 있다. 이 경우 관련 절차는 제7조제2항을 준용한다.

⑤ 제1항의 분류 · 선별기준 및 제2항의 격리 시설 기준 등에 관한 사항은 보건복지부령으로 정한다.

시행규칙 제18조의3(응급환자의 중증도 분류 등)

① 응급의료기관의 장은 법 제31조의4제1항에 따라 응급실의 입구에 환자분류소를 설치하여 보건복지부장관이 정하는 교육을 이수한 의사, 간호사 또는 1급 응급구조사가 응급환자 등의 중증도를 분류하고, 감염병 의심환자 등을 선별하도록 해야 한다.

② 제1항에 따라 응급환자 등의 중증도를 분류하거나 감염병 의심환자 등을 선별할 때에는 환자의 주요증상, 활력징후(호흡, 맥박, 혈압, 체온), 의식 수준, 손상 기전, 통증 정도 등을 고려해야 하며 그 세부적인 기준 · 방법 및 절차 등은 보건복지부장관이 고시하는 한국 응급환자 중증도 분류기준에 따른다.

제31조의5(응급실 출입 제한)

① 응급환자의 신속한 진료와 응급실 감염예방 등을 위하여 다음 각 호의 어느 하나에 해당하는 사람 외에는 응급실에 출입하여서는 아니 된다.

1. 응급실 환자
2. 응급의료종사자(이에 준하는 사람을 포함한다)
3. 응급실 환자의 보호자로서 진료의 보조에 필요한 사람

② 응급의료기관의 장은 제1항에 따라 응급실 출입이 제한된 사람이 응급실에 출입할 수 없도록 관리하여야 하고, 응급실에 출입하는 사람의 성명 등을 기록 · 관리하여야 한다.

③ 제1항의 응급실 출입기준 및 제2항의 출입자의 명단 기록 · 관리에 필요한 사항은 보건복지부령으로 정한다.

④ 제1항에도 불구하고 보건복지부장관, 시 · 도지사 또는 시장 · 군수 · 구청장은 제17조에 따른 응급의료기관 평가, 제31조의3에 따른 재지정 심사 등을 위하여 응급의료기관에 대한 지도 · 감독이 필요하다고 인정하는 경우 소속 공무원 및 관계 전문가로 하여금 응급실을 출입하도록 할 수 있다.

⑤ 제4항에 따라 응급실을 출입하는 자는 그 권한을 표시하는 증표를 지니고 이를 관계인에게 보여주어야 한다.

시행규칙 제18조의4(응급실 출입 제한)
① 법 제31조의5제1항제3호에 따라 응급의료기관의 장이 응급실 출입을 허용할 수 있는 환자의 보호자는 1명으로 한다. 다만, 다음 각 호의 경우에는 2명으로 할 수 있다.
1. 소아, 장애인, 술 취한 사람 또는 정신질환자의 진료 보조를 위하여 필요한 경우
2. 그 밖에 진료 보조를 위하여 응급의료기관의 장이 필요하다고 인정하는 경우
② 응급실 환자의 보호자로서 다음 각 호의 어느 하나에 해당하는 사람은 응급실에 출입하여서는 아니 된다.
1. 발열 · 기침 등 감염병의 의심 증상이 있는 사람
2. 응급의료종사자에게 위해를 끼치거나 끼칠 위험이 있는 사람
3. 술 취한 사람, 폭력행위자 등 다른 환자의 진료에 방해가 될 수 있는 사람
4. 그 밖에 응급의료기관의 장이 응급환자의 신속한 진료와 응급실 감염예방 등을 위하여 출입을 제한할 필요가 있다고 인정하는 사람
③ 응급의료기관의 장은 법 제31조의5제1항제3호에 따라 응급실에 출입하는 사람에게 출입증을 교부하여야 한다.
④ 응급의료기관의 장은 제1항에 따라 응급실에 출입하는 사람의 성명, 환자와의 관계, 입실 · 퇴실 일시, 연락처, 발열 · 기침 여부 등을 기록(전자문서로 된 기록을 포함한다) · 관리하고, 1년간 보존하여야 한다.
⑤ 응급의료기관의 장은 응급실 출입 제한에 관한 세부 사항을 응급실 입구 등에 게시하여야 한다.

제32조(비상진료체계)

① 응급의료기관은 공휴일과 야간에 당직응급의료종사자를 두고 응급환자를 언제든지 진료할 준비체계(이하 "비상진료체계"라 한다)를 갖추어야 한다.

② 응급의료기관의 장으로부터 비상진료체계의 유지를 위한 근무명령을 받은 응급의료종사자는 이를 성실히 이행하여야 한다.

③ 응급의료기관의 장은 제1항에 따른 당직응급의료종사자로서 제31조의2에 따른 인력기준을 유지하는 것과는 별도로 보건복지부령으로 정하는 바에 따라 당직전문의 또는 당직전문의를 갈음할 수 있는 당직의사(이하 "당직전문의 등"이라 한다)를 두어야 한다.

④ 응급의료기관의 장은 제31조의2에 따라 응급실에 근무하는 의사가 요청하는 경우 다음 각 호의 어느 하나에 해당하는 자가 응급환자를 직접 진료하게 하여야 한다.
1. 당직전문의 등
2. 해당 응급환자의 진료에 적합한 자로서 보건복지부령에 따라 당직전문의 등과 동등한 자격을 갖춘 것으로 인정되는 자

⑤ 비상진료체계에 관하여 필요한 사항은 보건복지부령으로 정한다.

시행규칙 제19조 (비상진료체계)

① 법 제32조제3항에 따라 응급의료기관의 장은 다음 각 호의 구분에 따른 당직전문의를 두어야 한다. 다만, 권역응급의료센터가 아닌 응급의료기관이 해당 진료과목을 설치 · 운영하지 않는 경우에는 그 진료과목의 당직전문의를 두지 않을 수 있다.

1. 권역응급의료센터: 내과 · 외과 · 산부인과 · 소아청소년과 · 정형외과 · 신경외과 · 흉부외과 · 마취통증의학과 · 신경과 및 영상의학과 전문의 각 1명 이상
2. 지역응급의료센터: 내과 · 외과 · 산부인과 · 소아청소년과 및 마취통증의학과 전문의 각 1명 이상
3. 지역응급의료기관: 내과계열 및 외과계열 전문의 각 1명 이상

② 법 제32조제4항제2호에 따른 당직전문의등과 동등한 자격을 갖춘 것으로 인정되는 자는 제1항 각 호의 진료과목별 전문의 중 당직전문의가 아닌 전문의로 한다.

③ 응급의료기관의 장은 제1항에 따른 당직전문의의 명단을 환자 및 환자의 보호자가 쉽게 볼 수 있도록 응급실 내부에 게시하여야 하며, 인터넷 홈페이지를 운영하는 경우에는 제1항에 따라 당직전문의를 둔 진료과목을 인터넷 홈페이지에 따로 표시하여야 한다.

제33조 (예비병상의 확보)

① 응급의료기관은 응급환자를 위한 예비병상을 확보하여야 하며 예비병상을 응급환자가 아닌 사람이 사용하게 하여서는 아니 된다.

② 예비병상의 확보 및 유지에 필요한 사항은 보건복지부령으로 정한다.

시행규칙 제20조(예비병상의 확보 및 유지)

① 응급의료기관이 법 제33조의 규정에 따라 확보하여야 하는 예비병상의 수는 「의료법」 제33조제4항에 따라 허가받은 병상 수의 100분의 1 이상(병 · 의원의 경우에는 1병상 이상)으로 한다.

② 응급의료기관은 응급실을 전담하는 의사(이하 "전담의사"라 한다)가 입원을 의뢰한 응급환자에 한하여 제1항에 따른 예비병상을 사용하게 해야 한다. 다만, 최근의 응급환자발생상황과 다음 날의 예비병상 확보가능성 등을 고려하여 매일 오후 10시 이후에는 응급실에 있는 응급환자중 입원 등의 필요성이 더 많이 요구되는 환자의 순으로 예비병상을 사용하도록 할 수 있다.

제33조의2(응급실 체류 제한)

① 응급의료기관의 장은 환자의 응급실 체류시간을 최소화하고 입원진료가 필요한 응급환자는 신속하게 입원되도록 조치하여야 한다.

② 권역응급의료센터 및 지역응급의료센터의 장은 24시간을 초과하여 응급실에 체류하는 환자의 비율을 보건복지부령으로 정하는 기준 미만으로 유지하여야 한다.

시행규칙 제20조의2 (응급실 체류 제한)

법 제33조의2제2항에서 "보건복지부령으로 정하는 기준"이란 연 100분의 5를 말한다.

第34조(당직의료기관의 지정)

보건복지부장관, 시 · 도지사 또는 시장 · 군수 · 구청장은 공휴일 또는 야간이나 그 밖에 응급환자 진료에 지장을 줄 우려가 있다고 인정할 만한 이유가 있는 경우에는 응급환자에 대한 응급의료를 위하여 보건복지부령으로 정하는 바에 따라 의료기관의 종류별 · 진료과목별 및 진료기간별로 당직의료기관을 지정하고 이들로 하여금 응급의료를 하게 할 수 있다.

시행규칙 제21조(당직의료기관의 지정)

① 법 제34조의 규정에 의한 당직의료기관의 지정대상은 응급의료기관을 제외한 의료기관으로 한다.

② 보건복지부장관, 시 · 도지사 또는 시장 · 군수 · 구청장은 당직의료기관을 지정하고자 하는 경우에는 다음 각호의 구분에 따라 시 · 군 · 구(자치구를 말한다. 이하 같다)별로 의료기관의 신청을 받아 지정하여야 한다.

1. 시장 · 군수 · 구청장이 지정하는 경우
   재해 또는 사고 그 밖에 불가피한 사유로 관할 구역에서 응급환자의 진료에 지장을 발생할 우려가 있는 경우
2. 시 · 도지사가 지정하는 경우
   가. 당직의료기관을 지정하여야 하는 지역이 관할 시 · 도의 전체 지역이거나 2 이상의 시 · 군 · 구에 해당하는 경우
   나. 의료기관의 분포 등을 고려하여 시 · 군 · 구별로 지정하여 운영하는 것이 불합리하다고 판단하여 당직의료권역을 정한 경우
   다. 시장 · 군수 · 구청장이 지정한 당직의료기관이 충분하지 아니하다고 인정되는 경우
3. 보건복지부장관이 지정하는 경우
   가. 당직의료기관을 지정하여야 하는 범위가 전국 또는 2 이상의 시 · 도에 해당하는 경우
   나. 의료기관의 분포 등을 고려하여 시 · 도별로 지정하여 운영하는 것이 불합리하다고 판단하여 당직의료권역을 정한 경우
   다. 시 · 도지사가 지정한 당직의료기관이 충분하지 아니하다고 인정되는 경우

③ 보건복지부장관, 시 · 도지사 또는 시장 · 군수 · 구청장은 제2항의 규정에 따라 당직의료기관을 지정함에 있어 지정신청을 한 의료기관이 충분하지 아니한 경우에는 지정신청을 한 의료기관외의 의료기관을 당직의료기관으로 직접 지정할 수 있다.

④ 보건복지부장관, 시 · 도지사 또는 시장 · 군수 · 구청장이 제2항의 규정에 따라 당직의료기관을 지정하는 때에는 당직 근무개시일 전에 미리 해당 의료기관에 지정사실을 통보하여야 한다.

第35조(응급의료기관의 지정 취소 등)

① 응급의료기관 및 권역외상센터, 지역외상센터가 다음 각 호의 어느 하나에 해당하는 경우에는 보건복지부장관, 시 · 도지사 또는 시장 · 군수 · 구청장 중 해당 지정권자가 그 지정을 취소할 수 있다.

1. 지정기준에 미달한 경우
2. 이 법에 따른 업무를 수행하지 아니한 경우

3. 이 법 또는 이 법에 따른 처분이나 명령을 위반한 경우

② 보건복지부장관, 시 · 도지사 또는 시장 · 군수 · 구청장은 응급의료기관 및 권역외상센터, 지역외상센터가 제1항 각 호의 어느 하나에 해당하는 경우에는 일정한 기간을 정하여 위반한 사항을 시정하도록 명하여야 한다.

③ 보건복지부장관, 시 · 도지사 또는 시장 · 군수 · 구청장은 제2항의 시정명령을 한 경우 명령의 성실한 이행을 위하여 명령이 이행될 때까지 제16조제1항, 제17조제4항 및 제30조의4에 따른 재정 지원의 전부 또는 일부를 중단할 수 있다.

④ 보건복지부장관은 응급의료기관 및 권역외상센터, 지역외상센터가 제2항에 따른 시정명령을 이행하지 아니한 경우 일정한 기간을 정하여 제23조에 따른 응급의료수가를 차감할 수 있다.

시행규칙 제22조(응급의료기관의 지정취소 등에 따른 조치사항)
법 제31조의3 또는 제35조에 따라 응급의료기관의 재지정을 받지 못하거나 지정취소처분을 받은 의료기관은 응급의료 기관임을 나타내는 표시 등을 제거하여야 하며, 교부받은 응급의료기관 지정서를 반납하여야 한다.

제35조의2(응급의료기관 외의 의료기관)

① 이 법에 따른 응급의료기관으로 지정받지 아니한 의료기관이 응급의료시설을 설치 · 운영하려면 보건복지부령으로 정하는 시설 · 인력 등을 갖추어 시장 · 군수 · 구청장에게 신고하여야 한다. 다만, 종합병원의 경우에는 신고를 생략할 수 있다.

② 시장 · 군수 · 구청장은 제1항에 따른 신고를 받은 경우 그 내용을 검토하여 이 법에 적합하면 신고를 수리하여야 한다.

[시행일: 2022. 12. 22.] 제35조의2

시행규칙 제23조(응급의료시설의 설치기준)
① 응급의료기관으로 지정받지 아니한 의료기관이 법 제35조의2의 규정에 따라 응급의료시설을 설치 · 운영하고자 하는 경우에 갖추어야 하는 시설 · 인력 등의 기준은 별표 9와 같다.
② 응급의료기관으로 지정받지 아니한 의료기관이 응급의료시설을 설치 · 운영하고자 하는 경우에는 별지 제9호서식의 응급의료시설 설치신고서에 다음 각 호의 서류를 첨부하여 관할 시장 · 군수 · 구청장에게 제출하여야 한다.
1. 응급의료시설의 도면 1부
2. 응급의료 시설 · 인력 및 장비 등의 현황 1부
3. 응급의료시설의 운영계획서 1부
③ 시장 · 군수 · 구청장은 제2항의 규정에 의한 신고를 수리한 때에는 별지 제10호서식의 응급의료시설 설치신고확인증을 발급해야 한다.

제7장 응급구조사

제36조(응급구조사의 자격)

① 응급구조사는 업무의 범위에 따라 1급 응급구조사와 2급 응급구조사로 구분한다.

② 1급 응급구조사가 되려는 사람은 다음 각 호의 어느 하나에 해당하는 사람으로서 보건복지부장관이 실시하는 시험에 합격한 후 보건복지부장관의 자격인정을 받아야 한다.

1. 대학 또는 전문대학에서 응급구조학을 전공하고 졸업한 사람
2. 보건복지부장관이 정하여 고시하는 기준에 해당하는 외국의 응급구조사 자격인정을 받은 사람
3. 2급 응급구조사로서 응급구조사의 업무에 3년 이상 종사한 사람

③ 2급 응급구조사가 되려는 사람은 다음 각 호의 어느 하나에 해당하는 사람으로서 보건복지부장관이 실시하는 시험에 합격한 후 보건복지부장관의 자격인정을 받아야 한다.

1. 보건복지부장관이 지정하는 응급구조사 양성기관에서 대통령령으로 정하는 양성과정을 마친 사람
2. 보건복지부장관이 정하여 고시하는 기준에 해당하는 외국의 응급구조사 자격인정을 받은 사람

④ 보건복지부장관은 제2항과 제3항에 따른 응급구조사시험의 실시에 관한 업무를 대통령령으로 정하는 바에 따라 「한국보건의료인국가시험원법」에 따른 한국보건의료인국가시험원에 위탁할 수 있다.

⑤ 1급 응급구조사 및 2급 응급구조사의 시험과목, 시험방법 및 자격인정에 관하여 필요한 사항은 보건복지부령으로 정한다.

시행령 제25조(응급구조사의 양성과정)

① 법 제36조제3항제1호의 규정에 의한 응급구조사 양성과정은 강의 · 실습 및 실무수습과정으로 구분하고, 각 과정에 따른 교육과목 및 시간은 보건복지부령으로 정한다.

② 제1항의 규정에 의한 양성과정을 이수할 수 있는 자는 「초 · 중등교육법」 제2조제4호의 규정에 의한 고등학교 졸업자(당해 연도 졸업예정자를 포함한다) 또는 이와 동등 이상의 학력이 있는 자로 한다.

③ 양성기관의 장은 보건복지부령이 정하는 바에 따라 양성과정을 이수중인 자의 학력 · 경력 및 자격에 따라 제1항의 규정에 의한 교육과목 및 시간의 일부를 감면하여 실시할 수 있다.

시행령 제26조(응급구조사시험 관리업무의 위탁)
보건복지부장관은 법 제36조제4항에 따라 응급구조사시험의 실시에 관한 업무를 「한국보건의료인국가시험원법」에 따른 한국보건의료인국가시험원에 위탁한다.

시행규칙 제24조(응급구조사 양성기관의 지정기준)
법 제36조제3항제1호의 규정에 의한 응급구조사 양성기관의 지정기준은 별표 10과 같다.

시행규칙 제25조(응급구조사의 양성과정)
① 영 제25조제1항의 규정에 의한 응급구조사 양성과정의 교육과목 및 시간은 별표 11과 같다.
② 응급구조사양성기관의 장은 영 제25조제3항에 따라 다음 각 호의 어느 하나에 해당하는 자에 대하여 별표 11의 교육과목 중 구급차 동승실습을 감면할 수 있다.
  1. 「119구조 · 구급에 관한 법률」 제10조에 따른 구급대의 대원으로 1년 이상 근무한 자
  2. 법 제44조의 규정에 의한 구급차등을 운용하는 자에 소속되고, 구급차등에 탑승하여 1년 이상 응급의료활동에 참여하거나 보조한 자
  3. 300시간 이상 인명의 구조 · 구급활동에 참여한 경력을 가진 자원봉사자로서 시 · 도지사로부터 인정을 받은 자

시행규칙 제26조(응급구조사시험의 범위 및 과목 등)
① 법 제36조제5항의 규정에 의한 응급구조사시험은 필기시험 및 실기시험으로 구분하여 별표 12의 시험과목과 시험방법으로 실시한다.
② 제1항의 규정에 의한 응급구조사시험의 합격자결정은 필기시험의 매 과목 40퍼센트 이상을 득점하고, 실기시험에 합격한 자중 전과목 총점의 60퍼센트 이상을 득점한 자를 합격자로 한다.
③ 응급구조사시험의 출제방법, 과목별 배점비율, 그 밖에 시험 시행에 필요한 사항은 영 제26조에 따라 시험관리업무의 위탁기관으로 지정받은 응급구조사 시험관리기관(이하 "시험관리기관"이라 한다)의 장이 정한다.

시행규칙 제29조(자격증의 교부 등)
① 법 제36조의2제1항에 따라 응급구조사시험에 합격한 자는 다음 각 호의 서류를 첨부하여 보건복지부장관에게 자격증의 교부를 신청하여야 한다.
  1. 법 제36조제2항 및 제3항의 규정에 의한 자격이 있음을 증명하는 다음 각목의 서류
    가. 법 제36조제2항제1호 또는 제3항제1호에 해당하는 자 : 졸업증명서 또는 수료증 1부
    나. 법 제36조제2항제2호 또는 제3항제2호에 해당하는 자 : 자격증사본 또는 면허증사본 1부
    다. 법 제36조제2항제3호에 해당하는 자 : 자격증 사본 1부 및 경력증명서 1부
  2. 법 제37조제1호 및 제2호에 해당하는 자가 아님을 증명하는 의사의 진단서 1부
  3. 사진(신청 전 6개월 이내에 모자 등을 쓰지 않고 촬영한 천연색 상반신 정면사진으로 가로 3.5센티미터, 세로 4.5센티미터의 사진을 말한다) 2장
② 보건복지부장관은 자격증의 교부신청을 받은 날부터 14일 이내에 시험응시자격 유무를 확인하여 별지 제11호서식의 응급구조사자격 등록대장에 합격자를 등록하고 별지 제12호서식의 응급구조사자격증을 교부한다.

제36조의2(응급구조사 자격증의 교부 등)

① 보건복지부장관은 제36조제2항 또는 제3항에 따른 응급구조사시험에 합격한 사람에게 응급구조사 자격증을 교부하여야 한다. 다만, 자격증 교부 신청일 기준으로 제37조에 따

른 결격사유에 해당하는 사람에게는 자격증을 교부해서는 아니 된다.

② 제1항에 따라 응급구조사 자격증을 교부받은 사람은 응급구조사 자격증의 분실 또는 훼손으로 사용할 수 없게 된 경우에는 보건복지부장관에게 재교부 신청을 할 수 있다.

③ 응급구조사는 다른 사람에게 자기의 성명을 사용하여 제41조에 따른 응급구조사의 업무를 수행하게 하여서는 아니 된다.

④ 제1항 및 제2항에 따른 응급구조사 자격증의 교부 · 재교부 및 관리에 필요한 사항은 보건복지부령으로 정한다.

⑤ 제1항에 따라 자격증을 교부받은 사람은 다른 사람에게 그 자격증을 빌려주어서는 아니 되고, 누구든지 그 자격증을 빌려서는 아니 된다.

⑥ 누구든지 제5항에 따라 금지된 행위를 알선하여서는 아니 된다.

시행규칙 제29조(자격증의 교부 등)

① 법 제36조의2제1항에 따라 응급구조사시험에 합격한 자는 다음 각 호의 서류를 첨부하여 보건복지부장관에게 자격증의 교부를 신청하여야 한다.

1. 법 제36조제2항 및 제3항의 규정에 의한 자격이 있음을 증명하는 다음 각목의 서류
   가. 법 제36조제2항제1호 또는 제3항제1호에 해당하는 자 : 졸업증명서 또는 수료증 1부
   나. 법 제36조제2항제2호 또는 제3항제2호에 해당하는 자 : 자격증사본 또는 면허증사본 1부
   다. 법 제36조제2항제3호에 해당하는 자 : 자격증 사본 1부 및 경력증명서 1부
2. 법 제37조제1호 및 제2호에 해당하는 자가 아님을 증명하는 의사의 진단서 1부
3. 사진(신청 전 6개월 이내에 모자 등을 쓰지 않고 촬영한 천연색 상반신 정면사진으로 가로 3.5센티미터, 세로 4.5센티미터의 사진을 말한다) 2장

② 보건복지부장관은 자격증의 교부신청을 받은 날부터 14일 이내에 시험응시자격 유무를 확인하여 별지 제11호서식의 응급구조사자격 등록대장에 합격자를 등록하고 별지 제12호서식의 응급구조사자격증을 교부한다.

시행규칙 제30조(자격증의 재교부)

법 제36조의2제2항에 따라 응급구조사가 응급구조사자격증을 재교부 받고자 하는 때에는 별지 제13호서식의 응급구조사자격증 재교부신청서에 다음 각 호의 서류를 첨부하여 보건복지부장관에게 제출하여야 한다.

1. 자격증이 헐어 못쓰게 된 경우에는 그 자격증 1부
2. 자격증을 잃어버린 경우에는 그 사유서 1부
3. 사진(신청 전 6개월 이내에 모자 등을 쓰지 않고 촬영한 천연색 상반신 정면사진으로 가로 3.5센티미터, 세로 4.5센티미터의 사진을 말한다) 1장

제36조의3(응급구조사 실태 등의 신고)

① 응급구조사는 대통령령으로 정하는 바에 따라 최초로 자격을 받은 후부터 3년마다 그 실태와 취업상황을 보건복지부장관에게 신고하여야 한다.

② 보건복지부장관은 제43조의 보수교육을 받지 아니한 응급구조사에 대하여 제1항에 따른 신고를 반려할 수 있다.

③ 보건복지부장관은 제1항에 따른 신고 수리 업무를 대통령령으로 정하는 바에 따라 관련 기관 등에 위탁할 수 있다.

시행령 제26조의2(응급구조사 실태와 취업상황 신고)

① 응급구조사는 법 제36조의3제1항에 따라 응급구조사 자격증을 발급받은 날부터 매 3년이 되는 해의 12월 31일까지 그 실태와 취업상황을 보건복지부장관에게 신고하여야 한다.

② 응급구조사는 제1항에 따른 신고를 하는 경우에는 보건복지부령으로 정하는 응급구조사 취업상황 등 신고서(전자문서로 된 신고서를 포함한다)에 법 제43조에 따른 보수교육 이수 또는 면제를 증명하는 서류(전자문서로 된 서류를 포함한다)를 첨부하여 보건복지부장관에게 제출하여야 한다.

③ 보건복지부장관은 법 제36조의3제1항에 따른 응급구조사 실태와 취업상황의 신고 업무를 효율적으로 처리하기 위하여 필요하다고 인정하는 경우에는 해당 업무를 전자적으로 처리할 수 있는 정보처리시스템을 구축 · 운영할 수 있다.

시행령 제26조의3(업무의 위탁)

① 보건복지부장관은 법 제36조의3제3항에 따라 같은 조 제1항에 따른 응급구조사 실태와 취업상황의 신고 수리 업무를 다음 각 호의 기관 또는 단체에 위탁할 수 있다.

1. 「공공기관의 운영에 관한 법률」 제4조에 따른 공공기관 중 그 설립 목적이 보건의료 또는 인력개발과 관련되는 공공기관
2. 응급구조사를 구성원으로 하여 설립된 기관으로서 전국적 조직을 갖추고 있는 기관 또는 단체
3. 위탁 업무 수행에 필요한 조직 · 인력 및 전문성 등을 갖춘 기관 또는 단체로서 보건복지부장관이 정하여 고시하는 기관 또는 단체

② 보건복지부장관은 법 제36조의3제3항에 따라 응급구조사 실태와 취업상황의 신고 수리 업무를 위탁하려는 경우에는 그 위탁 기준 · 절차 및 방법 등에 관한 사항을 미리 공고하여야 한다.

③ 보건복지부장관은 법 제36조의3제3항에 따라 응급구조사 실태와 취업상황의 신고 수리 업무를 위탁한 경우에는 그 위탁 내용 및 수탁자 등에 관한 사항을 관보에 고시하고, 보건복지부 인터넷 홈페이지에 게재하여야 한다.

④ 법 제36조의3제3항에 따라 응급구조사 실태와 취업상황의 신고 수리 업무를 위탁받은 기관은 사업운영계획, 사업집행현황, 자금운용계획 및 자금집행내역 등에 관한 사항을 보건복지부장관에게 보고하여야 한다.

⑤ 제2항부터 제4항까지의 규정에 따른 위탁 기준 등의 공고, 위탁 내용 등의 고시 또는 위탁 업무의 보고 등에 필요한 세부 사항은 보건복지부장관이 정하여 고시한다.

시행규칙 제31조의2(응급구조사 실태와 취업상황 신고)

① 영 제26조의2제2항에 따른 응급구조사 취업상황 등 신고서는 별지 제13호의2서식과 같다.

② 법률 제14218호 응급의료에 관한 법률 일부개정법률 부칙 제2조에 따라 그 실태와 취업상황을 신고하는 응급구조사는 별지 제13호의2서식에 따른 응급구조사 취업상황 등 신고서에 별지 제14호의2서식의 응급구조사 보수교육 면제 확인서 또는 별지 제15호서식의 응급구조사 보수교육이수증을 첨부하여 보건복지부장관에게 제출하여야 한다.

③ 법률 제14218호 응급의료에 관한 법률 일부개정법률 부칙 제2조에 따라 그 실태와 취업상황을 신고한 응급구조사는 해당 신고를 한 날부터 매 3년이 되는 해의 12월 31일까지 그 실태와 취업상황을 신고하여야 한다.

第37조(결격사유)

다음 각 호의 어느 하나에 해당하는 사람은 응급구조사가 될 수 없다.

1. 「정신건강증진 및 정신질환자 복지서비스 지원에 관한 법률」 제3조제1호에 따른 정신질환자. 다만, 전문의가 응급구조사로서 적합하다고 인정하는 사람은 그러하지 아니하다.
2. 마약 · 대마 또는 향정신성의약품 중독자
3. 피성년 후견인 · 피한정 후견인
4. 다음 각 목의 어느 하나에 해당하는 법률을 위반하여 금고 이상의 실형을 선고받고 그 집행이 끝나지 아니하거나 면제되지 아니한 사람
   가. 이 법
   나. 「형법」 제233조, 제234조, 제268조(의료과실만 해당한다), 제269조, 제270조제1항부터 제3항까지, 제317조제1항
   다. 「보건범죄 단속에 관한 특별조치법」, 「지역보건법」, 「국민건강증진법」, 「후천성면역결핍증 예방법」, 「의료법」, 「의료기사 등에 관한 법률」, 「시체해부 및 보존에 관한 법률」, 「혈액관리법」, 「마약류 관리에 관한 법률」, 「모자보건법」, 「국민건강보험법」

第38조(부정행위에 대한 제재)

① 부정한 방법으로 응급구조사시험에 응시한 사람 또는 응급구조사시험에서 부정행위를 한 사람에 대하여는 그 수험을 정지시키거나 합격을 무효로 한다.

② 제1항에 따라 수험이 정지되거나 합격이 무효로 된 사람은 그 처분이 있은 날부터 2년간 응급구조사시험에 응시할 수 없다.

시행령 제26조의4(응급구조사시험의 응시제한 기준) 법 제38조제2항에 따른 응급구조사시험의 응시제한 기준은 별표 1과 같다.

第39조(응급구조사의 준수 사항)

응급구조사는 응급환자의 안전을 위하여 그 업무를 수행할 때 응급처치에 필요한 의료장비, 무선통신장비 및 구급의약품의 관리 · 운용과 응급구조사의 복장 · 표시 등 응급환자 이송 · 처치에 필요한 사항에 대하여 보건복지부령으로 정하는 사항을 지켜야 한다.

시행규칙 제32조(응급구조사의 준수사항)
법 제39조의 규정에 의한 응급구조사의 준수사항은 별표 13과 같다.

시행규칙 제33조의2(응급구조사 업무지침의 개발 및 보급)
① 법 제41조의2제1항에 따른 응급구조사 업무지침(이하 "업무지침"이라 한다)에는 다음 각 호의 내용이 포함되어야 한다.
1. 법 제39조에 따른 응급구조사의 준수사항에 관한 세부 내용
2. 법 제41조에 따른 응급구조사의 업무 및 법 제42조에 따른 응급구조사 업무의 제한에 관한 세부 내용과 절차
3. 법 제48조의2에 따른 응급의료기관의 수용능력 확인
4. 법 제49조에 따른 출동 및 처치 기록의 작성 · 제출 방법
5. 그 밖에 응급환자의 상태 분류 및 응급처치 요령 등 응급구조사 업무에 관한 사항

② 보건복지부장관은 업무지침을 작성함에 있어 관계 행정기관 및 응급의료 관련 단체의 의견을 수렴하여야 한다.
③ 보건복지부장관은 개발된 업무지침을 소방청장 및 시 · 도지사에게 통보하여야 하며, 시 · 도지사로 하여금 그 업무지침을 구급차등의 운용자에게 통보하도록 하여야 한다.

제40조(비밀 준수 의무)

응급구조사는 직무상 알게 된 비밀을 누설하거나 공개하여서는 아니 된다.

제41조(응급구조사의 업무)

① 응급구조사는 응급환자가 발생한 현장에서 응급환자에 대하여 상담 · 구조 및 이송 업무를 수행하며, 「의료법」 제27조의 무면허 의료행위 금지 규정에도 불구하고 보건복지부령으로 정하는 범위에서 현장에 있거나 이송 중이거나 의료기관 안에 있을 때에는 응급처치의 업무에 종사할 수 있다.
② 보건복지부장관은 5년마다 제1항에 따른 응급구조사 업무범위의 적절성에 대한 조사를 실시하고, 중앙위원회의 심의를 거쳐 응급구조사 업무범위 조정을 위하여 필요한 조치를 할 수 있다.

시행규칙 제33조(응급구조사의 업무)
법 제41조의 규정에 의한 응급구조사의 업무범위는 별표 14와 같다.

제41조의2(응급구조사 업무지침의 개발 및 보급)

① 보건복지부장관은 응급구조사 업무의 체계적 · 전문적 관리를 위하여 보건복지부령으로 정하는 절차 · 내용 · 방법에 따라 응급구조사 업무지침을 작성하여 보급하여야 한다.
② 보건복지부장관은 제41조제2항에 따라 응급구조사의 업무범위를 조정한 경우에는 제1

항에 따른 업무지침에 이를 반영하여야 한다.

③ 응급구조사는 제41조에 따른 업무를 수행할 때 제1항에 따른 업무지침을 활용하여야 한다.

시행규칙 제33조의2(응급구조사 업무지침의 개발 및 보급)

① 법 제41조의2제1항에 따른 응급구조사 업무지침(이하 "업무지침"이라 한다)에는 다음 각 호의 내용이 포함되어야 한다.

1. 법 제39조에 따른 응급구조사의 준수사항에 관한 세부 내용
2. 법 제41조에 따른 응급구조사의 업무 및 법 제42조에 따른 응급구조사 업무의 제한에 관한 세부 내용과 절차
3. 법 제48조의2에 따른 응급의료기관의 수용능력 확인
4. 법 제49조에 따른 출동 및 처치 기록의 작성 · 제출 방법
5. 그 밖에 응급환자의 상태 분류 및 응급처치 요령 등 응급구조사 업무에 관한 사항

② 보건복지부장관은 업무지침을 작성함에 있어 관계 행정기관 및 응급의료 관련 단체의 의견을 수렴하여야 한다.

③ 보건복지부장관은 개발된 업무지침을 소방청장 및 시 · 도지사에게 통보하여야 하며, 시 · 도지사로 하여금 그 업무지침을 구급차등의 운용자에게 통보하도록 하여야 한다.

제42조(업무의 제한)

응급구조사는 의사로부터 구체적인 지시를 받지 아니하고는 제41조에 따른 응급처치를 하여서는 아니 된다. 다만, 보건복지부령으로 정하는 응급처치를 하는 경우와 급박한 상황에서 통신의 불능(不能) 등으로 의사의 지시를 받을 수 없는 경우에는 그러하지 아니하다.

제43조(응급구조사의 보수교육 등)

① 보건복지부장관은 응급구조사의 자질향상을 위하여 필요한 보수교육을 매년 실시하여야 한다.

② 보건복지부장관은 제1항에 따른 보수교육에 관한 업무를 보건복지부령으로 정하는 관계 기관 또는 단체에 위탁할 수 있다.

③ 보건복지부장관은 제2항에 따라 보수교육에 관한 업무를 위탁하는 경우 보수교육의 실효성을 확보하기 위한 평가 및 점검을 매년 1회 이상 정기적으로 실시하여야 한다.

④ 제1항에 따른 보수교육의 내용 · 대상과 제3항에 따른 평가 및 점검에 필요한 사항은 보건복지부령으로 정한다.

시행규칙 제35조(응급구조사의 보수교육)

① 법 제43조제1항에 따른 응급구조사 보수교육(이하 "보수교육"이라 한다)은 다음 각 호의 구분에 따라 실시한다.

1. 보수교육의 내용: 다음 각 목의 사항

가. 직업윤리
나. 업무 전문성 향상 및 업무 개선
다. 의료 관계 법령의 준수
라. 그 밖에 가목부터 다목까지의 사항에 준하는 것으로서 보건복지부장관이 보수교육에 특히 필요하다고 인정하여 정하는 사항

2. 보수교육의 대상: 응급구조사 자격을 가지고 해당 자격과 관련된 업무에 종사하고 있는 사람
3. 보수교육의 방법: 대면교육 또는 정보통신망을 활용한 온라인 교육
4. 보수교육의 시간: 매년 4시간 이상. 다만, 1년 이상 응급구조사의 업무에 종사하지 아니하다가 다시 그 업무에 종사하는 사람의 경우 그 종사하려는 연도의 교육시간에 관하여는 다음 각 목의 구분에 따른다.
가. 1년 이상 2년 미만 그 업무에 종사하지 아니한 사람: 6시간 이상
나. 2년 이상 3년 미만 그 업무에 종사하지 아니한 사람: 8시간 이상
다. 3년 이상 그 업무에 종사하지 아니한 사람: 10시간 이상

② 다음 각 호의 어느 하나에 해당하는 응급구조사에 대해서는 해당 연도의 보수교육을 면제한다.
1. 군복무 중인 사람(군에서 해당 업무에 종사하고 있는 사람은 제외한다)
2. 해당 연도에 응급구조사 자격을 취득한 사람

③ 법 제43조제2항에 따라 보수교육을 실시하는 기관 또는 단체의 장은 본인의 질병이나 그 밖의 불가피한 사유로 보수교육을 받기가 곤란하다고 인정하는 사람에 대해서는 해당 연도의 보수교육을 유예할 수 있다. 이 경우 보수교육이 유예된 사람은 유예사유가 해소된 후 그 유예된 보수교육을 추가로 받아야 한다.

④ 제2항 또는 제3항에 따라 보수교육을 면제받거나 유예 받으려는 사람은 별지 제14호서식의 응급구조사 보수교육 면제확인 · 유예 신청서(전자문서로 된 신청서를 포함한다)에 보수교육 면제 또는 유예의 사유를 증명할 수 있는 서류(전자문서로 된 서류를 포함한다)를 첨부하여 법 제43조제2항에 따라 보수교육을 실시하는 기관 또는 단체의 장에게 제출하여야 한다.

⑤ 법 제43조제2항에 따라 보수교육을 실시하는 기관 또는 단체의 장은 제4항에 따른 신청에 대하여 보수교육 면제확인 또는 유예 여부 결정을 한 경우에는 신청인에게 그 내용을 알려야 한다. 이 경우 보수교육 면제 또는 유예 대상자에 대해서는 별지 제14호의2서식의 응급구조사 보수교육 면제 · 유예 확인서를 발급하여야 한다.

⑥ 법 제43조제2항에서 "보건복지부령으로 정하는 관계 기관 또는 단체"란 응급의료기관, 응급구조사 관련단체 또는 응급구조사 양성기관을 말한다.

⑦ 보수교육을 실시한 기관의 장은 보수교육을 받은 자에 대하여 별지 제15호서식의 응급구조사 보수교육 이수증을 교부하여야 한다.

⑧ 법 제43조제2항에 따라 보수교육에 관한 업무를 위탁받으려는 기관 또는 단체는 보수교육을 실시하는 해당 연도의 2월 말까지 보수교육의 내용, 방법, 비용 등을 포함한 보수교육계획서를 작성하여 보건복지부장관에게 제출하여야 한다.

⑨ 제8항에 따라 보수교육을 위탁받아 실시한 기관 또는 단체는 해당 연도의 보수교육 실적보고서를 다음 연도 2월 말까지 보건복지부장관에게 제출하여야 한다.

⑩ 보수교육에 필요한 경비는 교육을 받는 자가 부담한다.

⑪ 법 제43조제3항에 따른 평가는 서면평가와 현지평가로 하되, 그 평가기준은 다음 각 호와 같다.
1. 보수교육 실시계획의 타당성
2. 보수교육의 비용과 그 집행의 적절성
3. 보수교육 시설 · 장비의 적합성 및 인력의 전문성
4. 보수교육의 효과성

제43조의2 (응급구조학을 전공하는 학생의 응급처치 허용)

대학 또는 전문대학에서 응급구조학을 전공하는 학생은 보건복지부령으로 정하는 경우에 한하여 의사로부터 구체적인 지시를 받아 응급처치를 할 수 있다. 이 경우 제39조부터 제41조까지 및 제41조의2에 따른 응급구조사에 관한 규정을 준용한다.

> **시행규칙 제35조의2(응급구조학을 전공하는 학생의 응급처치 허용)**
> 법 제43조의2에서 "보건복지부령으로 정하는 경우"란 응급구조 관련 실습을 하는 경우를 말한다.

제8장 응급환자 이송 등

제44조(구급차등의 운용자)

① 다음 각 호의 어느 하나에 해당하는 자 외에는 구급차 등을 운용할 수 없다.

1. 국가 또는 지방자치단체
2. 「의료법」 제3조에 따른 의료기관
3. 다른 법령에 따라 구급차등을 둘 수 있는 자
4. 이 법에 따라 응급환자이송업(이하 "이송업"이라 한다)의 허가를 받은 자
5. 응급환자의 이송을 목적사업으로 하여 보건복지부장관의 설립허가를 받은 비영리법인

② 의료기관은 구급차등의 운용을 제1항제4호에 따른 이송업의 허가를 받은 자(이하 "이송업자"라 한다) 또는 제1항제5호에 따른 비영리법인에 위탁할 수 있다.

③ 제2항에 따라 구급차등의 운용을 위탁한 의료기관과 그 위탁을 받은 자는 보건복지부령으로 정하는 구급차등의 위탁에 대한 기준 및 절차를 지켜야 한다.

> **시행규칙 제36조(구급차등의 운용위탁)**
> 법 제44조제3항의 규정에 의한 구급차 등의 운용위탁에 대한 기준 및 절차 등은 별표 15와 같다.

제44조의2(구급차등의 운용신고 등)

① 제44조제1항제1호의 국가 또는 지방자치단체가 구급차등을 운용하고자 할 때에는 해당 구급차등을 관계 법령에 따라 등록한 후 지체 없이 보건복지부령으로 정하는 바에 따

라 시장 · 군수 · 구청장에게 통보하여야 한다. 그 통보 후 보건복지부령으로 정하는 중요 사항을 변경할 때에도 같다.

② 제44조제1항제2호부터 제5호까지에 해당하는 자가 구급차등을 운용하고자 할 때에는 해당 구급차등을 관계 법령에 따라 등록한 후 지체 없이 보건복지부령으로 정하는 바에 따라 시장 · 군수 · 구청장에게 신고하여야 한다. 그 신고 후 보건복지부령으로 정하는 중요 사항을 변경할 때에도 같다.

시행규칙 제36조의2 (구급차등 운용의 통보 또는 신고 절차 등)

① 법 제44조의2제1항 또는 제2항에 따라 구급차등의 운용을 통보 또는 신고하려는 자는 관계 법령에 따라 구급차등을 등록한 후(응급환자이송업의 경우에는 법 제51조에 따라 이송업의 허가를 받은 후를 말한다) 10일 이내에 별지 제15호의5서식의 구급차등 운용 통보(신고)서를 다음 각 호의 구분에 따라 시장 · 군수 · 구청장에게 제출해야 한다.
  1. 자동차의 경우: 「자동차등록령」 제2조제2호에 따른 사용본거지(이하 "사용본거지"라 한다)를 관할하는 시장 · 군수 · 구청장. 이 경우 별지 제18호서식의 응급환자이송업 허가증(응급환자이송업의 경우에 한정한다)을 첨부해야 한다.
  2. 선박 또는 항공기의 경우: 등록지를 관할하는 시장 · 군수 · 구청장. 이 경우 「선박법」 제8조에 따른 선박국적증서 또는 「항공안전법」 제12조에 따른 항공기 등록증명서를 첨부해야 한다(항공기의 경우에 한정한다).

② 제1항에 따른 통보 또는 신고를 받은 시장 · 군수 · 구청장은 「전자정부법」 제36조제1항에 따른 행정정보의 공동이용을 통하여 「자동차관리법」 제7조에 따른 자동차등록원부(자동차의 경우에 한정한다) 또는 「선박법」 제8조에 따른 선박국적증서(선박의 경우에 한정한다)를 확인해야 한다. 다만, 통보 또는 신고하려는 자가 확인에 동의하지 않는 경우에는 그 서류를 첨부하도록 해야 한다.

③ 제1항에 따른 통보 또는 신고를 받은 시장 · 군수 · 구청장은 구급차등이 법 제46조, 제46조의2, 제46조의3 및 제47조에 따른 기준 등에 적합한 경우에는 통보 또는 신고일부터 7일 이내에 다음 각 호의 구분에 따라 조치하고, 적합하지 않은 경우에는 그 사실을 통보 또는 신고한 자에게 지체 없이 통지해야 한다.
  1. 통보의 경우: 별지 제15호의6서식의 부착용 통보확인증 발급
  2. 신고의 경우: 별지 제15호의7서식의 구급차등 운용 신고확인증(이하 "신고확인증"이라 한다) 및 별지 제15호의8서식의 부착용 신고확인증 발급

④ 법 제44조의2제1항 후단 및 제2항 후단에서 "보건복지부령으로 정하는 중요 사항"이란 다음 각 호의 사항을 말한다.
  1. 구급차등의 사용본거지 또는 등록지 변경
  2. 구급차등의 소유자 변경
  3. 구급차 구분의 변경
  4. 삭제

⑤ 구급차등의 운용자는 제3항 각 호의 어느 하나에 해당하는 경우에는 그 사실이 발생한 날부터 10일 이내에 별지 제15호의9서식의 구급차등 운용 변경 통보(신고)서에 다음 각 호의 서류를 첨부하여 시장 · 군수 · 구청장에게 변경 통보 또는 신고해야 한다. 다만, 제3항제1호의 경우에는 변경된 시장 · 군수 · 구청장에게 변경 통보 또는 신고해야 하고, 변경 통보 또는 신고를 받은 시장 · 군수 · 구청장은 지체 없이 변경 전의 시장 · 군수 · 구청장에게 그 사실을 통보해야 한다.

1. 신고확인증 1부(변경 신고에 한정한다)
2. 「항공안전법」 제12조에 따른 항공기 등록증명서 1부(항공기의 경우에 한정한다)

⑥ 제5항에 따른 통보 또는 신고를 받은 시장 · 군수 · 구청장은 「전자정부법」 제36조제1항에 따른 행정정보의 공동이용을 통하여 「자동차관리법」 제7조에 따른 자동차등록원부(자동차의 경우에 한정한다) 또는 「선박법」 제8조에 따른 선박국적증서(선박의 경우에 한정한다)를 확인해야 한다. 다만, 통보 또는 신고하려는 자가 확인에 동의하지 않는 경우에는 그 서류를 첨부하도록 해야 한다.

⑦ 제5항에 따른 통보 또는 신고를 받은 시장 · 군수 · 구청장은 부착용 통보확인증이나 신고확인증 및 부착용 신고확인증에 변경사항을 기재하여 구급차등의 운용자에게 발급해야 한다.

⑧ 구급차등의 운용자는 부착용 통보확인증 또는 부착용 신고확인증을 구급차등의 앞면에 부착하여야 한다.

⑨ 부착용 통보확인증이나 신고확인증 및 부착용 신고확인증을 재발급 받으려는 자는 별지 제15호의10서식의 재발급 신청서에 다음 각 호의 서류를 첨부하여 시장 · 군수 · 구청장에게 제출하여야 한다.

1. 헐어 못쓰게 된 경우에는 그 부착용 통보확인증, 신고확인증 또는 부착용 신고확인증
2. 잃어버린 경우에는 그 사유서

⑩ 시장 · 군수 · 구청장은 구급차등 운용신고 등에 관한 사항을 별지 제15호의12서식의 구급차등 관리대장에 기록 · 관리하고, 매년 1월 31까지 시 · 도지사를 거쳐 보건복지부장관에게 그 관리대장을 제출해야 한다.

제44조의3(구급차등의 말소신고 등)

① 제44조제1항제1호의 구급차등 운용자는 구급차등이 다음 각 호의 어느 하나에 해당하는 경우에는 보건복지부령으로 정하는 바에 따라 시장 · 군수 · 구청장에게 구급차등의 말소 통보를 하여야 한다.

1. 「자동차관리법」 제13조, 「항공안전법」 제15조 등 관계 법령에 따라 구급차등의 등록이 말소된 경우
2. 제46조의2에 따른 운행연한 또는 운행거리가 초과된 경우

② 제44조제1항제2호부터 제5호까지의 구급차등 운용자는 구급차등이 제1항 각 호의 어느 하나에 해당하는 경우에는 보건복지부령으로 정하는 바에 따라 시장 · 군수 · 구청장에게 구급차등의 말소 신고를 하여야 한다.

③ 시장 · 군수 · 구청장은 제1항 및 제2항에 따라 말소 통보 또는 신고를 하여야 하는 자가 말소 통보 또는 신고를 하지 아니할 경우 직권으로 말소할 수 있다.

시행규칙 제36조의3(구급차등의 말소 통보 또는 신고)

① 구급차등의 운용자는 법 제44조의3제1항 각 호의 어느 하나에 해당하는 사실이 발생한 날부터 10일 이내에 별지 제15호의11서식의 구급차등의 운용 말소 통보(신고)서에 다음 각 호의 서류를 첨부하여 시장 · 군수 · 구청장에게 제출하여야 한다.

1. 통보(신고)확인증, 부착용 통보(신고)확인증
2. 「자동차등록규칙」 제4조에 따른 자동차등록증 사본, 「선박법 시행규칙」 제23조에 따른 선박 등록 말소확인서 또는 「항공기등록규칙」 제2조에 따른 항공기 등록원부 중 해당하는 서류 1부

② 시장 · 군수 · 구청장은 구급차등의 말소 통보 또는 신고에 관한 사항을 별지 제15호의12서식의 구급차등 관리대장에 기록 · 관리하고, 매년 1월 31일까지 시 · 도지사를 거쳐 보건복지부장관에게 그 관리대장의 사본을 제출하여야 한다.

제44조의4(구급차등의 운용자의 명의이용 금지)

제44조제1항제2호부터 제5호까지의 구급차등 운용자는 자기 명의로 다른 사람에게 구급차등을 운용하게 할 수 없다.

제45조(다른 용도에의 사용 금지)

① 구급차등은 다음 각 호의 용도 외에는 사용할 수 없다.

1. 응급환자 이송
2. 응급의료를 위한 혈액, 진단용 검사대상물 및 진료용 장비 등의 운반
3. 응급의료를 위한 응급의료종사자의 운송
4. 사고 등으로 현장에서 사망하거나 진료를 받다가 사망한 사람을 의료기관 등에 이송
5. 그 밖에 보건복지부령으로 정하는 용도

② 시 · 도지사 또는 시장 · 군수 · 구청장은 제1항 또는 제44조의2제2항을 위반한 구급차등의 운용자에 대하여는 그 운용의 정지를 명하거나 구급차등의 등록기관의 장에게 해당 구급차등의 말소등록을 요청할 수 있다. 이 경우 말소등록을 요청받은 등록기관의 장은 해당 구급차등에 대한 등록을 말소하여야 한다.

③ 시 · 도지사 또는 시장 · 군수 · 구청장은 관할 구역에서 운용되는 구급차의 제1항에 따른 용도 외의 사용 여부를 확인하기 위하여 필요한 경우 지방경찰청장 또는 경찰서장에게 구급차의 교통법규 위반사항 확인을 요청할 수 있다. 이 경우 요청을 받은 지방경찰청장 또는 경찰서장은 정당한 사유가 없으면 이에 따라야 한다.

시행규칙 제37조(구급차등의 용도)

법 제45조제1항제5호에서 "보건복지부령으로 정하는 용도"란 다음 각 호의 용도를 말한다.

1. 「지역보건법」 제2조제1호에 따른 지역보건의료기관에서 행하는 보건사업의 수행에 필요한 업무
2. 구급차등의 이용이 불가피한 척추장애환자 또는 거동이 불편한 환자의 이송
3. 다수인이 모이는 행사 등에서 발생되는 응급환자 이송을 위한 대기

제46조 (구급차등의 기준)

① 구급차등은 환자이송 및 응급의료를 하는 데에 적합하게 설계 · 제작되어야 한다.

② 구급차의 형태, 표시, 내부장치 등에 관한 기준은 보건복지부와 국토교통부의 공동부령으로 정한다.

> **시행규칙 제38조(구급차등의 장비 및 관리 등)**
> ① 법 제46조의 규정에 의한 구급자동차는 위급의 정도가 중한 응급환자의 이송에 적합하도록 제작된 구급차(이하 "특수구급차"라 한다)와 위급의 정도가 중하지 아니한 응급환자의 이송에 주로 사용되는 구급차(이하 "일반구급차"라 한다)로 구분한다.
> ② 법 제46조의3제1항에 따른 응급의료 전용헬기의 장비 · 의약품 · 환자인계점 관리 등에 관한 기준은 별표 15의2와 같다.
> ③ 법 제47조제1항의 규정에 따라 구급차등에 갖추어야 하는 의료장비 · 구급의약품 및 통신장비의 기준은 별표 16과 같다.
> ④ 법 제47조제2항 및 제4항에 따라 구급차 장착 장비의 기준과 장비장착에 따른 정보 수집 · 보관 · 제출 방법 및 동의 절차에 관한 사항은 별표 16의2와 같다.
> ⑤ 법 제47조제3항에 따라 구급차등에 갖추어야 하는 의료장비 · 구급의약품 · 통신장비 등의 관리 및 필요한 조치와 구급차등에 관한 관리기준은 별표 17과 같다.

제46조의2(구급차 운행연한)

① 구급차는 보건복지부와 국토교통부의 공동부령으로 정하는 운행연한 및 운행거리를 초과하여 운행하지 못한다. 다만, 시장 · 군수 · 구청장은 관할 구역 내 구급차의 운행여건 등을 고려하여 보건복지부와 국토교통부의 공동부령으로 정하는 안전성 요건이 충족되는 경우에는 2년의 범위에서 운행연한을 연장할 수 있다.

② 시장 · 군수 · 구청장은 구급차의 제작 · 조립이 중단되거나 출고가 지연되는 등 부득이한 사유로 구급차의 수급이 현저히 곤란하다고 인정되는 때에는 보건복지부와 국토교통부의 공동부령으로 정하는 안전성 요건이 충족되는 경우 6개월의 범위에서 제1항에 따른 운행연한을 초과하여 운행하게 할 수 있다.

제46조의3(응급의료 전용헬기)

① 보건복지부장관 또는 시 · 도지사는 응급의료 취약지역 응급환자의 신속한 이송 및 응급처치 등을 위하여 응급환자 항공이송을 전담하는 헬리콥터(이하 "응급의료 전용헬기"라 한다)를 운용할 수 있다.

② 보건복지부장관 또는 시 · 도지사는 응급의료 전용헬기의 환자인계점에 누구든지 쉽게 인식할 수 있도록 해당 인계점이 응급환자 이송을 위하여 사용된다는 사실과 환자인계

점에서 제한되는 행위 등을 알리는 안내표지를 설치할 수 있다.

③ 응급의료 전용헬기의 장비 · 의약품 · 환자인계점 관리 등에 필요한 사항은 보건복지부령으로 정한다.

제47조(구급차등의 장비)

① 구급차등에는 응급환자에게 응급처치를 할 수 있도록 의료장비 및 구급의약품 등을 갖추어야 하며, 구급차등이 속한 기관 · 의료기관 및 응급의료지원센터와 통화할 수 있는 통신장비를 갖추어야 한다. 이 경우 구급의약품의 적정상태를 유지하기 위하여 필요한 조치를 시행하여야 한다.

② 구급차에는 응급환자의 이송 상황과 이송 중 응급처치의 내용을 파악하기 위하여 보건복지부령으로 정하는 기준에 적합한 다음 각 호의 장비를 장착하여야 한다. 이 경우 보건복지부령으로 정하는 바에 따라 장비 장착에 따른 정보를 수집 · 보관하여야 하며, 보건복지부장관이 해당 정보의 제출을 요구하는 때에는 이에 따라야 한다.

1. 구급차 운행기록장치 및 영상기록장치(차량 속도, 위치정보 등 구급차의 운행과 관련된 정보를 저장하고 충돌 등 사고발생 시 사고 상황을 영상 등으로 저장하는 기능을 갖춘 장치를 말한다)
2. 구급차 요금미터장치(거리를 측정하여 이를 금액으로 표시하는 장치를 말하며, 보건복지부령으로 정하는 구급차에 한정한다)
3. 「개인정보 보호법」 제2조제7호에 따른 영상정보처리기기

③ 제1항에 따라 갖추어야 하는 의료장비 · 구급의약품 및 통신장비 등의 관리와 필요한 조치, 구급차등의 관리 및 제2항에 따른 장비의 장착 · 관리 등에 필요한 사항은 보건복지부령으로 정한다.

④ 제2항제3호에 따른 장비는 보건복지부령으로 정하는 구급차 이용자 등의 동의 절차를 거쳐 개인영상정보를 수집하도록 하고, 이 법에서 정한 것 외에 영상정보처리기기의 설치 등에 관한 사항은 「개인정보 보호법」에 따른다.

제47조의2(심폐소생을 위한 응급장비의 구비 등의 의무)

① 다음 각 호의 어느 하나에 해당하는 시설 등의 소유자 · 점유자 또는 관리자는 자동심장충격기 등 심폐소생술을 할 수 있는 응급장비를 갖추어야 한다.

1. 「공공보건의료에 관한 법률」 제2조제3호에 따른 공공보건의료기관
2. 「119구조 · 구급에 관한 법률」제10조에 따른 구급대와 「의료법」 제3조에 따른 의료기관에서 운용 중인 구급차

3. 「항공안전법」 제2조제1호에 따른 항공기 중 항공운송사업에 사용되는 여객 항공기 및 「공항시설법」 제2조제3호에 따른 공항
4. 「철도산업발전 기본법」 제3조제4호에 따른 철도차량 중 객차
5. 「선박법」 제1조의2제1항제1호 및 제2호에 따른 선박 중 총톤수 20톤 이상인 선박
6. 대통령령으로 정하는 규모 이상의 「건축법」 제2조제2항제2호에 따른 공동주택
7. 그 밖에 대통령령으로 정하는 다중이용시설

② 제1항에 따라 자동심장충격기 등 심폐소생술을 할 수 있는 응급장비를 갖춘 경우 해당 시설 등의 소유자 · 점유자 또는 관리자는 그 사실을 보건복지부령으로 정하는 바에 따라 시장 · 군수 · 구청장에게 신고하여야 한다. 신고한 응급장비의 양도 · 폐기 · 이전 등 보건복지부령으로 정하는 중요 사항을 변경하려는 경우에도 또한 같다.

③ 제1항에 따라 응급장비를 설치한 자는 해당 응급장비를 매월 1회 이상 점검하고 그 결과를 관할 시장 · 군수 · 구청장에게 통보하여야 한다.

④ 제1항에 따라 갖추어야 하는 응급장비의 관리 등에 필요한 사항은 보건복지부령으로 정한다.

[시행일: 2022. 6. 22.] 제47조의2

시행령 제26조의5(응급장비의 구비의무가 있는 공동주택 등)

① 법 제47조의2제1항제6호에서 "대통령령으로 정하는 규모"란 500세대를 말한다.

② 법 제47조의2제1항제7호에서 "대통령령으로 정하는 다중이용시설"이란 다음 각 호의 시설을 말한다.

1. 철도역사(「대도시권 광역교통 관리에 관한 특별법」 제2조제2호나목에 따른 광역철도 및 「도시철도법」 제2조제2호에 따른 도시철도 구간에 있는 철도역사는 제외한다)의 대합실 중 연면적이 2천제곱미터 이상이거나 전년도 일일 평균이용객수가 1만명 이상인 대합실
2. 「여객자동차 운수사업법」 제2조제5호에 따른 여객자동차터미널의 대합실 중 연면적이 2천제곱미터 이상이거나 전년도 일일 평균이용객수가 3천명 이상인 대합실
3. 「항만법」 제2조제5호나목3)에 따른 대합실 중 연면적이 2천제곱미터 이상이거나 전년도 일일 평균이용객수가 1천명 이상인 대합실
4. 「관광진흥법」 제5조제1항에 따른 카지노 시설 중 영업장의 전용면적이 2천제곱미터 이상인 카지노 시설
5. 「한국마사회법」 제4조에 따른 경마장
6. 「경륜 · 경정법」 제5조제1항에 따른 경주장
7. 「형의 집행 및 수용자의 처우에 관한 법률」 제11조에 따른 교도소, 소년교도소 및 구치소, 「출입국관리법」 제2조제13호에 따른 외국인보호소, 「보호소년 등의 처우에 관한 법률」에 따른 소년원
8. 「체육시설의 설치 · 이용에 관한 법률」 제5조에 따른 전문체육시설 중 총 관람석 수가 5천석 이상인 운동장 및 종합운동장
9. 중앙행정기관의 청사 중 보건복지부장관이 정하는 청사
10. 시 · 도의 청사 중 보건복지부장관이 정하는 청사

시행규칙 제38조의2(응급장비 설치 등에 관한 현황 파악)

① 법 제47조의2에 따라 자동심장충격기 등 심폐소생술을 행할 수 있는 응급장비(이하 "응급장비"라 한다)를 설치한 경우 해당 시설 등의 소유자, 점유자 또는 관리자는 그 사실을 별지 제15호의13서식의 응급장비 설치 신고서에 응급장비 설치 사실을 확인할 수 있는 서류를 첨부하여 시장 · 군수 · 구청장에게 제출하여야 한다.

② 시장 · 군수 · 구청장은 제1항에 따른 신고를 받은 때에는 별지 제15호의14서식의 응급장비 등록대장에 이를 기록하고 관리하여야 한다.

③ 시장 · 군수 · 구청장은 별지 제15호의15서식의 응급장비 관리상황 보고서에 따라 응급장비 관리상황을 다음 연도의 1월 31일까지 시 · 도지사를 거쳐 보건복지부장관에게 제출하여야 한다.

④ 응급장비를 설치한 해당 시설 등의 소유자 · 점유자 또는 관리자는 심폐소생을 위한 응급장비를 양도 · 폐기 또는 이전하려면 법 제47조의2제2항 후단에 따라 별지 제15호의16서식의 응급장비 양도 · 폐기 · 이전 신고서를 시장 · 군수 · 구청장에게 제출하여야 한다.

시행규칙 제38조의3 (응급장비의 관리)

① 법 제47조의2에 따라 응급장비를 설치한 다중이용시설 등의 개설자 또는 관리자는 이를 관리하는 책임자를 두고 다음 각 호의 직무를 수행하게 하여야 한다.

1. 매월 1회 이상의 점검
2. 응급장비 사용교육
3. 응급장비의 관리에 관한 서류의 작성 · 비치

② 응급장비가 사용된 경우 해당 다중이용시설 등의 개설자 또는 관리자나 이를 직접 사용한 자는 응급의료지원센터에 그 사실을 지체 없이 알려 적절한 조치가 취하여지도록 하여야 한다. 다만, 법 제47조의2제1항제1호 및 제2호의 경우에는 그러하지 아니하다.

③ 그 밖에 응급장비의 관리에 필요한 사항은 보건복지부장관이 따로 정하여 고시한다.

제48조(응급구조사 등의 탑승의무)

구급차등의 운용자는 구급차등이 출동할 때에는 보건복지부령으로 정하는 바에 따라 응급구조사를 탑승시켜야 한다. 다만, 의사나 간호사가 탑승한 경우는 제외한다.

시행규칙 제39조(응급구조사의 배치)

구급차등의 운용자는 응급환자를 이송하거나 이송하기 위하여 출동하는 때에는 법 제48조의 규정에 따라 그 구급차등에 응급구조사 1인 이상이 포함된 2인 이상의 인원이 항상 탑승하도록 하여야 한다. 다만, 의료법에 의한 의사 또는 간호사가 탑승한 경우에는 응급구조사가 탑승하지 아니할 수 있다.

제48조의2(수용능력 확인 등)

① 응급환자 등을 이송하는 자(구급차등의 운전자와 제48조에 따라 구급차등에 동승하는 응급구조사, 의사 또는 간호사를 말한다)는 특별한 사유가 없는 한 보건복지부령으로 정하는 방법에 따라 이송하고자 하는 응급의료기관의 응급환자 수용 능력을 확인하고 응급환자의 상태와 이송 중 응급처치의 내용 등을 미리 통보하여야 한다.

② 응급의료기관의 장은 제1항에 따른 응급환자 수용능력 확인을 요청받은 경우 정당한 사유 없이 응급의료를 거부 또는 기피할 수 없으며 응급환자를 수용할 수 없는 경우에는 제2조제7호의 응급의료기관등에 지체 없이 관련 내용을 통보하여야 한다.

③ 제1항 및 제2항과 관련된 구체적인 기준, 방법, 절차 등 필요한 사항은 보건복지부령으로 정한다.

[시행일: 2022. 12. 22.] 제48조의2

제49조(출동 및 처치 기록 등)

① 응급구조사가 출동한 때에는 보건복지부령으로 정하는 바에 따라 지체 없이 출동 사항, 제31조의4에 따른 응급환자의 중증도 분류 결과, 처치 내용 등을 기록하고 이를 소속 구급차등의 운용자와 해당 응급환자의 진료의사에게 제출하여야 한다. 다만, 응급구조사를 갈음하여 의사나 간호사가 탑승한 경우에는 탑승한 의사(간호사만 탑승한 경우에는 탑승 간호사)가 출동 및 처치 기록과 관련한 응급구조사의 임무를 수행하여야 한다.

② 구급차등의 운용자는 구급차등의 운행과 관련하여 보건복지부령으로 정하는 바에 따라 운행기록대장을 작성하여야 한다.

③ 제1항에 따른 기록을 제출받은 구급차등의 운용자는 그 기록을 보건복지부령으로 정하는 바에 따라 그 소재지를 관할하는 응급의료지원센터에 제출하여야 한다.

④ 구급차등의 운용자는 제1항에 따라 제출받은 기록 및 제2항에 따라 작성한 운행기록대장을, 응급환자의 진료의사가 소속된 의료기관의 장은 제1항에 따라 제출받은 기록을 각각 보건복지부령으로 정하는 기간 동안 보존하여야 한다.

⑤ 출동 및 처치 기록의 내용 및 방법 등에 관하여 필요한 사항은 보건복지부령으로 정한다.

[시행일: 2022. 12. 22.] 제49조

시행규칙 제40조(출동 및 처치기록의 내용 및 방법)

① 의사, 간호사 또는 응급구조사(이하 "응급구조사등"이라 한다)는 법 제49조제1항에 따라 출동사항과 응급처치의 내용을 별지 제16호서식의 출동 및 처치 기록지에 기록해야 한다.

② 응급구조사등은 제1항에 따라 출동사항 및 응급처치의 내용에 관한 기록을 3부 작성하여 그 응급환자를 인수한 의사의 서명을 얻은 뒤 1부는 보관하고, 1부는 해당 응급환자의 진료의사에게 제출하며, 1부는 이송처치료징수용으로 환자 또는 그 보호자에게 발급한다.

③ 구급차등의 운용자와 의료기관의 장은 제2항에 따라 응급구조사 등이 작성하여 제출한 출동사항과 처치내용에 관한 기록을 3년간 보존해야 한다.

④ 구급차등의 운용자는 법 제49조제3항에 따라 출동 및 처치 기록(전자문서를 포함한다)을 응급의료지원센터로 다음달 10일까지 매월 제출해야 한다.

⑤ 구급차등의 운용자는 별지 제16호의2서식의 구급차등 운행기록대장을 작성하여 3년간 보존해야 한다.

제50조(지도 · 감독)

① 시 · 도지사 또는 시장 · 군수 · 구청장은 관할 구역에서 운용되는 구급차등에 대하여 매년 한 번 이상 구급차등의 운용상황과 실태를 점검하여 그 결과에 따라 시정명령 · 정지명령 등 필요한 조치를 할 수 있다.

② 시 · 도지사 또는 시장 · 군수 · 구청장은 관할 구역 내에 있는 제47조의2제1항 각 호의 시설 등에 대하여 매년 한 번 이상 자동심장충격기 등 심폐소생술을 할 수 있는 응급장비의 구비현황과 관리실태를 점검하여야 하며, 그 결과에 따라 시정명령 등 필요한 조치를 할 수 있다.

제51조(이송업의 허가 등)

① 이송업을 하려는 자는 보건복지부와 국토교통부의 공동부령으로 정하는 시설 등을 갖추어 관할 시 · 도지사의 허가를 받아야 한다. 이 경우 둘 이상의 시 · 도에서 영업을 하려는 경우에는 해당 시 · 도별로 시 · 도지사의 허가를 받아야 한다.

② 시 · 도지사는 제1항에 따라 허가를 하는 경우에는 시설의 규모 등을 고려하여 영업지역을 제한하여 허가할 수 있다.

③ 이송업자가 대통령령으로 정하는 중요한 사항을 변경하려는 경우에는 관할 시 · 도지사의 변경허가를 받아야 한다.

④ 시 · 도지사는 제3항에 따른 변경허가의 신청을 받은 날부터 15일 이내에 변경허가 여부를 신청인에게 통지하여야 한다.

⑤ 시 · 도지사는 제4항에서 정한 기간 내에 변경허가 여부 또는 민원 처리 관련 법령에 따른 처리기간의 연장 여부를 신청인에게 통지하지 아니하면 그 기간(민원 처리 관련 법령에 따라 처리기간이 연장 또는 재연장된 경우에는 해당 처리기간을 말한다)이 끝난 날의 다음 날에 변경허가를 한 것으로 본다.

⑥ 이송업자가 제3항의 사항 외에 대통령령으로 정하는 사항을 변경하려는 경우에는 관할 시 · 도지사에게 신고하여야 한다.

⑦ 이송업자는 제1항에 따른 시설 등의 기준을 지켜야 한다.

시행령 제27조(응급환자이송업 허가사항의 변경사항)

① 응급환자이송업의 허가를 받은 자가 법 제51조제3항의 규정에 따라 관할 시 · 도지사의 변경허가를 받아야 하는 중요한 사항은 다음 각 호의 1과 같다.

1. 영업지역의 변경
2. 구급차의 증감

② 응급환자이송업의 허가를 받은 자가 법 제51조제6항에 따라 관할 시 · 도지사에게 신고해야 하는 사항은 다음 각 호와 같다.
1. 대표자 또는 상호의 변경
2. 사무소(분사무소 또는 사업장을 포함한다)의 명칭 및 위치변경

시행규칙 제41조 (이송업의 허가절차)
① 법 제51조제1항에 따라 응급환자이송업의 허가를 받으려는 자는 별지 제17호서식의 응급환자이송업 허가신청서(전자문서로 된 신청서를 포함한다)에 다음 각 호의 서류(전자문서를 포함한다)를 첨부하여 시 · 도지사에게 제출해야 한다.
1. 사업계획서 1부
2. 사업용 고정자산의 총액 및 그 내역을 기재한 서류 1부
3. 차고를 설치할 수 있는 토지의 사용권을 증명하는 서류 1부
4. 영업시설의 개요 및 평면도 1부
5. 삭제
6. 기존 법인에 있어서는 다음 각 목의 서류
가. 정관
나. 임원의 명부 1부
다. 허가신청에 관한 의사의 결정을 증명하는 서류 1부
7. 법인을 설립하려는 자에 있어서는 다음 각 목의 서류
가. 정관(공증인의 인증이 있는 것) 1부
나. 발기인 또는 설립사원의 명부 1부
다. 설립하고자 하는 법인이 주식회사 또는 유한회사인 경우에는 주주 또는 사원모집 계획서 1부
② 제1항에 따라 신청서를 제출받은 시 · 도지사는 「전자정부법」 제36조제1항에 따른 행정정보의 공동이용을 통하여 다음 각 호의 서류를 확인하여야 한다.
1. 건축물대장
2. 법인인 경우에는 법인 등기사항증명서
③ 제1항제1호에 따른 사업계획서에는 다음 각 호의 사항을 기재해야 한다.
1. 사무소 및 분사무소(사업장)의 명칭 및 위치
2. 영업지역(시 · 군 · 구 단위)
3. 구급차의 총대수 · 종별 · 형식 · 연식, 상용차 및 예비차의 구별
4. 삭제
5. 지도의사의 선임현황
④ 시 · 도지사는 응급환자이송업의 허가를 한 때에는 별지 제18호서식의 응급환자이송업 허가증 및 별지 제18호의2서식의 부착용 허가증을 발급하고, 별지 제19호서식의 응급환자이송업 허가관리대장을 작성 · 보관해야 한다.
⑤ 응급환자이송업의 허가를 받은 자가 법 제51조제3항 및 제6항에 따라 허가받은 사항의 변경허가를 받거나 변경신고를 하려는 경우에는 별지 제20호서식의 응급환자이송업 허가사항 변경허가신청(신고)서에 다음 각 호의 서류를 첨부하여 시 · 도지사에게 제출(변경신고의 경우에는 변경사항이 발생한 날부터 14일 이내에 제출)해야 한다. 이 경우 변경 허가를 하거나 변경 신고를 받은 시 · 도지사는 제4항에 따라 발급한 응급환자이송업 허가증 또는 부착용 허가증의 변경 내용을 고쳐 쓴 후 발급해야 한다.

1. 허가증 1부
2. 변경내역서 1부

⑥ 응급환자이송업자는 부착용 허가증을 구급차등의 앞면에 부착해야 한다.

⑦ 응급환자이송업자가 응급환자이송업 허가증 또는 부착용 허가증을 재발급 받으려는 경우에는 별지 제21호서식의 재발급신청서에 다음 각 호의 서류를 첨부하여 시·도지사에게 제출해야 한다.

1. 헐어 못쓰게 된 경우에는 그 허가증 또는 부착용 허가증
2. 잃어버린 경우에는 그 사유서

제52조(지도의사)

① 구급차등의 운용자(제44조제1항제2호에 따른 의료기관을 제외한다. 이하 이 조에서 같다)는 응급환자를 이송하기 위하여 구급차등을 사용하는 경우 상담·구조·이송 및 응급처치를 지도받기 위하여 지도의사(指導醫師)를 두거나 응급의료지원센터 또는 응급의료기관의 의사를 지도의사로 위촉하여야 한다.

② 구급차등의 운용자에 따른 지도의사의 수(數)와 업무 및 선임(選任) 등에 관하여 필요한 사항은 보건복지부령으로 정한다.

시행규칙 제42조(지도의사의 수 및 업무)

① 구급차등의 운용자(법 제44조제1항제2호에 따른 의료기관을 제외한다)는 법 제52조제1항에 따라 관할 시·도에 소재하는 응급의료기관에 근무하는 전문의 중에서 1인 이상을 지도의사로 선임 또는 위촉하여야 한다.

② 제1항의 규정에 의한 지도의사의 업무는 다음 각 호와 같다.

1. 응급환자가 의료기관에 도착하기 전까지 행하여진 응급의료에 대한 평가
2. 응급구조사의 자질향상을 위한 교육 및 훈련
3. 이송중인 응급환자에 대한 응급의료 지도

제53조(휴업 등의 신고)

이송업자는 이송업의 전부 또는 일부를 휴업·폐업 또는 재개업하려는 경우에는 보건복지부령으로 정하는 바에 따라 관할 시·도지사에게 신고하여야 한다.

시행규칙 제43조(휴업 등의 신고)

응급환자이송업자가 법 제53조의 규정에 따라 휴업·폐업·재개업의 신고를 하고자 하는 때에는 휴업·폐업 또는 재개업한 날부터 14일 이내에 별지 제22호서식의 응급환자이송업의 휴업·폐업·재개업 신고서에 응급환자이송업 허가증을 첨부(재개업의 경우를 제외한다)하여 시·도지사에게 제출하여야 한다.

제54조(영업의 승계)

① 다음 각 호의 어느 하나에 해당하는 자는 이송업자의 지위를 승계한다.

1. 이송업자가 사망한 경우 그 상속인
2. 이송업자가 그 사업을 양도한 경우 그 양수인
3. 법인인 이송업자가 합병한 경우 합병 후 존속하는 법인이나 합병으로 설립되는 법인

② 다음 각 호의 어느 하나에 해당하는 절차에 따라 영업시설의 전부를 인수한 자는 그 이송업자의 지위를 승계한다.

1. 「민사집행법」에 따른 강제경매
2. 「채무자 회생 및 파산에 관한 법률」에 따른 환가(換價)
3. 「국세징수법」, 「관세법」 또는 「지방세징수법」에 따른 압류재산의 매각
4. 그 밖에 제1호부터 제3호까지의 규정에 준하는 절차

③ 제1항이나 제2항에 따라 이송업자의 지위를 승계한 자는 60일 이내에 보건복지부령으로 정하는 바에 따라 관할 시 · 도지사에게 신고하여야 한다.

제54조의2(유인 · 알선 등 금지)

제44조제1항에 따른 구급차등의 운용자는 영리를 목적으로 응급환자를 특정 의료기관 또는 의료인에게 이송 또는 소개 · 알선하거나 그 밖에 유인하거나 사주하는 행위를 하여서는 아니 된다.

제54조의3(대규모 행사에서의 응급의료 인력 등 확보 의무)

대통령령으로 정하는 대규모 행사를 개최하려는 자는 응급환자의 발생 시 신속하고 적절한 응급의료를 제공하기 위하여 보건복지부령으로 정하는 바에 따라 응급의료 인력 및 응급이송수단 등을 확보하여야 한다.

시행령 제27조의3(대규모 행사의 범위)

법 제54조의3에서 "대통령령으로 정하는 대규모 행사"란 행사 기간 중 순간 최대 관람객이 1천명 이상이 될 것으로 예상되는 행사를 말한다. 다만, 「공연법」 제11조제2항에 따라 재해대처계획의 신고가 수리된 행사는 제외한다.

시행규칙 제44조의2(대규모 행사에서의 응급의료 인력 등 확보 의무)

법 제54조의3 및 영 제27조의3에 따른 대규모 행사를 개최하려는 자는 다음 각 호의 응급의료 인력과 응급이송수단을 확보해야 한다.

1. 응급의료 인력: 응급구조사, 의사 또는 간호사 1명
2. 응급이송수단: 구급차등 1대

제9장 보칙

제55조(응급의료종사자의 면허 · 자격 정지 등)

① 보건복지부장관은 응급의료종사자가 다음 각 호의 어느 하나에 해당하는 경우에는 그 면허 또는 자격을 취소하거나 6개월 이내의 기간을 정하여 그 면허 또는 자격을 정지시킬 수 있다.

1. 제6조제2항, 제8조, 제18조제2항, 제39조, 제40조 또는 제49조제1항을 위반한 경우
2. 제24조제1항에 따른 이송처치료를 과다하게 징수하거나 같은 조 제2항을 위반하여 이송처치료 외에 별도의 비용을 징수한 때
3. 제32조제2항을 위반하여 응급환자에게 중대한 불이익을 끼친 경우

3의2. 제36조의2제3항 또는 제5항을 위반하여 다른 사람에게 자기의 성명을 사용하여 제41조에 따른 응급구조사의 업무를 수행하게 하거나 응급구조사 자격증을 다른 사람에게 빌려준 경우

4. 제37조의 결격사유에 해당하게 된 경우
5. 제42조를 위반하여 의사로부터 구체적인 지시를 받지 아니하고 응급처치를 한 경우
6. 제43조제1항에 따른 보수교육을 받지 아니한 경우
7. 그 밖에 이 법 또는 이 법에 따른 명령을 위반한 경우

② 보건복지부장관은 응급구조사가 제36조의3에 따른 신고를 하지 아니한 때에는 신고할 때까지 그 자격을 정지시킬 수 있다.

③ 보건복지부장관, 시 · 도지사 또는 시장 · 군수 · 구청장은 의료기관이나 이송업자 또는 구급차등을 운용하는 자가 다음 각 호의 어느 하나에 해당하는 경우에는 의료기관 등의 개설 또는 영업에 관한 허가를 취소(신고대상인 경우에는 폐쇄를 말한다. 이하 제4항에서 같다)하거나 6개월 이내의 기간을 정하여 그 업무의 정지를 명할 수 있다.

1. 제18조제2항, 제28조제3항, 제32조제1항, 제33조제1항, 제35조의2제1항, 제44조제3항, 제44조의2제2항, 제44조의4, 제45조제1항, 제46조의2, 제47조제1항 · 제2항, 제48조, 제49조제3항 · 제4항, 제51조제3항부터 제5항까지, 제52조제1항, 제53조, 제54조제3항, 제54조의2 또는 제59조를 위반한 경우
2. 제22조제1항에 따른 미수금의 대지급을 부정하게 청구한 경우

3. 제24조제1항에 따른 이송처치료를 과다하게 징수하거나 같은 조 제2항을 위반하여 이송처치료 외에 별도의 비용을 징수한 때
4. 제34조에 따라 당직의료기관으로 지정받은 자가 응급의료를 하지 아니한 경우
5. 제50조제1항에 따른 시정명령 · 정지명령 등 필요한 조치를 따르지 아니한 경우
6. 그 밖에 이 법 또는 이 법에 따른 명령을 위반한 경우

④ 제3항에 따라 영업허가의 취소처분을 받은 자는 그 처분을 받은 날부터 1년 이내에는 그 업을 개설 · 운영하지 못한다.

⑤ 제1항과 제3항에 따른 행정처분의 세부 사항은 보건복지부령으로 정한다.

시행규칙 제45조(행정처분의 기준)
법 제55조의 규정에 의한 행정처분의 기준은 별표 18과 같다.

시행규칙 제46조(행정처분대장의 작성)
법 제55조의 규정에 따라 보건복지부장관, 시 · 도지사 또는 시장 · 군수 · 구청장이 행정처분을 하는 때에는 별지 제24호서식의 행정처분대장에 그 내용을 기록하고 이를 비치하여야 한다.

제56조(청문)

보건복지부장관, 시 · 도지사 또는 시장 · 군수 · 구청장은 다음 각 호의 어느 하나에 해당하는 처분을 하려면 청문을 하여야 한다.

1. 제35조제1항에 따른 응급의료기관의 지정의 취소
2. 제55조제1항에 따른 응급의료종사자의 면허 또는 자격의 취소
3. 제55조제3항에 따른 의료기관 등의 개설 또는 영업에 관한 허가의 취소 및 폐쇄 명령

제57조 (과징금)

① 보건복지부장관, 시 · 도지사 또는 시장 · 군수 · 구청장은 의료기관이나 이송업자 또는 구급차등을 운용하는 자가 제55조제3항 각 호의 어느 하나에 해당하는 경우로서 그 업무의 정지가 국민보건의료에 커다란 위해를 가져올 우려가 있다고 인정되는 경우에는 업무정지처분을 갈음하여 3억원 이하의 과징금을 부과할 수 있다. 이 경우 과징금의 부과 횟수는 세 번을 초과할 수 없다.

② 제1항에 따라 과징금을 부과하는 위반행위의 종류, 위반 정도에 따른 과징금의 금액과 그 밖에 필요한 사항은 대통령령으로 정한다.

③ 제1항에 따른 과징금을 내야 할 자가 납부기한까지 이를 내지 아니하면 보건복지부장관은 국세 체납처분의 예에 따라 징수하고, 시 · 도지사 및 시장 · 군수 · 구청장은 「지방행정제재 · 부과금의 징수 등에 관한 법률」에 따라 징수한다.

시행령 제27조의2(민감정보 및 고유식별정보의 처리)
① 법 제22조제1항에 따른 기금관리기관의 장은 다음 각 호의 사무를 수행하기 위하여 불가피한 경우 「개인정보 보호법」 제23조에 따른 건강에 관한 정보, 같은 법 시행령 제19조제1호 또는 제4호에 따른 주민등록번호 또는 외국인등록번호가 포함된 자료를 처리할 수 있다.
1. 법 제22에 따른 미수금의 대지급에 관한 사무
2. 법 제22조의2에 따른 자료의 제공 요청에 관한 사무
② 보건복지부장관(제23조의2 및 제26조에 따라 보건복지부장관의 업무를 위탁받은 자를 포함한다)은 다음 각 호의 사무를 수행하기 위하여 불가피한 경우 「개인정보 보호법」 제23조에 따른 건강에 관한 정보, 같은 법 시행령 제18조제2호에 따른 범죄경력자료에 해당하는 정보, 같은 영 제19조제1호 또는 제4호에 따른 주민등록번호 또는 외국인등록번호가 포함된 자료를 처리할 수 있다.
1. 법 제13조의4제1항 및 제3항에 따른 응급의료 기본계획의 수립 · 시행을 위한 자료제공 등의 협조 요청, 자료의 관리 및 활용에 관한 사무
2. 법 제36조 및 제37조에 따른 응급구조사의 자격인정 및 결격사유 확인 등에 관한 사무
3. 법 제38조에 따른 부정행위에 대한 제재에 관한 사무
4. 법 제28조제1항 및 제2항에 따른 응급의료에 관한 정보제공 요청 및 정보제공에 관한 사무
③ 보건복지부장관, 시 · 도지사 또는 시장 · 군수 · 구청장(해당 권한이 위임 · 위탁된 경우에는 그 권한을 위임 · 위탁받은 자를 포함한다)은 다음 각 호의 사무를 수행하기 위하여 불가피한 경우 「개인정보 보호법 시행령」 제19조제1호, 제2호 또는 제4호에 따른 주민등록번호, 여권번호 또는 외국인등록번호가 포함된 자료를 처리할 수 있다.
1. 법 제18조에 따른 환자가 여러 명 발생한 경우의 조치에 관한 사무
2. 법 제51조에 따른 이송업의 허가 등에 관한 사무
3. 법 제53조에 따른 이송업의 휴업 등의 신고에 관한 사무
4. 법 제55조에 따른 행정처분에 관한 사무
5. 법 제56조에 따른 청문에 관한 사무
6. 법 제57조에 따른 과징금의 부과 · 징수에 관한 사무

시행령 제28조(과징금의 부과)
① 법 제57조제1항에 따른 과징금의 금액은 위반행위의 종별 · 정도 등을 고려하여 보건복지부령으로 정하는 업무정지처분기준에 따라 별표 1의2의 기준을 적용하여 산정한다.
② 보건복지부장관, 시 · 도지사 또는 시장 · 군수 · 구청장은 법 제57조의 규정에 따라 과징금을 부과하고자 하는 경우에는 그 위반행위의 종별과 해당 과징금의 금액을 서면으로 명시하여 이를 납부할 것을 통지하여야 한다.

제58조(권한의 위임)

이 법에 따른 보건복지부장관의 권한은 그 일부를 대통령령으로 정하는 바에 따라 시 · 도지사 또는 시장 · 군수 · 구청장에게 위임할 수 있다.

제59조(유사명칭 사용 금지)

① 이 법에 따른 응급구조사, 구급차, 중앙응급의료센터 · 권역응급의료센터 · 권역외상센터 · 전문응급의료센터 · 지역응급의료센터 · 지역외상센터 · 지역응급의료기관 또는

응급의료지원센터가 아니면 각각의 명칭 또는 이와 유사한 명칭을 사용하지 못한다.

② 다음 각 호 외의 의료기관은 응급환자 진료와 관련된 명칭이나 표현을 사용하거나 외부에 표기하여서는 아니 된다.

1. 이 법에 따라 지정받은 응급의료기관
2. 제35조의2에 따라 신고한 의료기관
3. 종합병원

제59조의2(업무 검사와 보고 등)

① 보건복지부장관, 시 · 도지사 또는 시장 · 군수 · 구청장은 응급의료종사자 및 응급의료기관등에 대한 지도 · 감독이 필요하다고 인정되는 경우 관계 공무원으로 하여금 그 업무 상황, 시설 또는 진료기록부, 간호기록부, 제49조에 따른 출동 및 처치 기록지, 운행기록대장 등 관계 서류를 검사하게 하거나 관계인에게서 진술을 들어 사실을 확인하게 할 수 있으며, 응급의료종사자 및 응급의료기관등에게 필요한 사항의 보고 또는 관계 서류의 제출을 명할 수 있다. 이 경우 응급의료종사자 및 응급의료기관등은 정당한 사유 없이 이를 거부하지 못한다.

② 제1항의 경우 관계 공무원은 그 권한을 표시하는 증표 및 조사목적, 조사기간, 조사범위, 조사담당자, 관계 법령 등이 기재된 조사명령서를 지니고 이를 관계인에게 보여주어야 한다.

③ 보건복지부장관은 시 · 도지사 또는 시장 · 군수 · 구청장에게 관할 구역 내 응급의료종사자 및 응급의료기관등에 대하여 제1항에 따른 업무 검사와 보고 등을 실시할 것을 요구할 수 있다.

제10장 벌칙

제60조(벌칙)

①「의료법」 제3조에 따른 의료기관의 응급실에서 응급의료종사자(「의료기사 등에 관한 법률」 제2조에 따른 의료기사와 「의료법」 제80조에 따른 간호조무사를 포함한다)를 폭행하여 상해에 이르게 한 사람은 10년 이하의 징역 또는 1천만원 이상 1억원 이하의 벌금에 처하

고, 중상해에 이르게 한 사람은 3년 이상의 유기징역에 처하며, 사망에 이르게 한 사람은 무기 또는 5년 이상의 징역에 처한다.

② 다음 각 호의 어느 하나에 해당하는 자는 5년 이하의 징역 또는 5천만원 이하의 벌금에 처한다.

1. 제12조를 위반하여 응급의료를 방해하거나 의료용 시설 등을 파괴 · 손상 또는 점거한 사람
2. 제36조에 따른 응급구조사의 자격인정을 받지 못하고 응급구조사를 사칭하여 제41조에 따른 응급구조사의 업무를 한 사람
3. 제51조제1항을 위반하여 이송업 허가를 받지 아니하고 이송업을 한 자

③ 다음 각 호의 어느 하나에 해당하는 사람은 3년 이하의 징역 또는 3천만원 이하의 벌금에 처한다.

1. 제6조제2항을 위반하여 응급의료를 거부 또는 기피한 응급의료종사자

1의2. 제36조의2제3항을 위반하여 다른 사람에게 자기의 성명을 사용하여 제41조에 따른 응급구조사의 업무를 수행하게 한 자

1의3. 제36조의2제5항을 위반하여 다른 사람에게 자격증을 빌려주거나 빌린 자

1의4. 제36조의2제6항을 위반하여 자격증을 빌려주거나 빌리는 것을 알선한 자

2. 제40조의 비밀 준수 의무를 위반한 사람. 다만, 고소가 있어야 공소를 제기할 수 있다.
3. 제42조를 위반하여 의사로부터 구체적인 지시를 받지 아니하고 응급처치를 한 응급구조사

④ 다음 각 호의 어느 하나에 해당하는 자는 1년 이하의 징역 또는 1천만원 이하의 벌금에 처한다.

1. 제18조제2항을 위반한 응급의료종사자, 의료기관의 장 및 구급차등을 운용하는 자
2. 제44조제1항을 위반하여 구급차등을 운용한 자
3. 제44조의4를 위반하여 자기 명의로 다른 사람에게 구급차등을 운용하게 한 자
4. 제45조제1항을 위반하여 구급차등을 다른 용도에 사용한 자

제61조(양벌규정)

법인의 대표자나 법인 또는 개인의 대리인, 사용인, 그 밖의 종업원이 그 법인 또는 개인의 업무에 관하여 제60조의 위반행위를 하면 그 행위자를 벌하는 외에 그 법인 또는 개인에게

도 해당 조문의 벌금형을 과(科)한다. 다만, 법인 또는 개인이 그 위반행위를 방지하기 위하여 해당 업무에 관하여 상당한 주의와 감독을 게을리 하지 아니한 경우에는 그러하지 아니하다.

제62조(과태료)

① 다음 각 호의 어느 하나에 해당하는 자에게는 300만원 이하의 과태료를 부과한다.

1. 제31조의2를 위반하여 응급의료기관의 지정기준에 따른 시설 · 인력 · 장비 등을 유지 · 운영하지 아니한 자

1의2. 제31조의5제2항을 위반하여 응급실에 출입하는 보호자 등의 명단을 기록 또는 관리하지 아니한 자

2. 제32조제4항을 위반하여 당직전문의등 또는 당직전문의등과 동등한 자격을 갖춘 것으로 인정되는 자로 하여금 응급환자를 진료하게 하지 아니한 자

3. 제33조를 위반하여 예비병상을 확보하지 아니하거나 응급환자가 아닌 사람에게 예비병상을 사용하게 한 자

3의2. 제47조의2제1항을 위반하여 자동심장충격기 등 심폐소생술을 할 수 있는 응급장비를 갖추지 아니한 자

3의3. 제48조 본문을 위반하여 응급구조사를 탑승시키지 아니한 자

3의4. 제47조의2제2항을 위반하여 자동심장충격기 등 심폐소생술을 할 수 있는 응급장비의 설치 신고 또는 변경 신고를 하지 아니한 자

4. 제39조 또는 제49조제1항부터 제4항까지를 위반하여 준수 사항을 지키지 아니하거나 출동 및 처치 기록 등에 관한 의무를 이행하지 아니한 자

4의2. 제44조의2제2항에 따른 신고를 하지 아니하고 구급차등을 운용한 자

4의3. 제44조의3제1항 및 제2항을 위반하여 말소 통보 또는 신고를 하지 아니한 자

4의4. 제46조의2에 따른 운행연한 또는 운행거리를 초과하여 구급차를 운용한 자

5. 제51조제3항, 제53조 또는 제54조제3항에 따른 변경허가를 받지 아니하거나 신고를 하지 아니한 자

6. 제59조를 위반하여 응급구조사 · 중앙응급의료센터 등의 명칭 또는 이와 비슷한 명칭을 사용하거나, 응급환자 진료와 관련된 명칭이나 표현을 사용하거나 외부에 표기한 자

7. 제59조의2제1항에 따른 검사 등을 거부 · 방해 또는 기피하거나, 보고 또는 관계 서류 제출을 하지 아니한 자

② 제1항에 따른 과태료는 대통령령으로 정하는 바에 따라 보건복지부장관, 시 · 도지사 또는 시장 · 군수 · 구청장이 부과 · 징수한다.

시행령 제29조(과태료의 부과)
법 제62조에 따른 과태료의 부과기준은 별표 2와 같다.

제63조(응급처치 및 의료행위에 대한 형의 감면)

① 응급의료종사자가 응급환자에게 발생한 생명의 위험, 심신상의 중대한 위해 또는 증상의 악화를 방지하기 위하여 긴급히 제공하는 응급의료로 인하여 응급환자가 사상(死傷)에 이른 경우 그 응급의료행위가 불가피하였고 응급의료행위자에게 중대한 과실이 없는 경우에는 정상을 고려하여 「형법」 제268조의 형을 감경(減輕)하거나 면제할 수 있다.

② 제5조의2제1호나목에 따른 응급처치 제공의무를 가진 자가 응급환자에게 발생한 생명의 위험, 심신상의 중대한 위해 또는 증상의 악화를 방지하기 위하여 긴급히 제공하는 응급처치(자동심장충격기를 사용하는 경우를 포함한다)로 인하여 응급환자가 사상에 이른 경우 그 응급처치행위가 불가피하였고 응급처치행위자에게 중대한 과실이 없는 경우에는 정상을 고려하여 형을 감경하거나 면제할 수 있다.

제64조(「형법」상 감경규정에 관한 특례)

음주로 인한 심신장애 상태에서 제12조를 위반하는 죄를 범한 때에는 「형법」 제10조제1항을 적용하지 아니할 수 있다.

◈ 구급차의 기준 및 응급환자이송업의 시설 등 기준에 관한 규칙

보건복지부령 제539호, 국토교통부령 제469호

제1조(목적)

이 규칙은 「응급의료에 관한 법률」 제46조제2항에 따라 구급차의 형태 · 표시 및 내부장치 등에 관한 기준을 규정하고, 같은 법 제46조의2에 따라 구급차의 운행연한 · 운행거리 및 운행연한의 연장 등에 관한 사항을 규정하며, 같은 법 제51조제1항에 따라 응급환자이송업을 하려는 자가 갖추어야 할 시설 등에 관한 사항을 규정함을 목적으로 한다.

제2조(구급차의 형태 등)

① 구급차는 「자동차관리법」 제3조에 따른 승합자동차 또는 화물자동차로서 지붕구조의 덮개가 있어야 한다.

② 구급차에는 간이침대 또는 보조 들것에 누운 상태의 환자를 쉽게 실을 수 있는 충분한 크기의 문이 있어야 한다.

제3조(구급차의 표시)

① 구급차는 바탕색이 흰색이어야 하며, 전 · 후 · 좌 · 우면 중 2면 이상에 각각 별표 1의 녹십자 표시를 하여야 한다. 다만, 「119구조 · 구급에 관한 법률」에 따른 119구조대 및 119구급대의 구급차에 대해서는 소방관계법령에서 따로 정할 수 있다.

② 구급차 전 · 후 · 좌 · 우면의 중앙 부위에는 너비 5센티미터 이상 10센티미터 이하의 띠를 가로로 표시하여야 한다. 이 경우 띠의 색깔은 「응급의료에 관한 법률 시행규칙」 제38조제1항에 따른 특수구급차(이하 "특수구급차"라 한다)는 붉은색으로, 같은 항에 따른 일반구급차(이하 "일반구급차"라 한다)는 녹색으로 한다.

③ 특수구급차는 전 · 후 · 좌 · 우면 중 2면 이상에 붉은색으로 "응급출동"이라는 표시를 하여야 한다.

④ 일반구급차는 붉은색 또는 녹색으로 "환자이송" 또는 "환자후송"이라는 표시를 할 수 있다. 다만, "응급출동"이라는 표시를 하여서는 아니 된다.

⑤ 구급차의 좌 · 우면 중 1면 이상에 구급차를 운용하는 기관의 명칭 및 전화번호를 표시하여야 한다.

제4조(환자실의 길이 · 너비 · 높이)

① 구급차 환자실의 길이는 운전석과의 구획 칸막이에서 뒷문의 안쪽 면까지 250센티미터 이상이어야 하고, 간이침대 매트리스의 끝에서 뒷문의 안쪽 면 사이에는 25센티미터 이상의 공간이 있어야 한다.

② 구급차 환자실의 너비는 간이침대를 바닥에 고정시켰을 때 적어도 한쪽 면과의 통로가 25센티미터 이상이어야 한다.

③ 구급차 환자실의 바닥에서 천장 안쪽 면까지의 높이는 특수구급차는 150센티미터 이상, 일반구급차는 120센티미터 이상이어야 한다.

제5조(내부표면)

① 구급차의 환자실 내부에 설치된 장치는 표면에 견고하게 부착되어야 하며 날카로운 부분이 없도록 하여야 한다.

② 구급차의 환자실 내부에 노출된 구조물의 가장자리는 16분의 5센티미터 이상의 반지름으로 깎아 내고, 노출된 모서리는 10분의 12센티미터에서 10분의 25센티미터의 반지름으로 둥글게 하여야 한다.

③ 구급차의 환자실 표면은 다음 각 호의 기준에 적합하여야 한다.

1. 비누나 물이 스며들지 아니할 것
2. 살균할 수 있을 것
3. 곰팡이에 저항성이 있을 것
4. 열에 강할 것
5. 청소하기가 쉬울 것

제6조(내부장치)

구급차의 내부에 갖추어야 할 장치의 기준은 별표 2와 같다.

제7조(통신장비)

특수구급차가 「응급의료에 관한 법률 시행규칙」 제38조제2항에 따라 갖추어야 하는 통신장비는 운전기사 및 환자실의 응급구조사가 동시에 사용할 수 있도록 설치하여야 한다.

제7조의2(운행연한)

① 구급차의 운행연한(이하 "차령"이라 한다)은 9년으로 한다. 이 경우 차령의 기산일은 다음 각 호의 구분에 따른다.

1. 제작연도에 등록된 자동차: 최초의 신규등록일

2. 제작연도에 등록되지 아니한 자동차: 제작연도의 말일

② 구급차의 차령은 다음 각 호의 요건을 모두 충족한 경우에는 최대 2년까지 연장될 수 있다. 다만, 시장 · 군수 · 구청장(자치구의 구청장을 말한다. 이하 같다)은 부득이한 사유로 구급차의 수급이 현저히 곤란하다고 인정되는 때에 다음 각 호의 요건이 모두 충족되는 경우에는 「응급의료에 관한 법률」 제46조의2제2항에 따라 6개월의 범위에서 본문에 따른 차령을 초과하여 운행하게 할 수 있다.

1. 제1항에 따른 차령이 만료되기 전 2개월 이내 또는 차령이 연장된 구급차의 경우 매 6개월마다 「자동차관리법」 제43조제1항제4호에 따른 임시검사를 받아 검사기준에 적합할 것
2. 제2조 부터 제7조까지에서 정한 구급차의 형태 · 표시 및 내부장치 등에 관한 사항을 준수할 것

③ 「자동차관리법」 제44조에 따른 자동차검사대행자는 제2항제1호에 따른 임시검사에 합격한 구급차의 운용자에게 별지 제1호서식의 구급차 임시검사 합격통지서를 발급하여야 한다.

④ 구급차의 운용자는 구급차의 차령을 연장하려면 별지 제2호서식의 구급차의 차령연장 신청서에 다음 각 호의 서류를 첨부하여 시장 · 군수 · 구청장에게 제출하여야 한다.

1. 「자동차관리법」 제7조에 따른 자동차등록원부
2. 「자동차관리법」 제44조에 따른 자동차검사대행자가 제3항에 따라 발급한 별지 제1호서식의 구급차 임시검사 합격통지서

⑤ 제4항에 따른 차령의 연장 신청은 해당 구급차의 차령이 만료되기 전까지 하여야 한다. 다만, 다음 각 호의 어느 하나에 해당하는 경우에는 다음 각 호의 구분에 따른 날까지 하여야 한다.

1. 차령만료일이 토요일 또는 일요일인 경우: 그 다음 월요일
2. 차령만료일이 일요일 외의 공휴일인 경우: 그 다음날
3. 차량 파손에 따른 정비 등 불가피한 사유로 차령만료일까지 차령의 연장을 신청하는 것이 곤란하여 차령만료일 이전까지 시장 · 군수 · 구청장에게 별지 제2호서식의 구급차의 차령연장 신청의 연기 신청서에 연기 사유를 증명할 수 있는 서류를 첨부하여 제출한 경우: 시장 · 군수 · 구청장이 별도로 정한 날

⑥ 차령 연장에 관하여 이 규칙에서 규정한 사항 외에는 「여객자동차 운수사업법」 제84조, 같은 법 시행령 제40조 및 같은 법 시행규칙 제107조를 준용한다.

제8조(응급환자이송업의 시설 등의 기준)

「응급의료에 관한 법률」 제51조제1항에 따라 응급환자이송업을 하려는 자가 갖추어야 할 시설 등의 기준은 별표 3과 같다.

제9조(규제의 재검토)

보건복지부장관은 제8조 및 별표 3에 따른 응급환자이송업의 시설 등의 기준에 대하여 2015년 1월 1일을 기준으로 매 2년이 되는 시점(매 2년이 되는 해의 1월 1일 전까지를 말한다)마다 그 타당성을 검토하여 개선 등의 조치를 하여야 한다.

부 칙[2017.12.1 보건복지부령 제539호, 국토교통부령 제469호]

이 규칙은 2017년 12월 3일부터 시행한다.

◈ 항공기 이송처치료의 기준에 관한 고시

보건복지부 고시 제2019-300호

제1조(목적)

이 고시는 「응급의료에 관한 법률」 제24조 및 같은 법 시행규칙 제11조, 별표 3의 비고에 따라 응급환자가 항공기에 탑승한 경우의 이송처치료의 기준을 정함을 목적으로 한다.

제2조(적용대상)

이 고시는 항공기 중 「응급의료에 관한 법률」 제46조의3에 따라 보건복지부장관 또는 시 · 도지사가 운용하는 응급환자 항공이송을 전담하는 헬리콥터(이하 "응급의료 전용헬기"라 한다)에 적용한다.

제3조(이송처치료의 기준)

응급의료 전용헬기가 배치된 응급의료기관의 전문의가 응급의료 전용헬기를 이용하여 응급환자의 이송 및 응급처치를 행한 경우에 이송 비용은 받지 아니하며 응급처치 비용에 관한 사항은 「국민건강보험법」 및 「의료급여법」 등 관계 법령 및 규정에서 정한 바에 따른다.

제4조(유효기간)

이 고시는 「훈령 · 예규 등의 발령 및 관리에 관한 규정」에 따라 이 고시를 발령한 후의 법령이나 현실 여건의 변화 등을 검토하여야 하는 2022년 12월 31일까지 효력을 가진다.

부칙 〈제2019-300호,2019.12.26.〉 (일몰제 설정을 위한 7개 보건복지부고시의 일괄개정고시)

이 고시는 발령한 날부터 시행한다.

◈ 해상 응급환자 구급 및 이송 지침

해양경찰청 훈령 제130호

제1장 총칙

제1조(목적)

「수상에서의 수색 · 구조 등에 관한 법률」, 「재난 및 안전관리기본법」, 「응급의료에 관한 법률」 및 「범부처 헬기 공동활용체계 운영 지침」에 따라 해양 종사자 및 도서 · 낙도 국민에게 선진화된 응급의료서비스를 제공하고자 응급환자 후송개념을 마련하고 함정과 항공기 · 구급차 · 해양응급의료지원센터에 설치된 해양응급의료시스템 운영에 대한 절차 및 세부사항을 규정함으로써 국민의 생명 보호와 응급의료체계의 질적 향상을 도모하는데 목적이 있다.

제2조(적용조건)

① 이 지침은 「수상에서의 수색 · 구조 등에 관한 법률」, 「재난 및 안전관리기본법」, 「응급의료에 관한 법률」등 관련 법령이 우선하고, 같은 법령의 제 · 개정이 있는 경우 이에 따른다.

② 이 지침에서 정하는 응급의료 행위는 의사의 의료지도 하에 적용되어야 한다. 다만, 응급의료에 관한 법률 시행규칙에 따라 응급처치를 하는 경우와 급박한 상황에서 통신의 불능 등으로 의사의 지시를 받을 수 없는 경우에는 그러지 아니하다.

제3조(정의)

이 지침에서 사용하는 용어의 뜻은 다음 각 호와 같다.

1. "해양원격응급의료"란 컴퓨터, 화상통신 등 정보통신기술을 활용하여 응급환자를 해양응급의료지원센터 지도 의사가 환자 상태를 진단하여 적절한 응급처치를 함정의 응급구조사 또는 해양응급의료시스템 담당자에게 지시하는 행위를 말한다.

2. “해양응급의료지원센터”란 응급환자에게 해양원격응급의료 제공을 위하여 전문 의료진의 진료 등을 지원하는 의료기관을 말한다.
3. “지도 의사”란 해양응급의료지원센터 소속의 전문의로서, 해당 의료기관의 해양원격응급의료 시설 및 장비를 활용하여 함정, 구급차, 항공기의 응급구조사 또는 해양응급의료시스템 담당자에게 의료지도를 하는 전문의를 말한다.
4. “구급 함정 등”이란 해양응급의료시스템, 응급의료장비, 구급약품을 보유하고 의료인, 응급구조사 또는 해양응급의료시스템 담당자가 지정되어 응급의료를 제공할 수 있는 해양경찰청 또는 해양응급의료지원센터 소속의 함정 · 구급차 및 항공기 등을 말한다.
5. “의료 지도”란 해양응급의료지원센터 의료진이 구급 함정 등의 환자에 대하여 구급 함정 등의 응급구조사 또는 해양응급의료시스템 담당자에게 의료지식 또는 기술을 지원하고, 적절한 응급처치를 제시하여 도움을 주는 행위를 말한다.
6. “해양응급의료시스템”이란 구급 함정 등의 응급의료를 시행하기 위한 장비로써 컴퓨터, 화상통신 등 정보통신기술 및 첨단장비를 활용하여 실시간 환자상태, 환자관리, 생체정보의 전송 또는 감시하는 장비를 말한다.
7. “해양응급의료시스템 담당자”란 구급 함정 등에 설치된 응급의료시스템을 이용하여 응급환자에 대한 응급의료를 제공하는 의료인 또는 응급구조사를 말한다. 다만 의료인 또는 응급구조사가 없을 경우 함 · 정장, 항공대장, 구조 · 구급책임자 등이 지정한 자를 말한다.
8. “응급환자”란 질병, 분만, 각종 사고 및 재해로 인한 부상이나 그밖의 위급한 상태로 인하여 즉시 필요한 응급처치를 받지 아니하면 생명을 보존할 수 없거나 심신상의 중대한 위해가 발생할 가능성이 있는 환자 또는 응급의료에 관한 법률 시행규칙 제2조(응급환자) 1호 별표 1의 응급증상 및 이에 준하는 증상의 환자를 말한다.
9. “운용자”란 구급 함정 등의 해양응급의료시스템 담당자, 상황실 담당자, 해양응급의료지원센터 관리자 등 해양응급의료시스템 및 응급구급장비 관련 사용자들을 말한다.
10. “구조 · 구급책임자”란 해양경찰청장, 지방해양경찰청장, 해양경찰서장을 말한다.

제2장 인력 운용

제4조(해양응급의료시스템 운용자)

① 해양응급의료시스템 운영은 다음 각 호의 어느 하나에 해당하는 사람으로 지정할 수 있다.

1. 「의료법」에 따른 "의료인" 자격을 가진 자 및 「응급의료에 관한 법률」에 따른 "응급구조사"
2. 함 · 정장, 항공대장 또는 구조 · 구급책임자가 지정한 해양응급의료시스템 담당자(함정별 2명 이상)
3. 환자 이송 시 동승한 공공의료기관(보건소, 보건지소, 보건진료소 등을 포함한다. 이하 같다)의 소속 의료인 또는 군소속의 군의관, 간호장교 등

② 해양응급의료시스템의 운용자는 해양응급의료시스템을 다른 용도로 사용할 수 없다.

제5조(운용자의 준수사항)

① 운용자가 응급환자의 안전을 위하여 그 업무를 행함에 있어서 응급처치에 필요한 의료장비 · 무선통신장비 및 구급의약품의 관리 · 운용 등 응급환자 이송과 처치에 필요한 사항은 다음 각 호와 같다.

1. 구급 함정 등의 장비는 항상 사용할 수 있도록 점검하며, 장비에 이상이 있을 때에는 지체 없이 정비하거나 교체하고, 출동부터 귀환 시까지 무선통신 개방
2. 환자의 응급처치에 사용한 의료용 소모품이나 비품은 즉시 보충하여야 하며, 유효기간이 지난 의약품 등이 보관되지 않도록 할 것
3. 응급환자를 구급 함정 등에 탑승시킨 이후에는 신속히 이동하여야 하며 관할 상황실에 즉시 보고할 것

② 운용자는 의료법 제19조에 따라 직무상 알게 된 환자의 정보에 대하여 정당한 사유 없이 누설, 변조하거나 공개하여서는 아니 된다.

제6조(운용자 교육)

① 해양경찰청장은 구급 함정 등의 해양응급의료시스템 담당자의 직무수행능력을 향상시키고 원활한 업무 수행을 위하여 다음 각 호에 해당하는 시스템 활용교육, 현장교육을 수시로 실시하여야 하며, 교육 발생필요 시 해양응급의료시스템 담당자에게 우선권을 부여한다.

1. 해양응급의료시스템 및 상황실 응급환자 관제시스템 사용방법

2. 의료장비 및 구급장비 사용방법
3. 해양응급의료시스템을 이용한 의료지도에 따른 수행요령
4. 의료기관 주관, 기초 의료상식 및 응급처치 교육

② 해양경찰청장은 해양응급의료시스템 담당자 중 의료인 또는 응급구조사자가 아닌 자는 2급 응급구조사 양성과정 교육 또는 이에 준하는 교육을 받도록 명할 수 있다.

③ 「응급의료에 관한 법률」 제43조에 따라 해양경찰청장은 응급구조사의 새로운 지식 습득 및 질 높은 구급서비스 제공을 위하여 보수 교육을 매년 실시한다.

제7조(운용자 승계)

① 불가피하게 운용자의 변경이 있을 경우 전임자는 제6조에 따라 교육받은 내용을 후임자에게 인계를 하여야 한다.

② 변경된 운용자는 인수한 장비 및 시설 등에 대하여 이상 유무를 점검하여야 한다.

제3장 시설 · 장비 운용

제8조(구급함정 등의 기준)

① 구급 함정 등의 내부에 설치되는 해양응급의료시스템, 의료장비 및 구급의약품은 환자 이송 및 응급의료를 수행하는데 쉽도록 설계 · 제작하며, 의무실 · 식당 등 응급환자 처치 신속성과 접근성이 쉬운 곳에 비치되어야 한다.

② 구급 함정 등의 설치장소를 고려하여 해양응급의료시스템은 타워형, 매립형, 테이블형 등으로 구축한다.

제9조(구급함정 등의 장비)

① 해양경찰청장은 구급 함정 등에 응급환자에 대하여 응급처치를 할 수 있도록 의료장비 및 구급의약품 등을 갖추어야 하며, 해양원격응급의료시스템의 경우 해양응급의료지원센터 및 관제 상황실과 통신이 가능하도록 서버 · 통신장비를 갖추어야 한다.

② 제1항에 따라 갖추어야 하는 의료장비, 구급의약품, 해양응급의료시스템 등의 기준은 별표 1과 같다.

제10조(구급함정 등의 장비 관리)

구급 함정 등에 설치되어 있는 응급장비는 별지 제1호 서식의 응급장비 등록대장 또는 시스템 상에 기록하고 관리하여야 한다.

제11조(해양응급의료시스템 관리)

① 운용자는 구급 함정 등에 설치되어 있는 해양응급의료시스템의 이상 유무를 점검하고, 의료장비 및 구급의약품 관리를 위하여 주 1회 이상 출동 전 해양응급의료지원센터와 연결, 점검 하여야 한다.

② 해양응급의료지원센터 응급실에 설치된 해양응급의료시스템은 24시간 항시 연결 가능하도록 하여야 한다.

제12조(소모품, 비품 관리)

해양응급의료시스템 담당자는 구급 함정 등의 소모품이나 비품은 유효기간을 확인하여 관리하여야 하며, 보유 수량 및 사용 내용을 해양응급의료시스템 상에 등록하여 관리하여야 한다.

제4장 환자 이송 업무

제13조(운항정보제공)

① 응급헬기 출동 시 운항정보(출동시간, 출동위치 등)를 관내 119구급상황관리센터에 알려야 한다.

② 119구급상황관리센터로부터 닥터헬기 등 관내 다른 기관의 헬기 운항정보를 제공받아 동일한 신고접수건에 대해 다른 응급의료 헬기와 중복출동하지 않도록 한다.

제14조(출동 업무)

① 응급환자 이송 상황 발생 시 다음 사항을 모두 만족할 경우 최우선적으로 닥터헬기 출동을 요청한다.

1. 중증응급환자(별표 2)
2. 사고지점이 배치 병원 반경 70 km내
3. 시계비행가능시간(평일 및 휴일 일출 일몰)

② 불가피한 사정으로 출동이 어려운 경우, 119구급상황관리센터에 이를 즉시 알려야 하며, 닥터헬기 외에도 상황 상 다른 기관 헬기가 출동하는 것이 유리하다고 판단할 경우 다른 참여기관에 헬기출동을 요청할 수 있다.

③ 제1항, 제2항 이외의 구급 함정 등 출동기준은 다음과 같다.

1. 중증응급환자의 경우 항공기 출동을 우선하며, 기상불량 등으로 출동이 불가할 경우 함정이 출동
2. 중증응급환자가 아니라도 사태의 심각성을 고려하여 함정을 대신하여 항공기 출동 가능

④ 응급환자 이송에 관하여서는 다음에 따른다.

1. 응급환자 이송수단은 긴급의 정도와 기상상태 등을 감안하여 구급 함정 등을 지정
2. 관할 해양경찰서 상황센터 또는 신고자에게 문의하여 환자상태 확인
3. 의료장비 및 구급의약품을 준비하고 해양응급의료시스템을 이용하여 의료지도 가능한 해양응급의료지원센터 연결
4. 해양응급의료시스템에 환자를 등록하고 특이사항 입력 후 연결된 해양응급의료지원센터에 환자 접수
5. 지도의사에게 신고 받은 환자상태를 설명하고 지도의사의 의료지도에 따라 필요한 의료장비 및 구급의약품 준비
6. 항공기 이송의 경우는 응급구조사를 편승하여 응급처치 및 이송업무를 수행하되, 의사나 간호사가 탑승한 경우에는 제외

제15조(응급환자 이송 업무)

① 운용자는 사고지점에서 환자를 이송할 경우에는 지도의사의 의료지도에 따르거나 혹은 직접 응급처치를 행하여야 하며, 다음 각 호에 해당하는 업무를 수행하여야 한다. 다만 위급한 상황인 때에는 수행중인 동료경찰관이 다음 제1호, 제2호의 업무를 대신 수행할 수 있으며 제3호의 업무는 의료인 또는 응급구조사에 한한다. 단, 의료인이나 응급구조사가 없는 경우에는 그러지 아니하다.

1. 응급처치자 1인을 제외한 대원이 사고지점 환자상태를 이동형 카메라로 촬영
2. 환자 또는 법정대리인에게 별지 제2호 서식의 해양원격응급의료에 관한 설명 · 동의서에 서명을 받으며, 다만, 긴급한 상황을 고려하여 서명이 불가할 경우 응급의료에 관한 법률 제9조제1항제1호, 제2호에 의거 묵시적인 동의로 인정하고 응급처치를 수행하고 필요시 동영상으로 녹화하여 보관
3. 환자를 구급 함정 등에 이송 후 지도의사의 의료지도에 따라 또는 직접 응급처치를 실시
4. 응급의료행위를 수행하기 위하여 환자상태를 해양응급의료지원센터 및 현장에서 모니터링 가능하도록 환자감시장치 등 연결
5. 해양응급의료시스템 및 의료장비 사용에 대한 자세한 제반사항은 제작사에서 제공한 사용자 매뉴얼 준수

② 생명이 위급한 환자에게 응급의료 또는 응급처치를 제공하여 발생한 재산상 손해와 사상(死傷)에 대하여는 「응급의료에 관한 법률」 제5조의2, 제63조를 따른다.

제16조(출동 및 처치 기록)

① 운용자는 출동사항과 처치내용을 기록하고 저장하여야 하며, 이를 구급차 등의 운용자와 해당 응급환자의 진료의사에게 제출하여야 한다. 다만, 의사 또는 간호사가 탑승한 경우에는 탑승한 의사가 처치기록을 입력할 수 있다. 다만, 의사나 간호사가 탑승한 경우에는 탑승 의사(간호사만 탑승한 경우에는 탑승 간호사)가 출동 및 처치기록과 관련한 임무를 수행하여야 한다.

② 응급환자 이송 업무에서 발생한 동영상 자료, 환자 신상정보, 환자 생체정보 등의 데이터는 서버로 전송하여야 한다.

③ 「응급의료에 관한 법률 시행규칙」 제40조제3항에 따라 출동사항과 처치내용에 관한 기록은 별지 제3호 서식의 출동 및 처치기록지에 기록하거나 시스템 상에 등록, 또는 해당부서의 실정에 맞게 작성하여야 하며 3년간 보존하여야 한다.

제17조(운영실적의 관리)

① 운용자는 출동 및 응급처치에 관한 내용을 해양응급의료시스템 입력 및 별도 양식에 작성하여 관리하여야 한다.

② 해양경찰청장, 지방해양경찰청장은 구급 함정 등의 운영실적을 시스템 상에서 관리하여야 하며, 필요에 따라 별지 제4호의 서식에 따라 관리할 수 있다.

제18조(지도의사)

해양응급의료지원센터는 응급처치를 지도하기 위하여 소속 의사를 해양원격응급의료서비스 지도의사로 지정하여야 한다.

제19조(재검토기한)

해양경찰청장은 「훈령 · 예규 등의 발령 및 관리에 관한 규정」에 따라 이 훈령에 대하여 2017년 7월 1일 기준으로 매 3년이 되는 시점(매 3년째의 6월 30일 까지를 말한다)마다 그 타당성을 검토하여 개선 등의 조치를 하여야 한다.

부칙 〈제130호,2019.7.10.〉

이 훈령은 발령한 날부터 시행한다.

[별표 2]

과태료의 부과기준(시행령 제29조 관련)

1. 일반기준

가. 하나의 위반행위가 둘 이상의 과태료 부과기준에 해당하는 경우에는 그 중 금액이 큰 과태료 부과기준을 적용한다.

나. 위반행위의 횟수에 따른 과태료의 부과기준은 최근 1년간 같은 위반행위로 과태료 부과처분을 받은 경우에 적용한다. 이 경우 기간의 계산은 위반행위에 대하여 과태료 부과처분을 받은 날과 그 처분 후 다시 같은 위반행위를 하여 적발된 날을 기준으로 한다.

다. 나목에 따라 가중된 부과처분을 하는 경우 가중처분의 적용 차수는 그 위반행위 전 부과처분 차수(나목에 따른 기간 내에 과태료 부과처분이 둘 이상 있었던 경우에는 높은 차수를 말한다)의 다음 차수로 한다.

라. 부과권자는 다음의 어느 하나에 해당하는 경우에는 제2호에 따른 과태료 금액의 2분의 1의 범위에서 그 금액을 줄일 수 있다. 다만, 과태료를 체납하고 있는 위반행위자의 경우에는 그러하지 아니하다.

1) 위반행위자가 「질서위반행위규제법 시행령」 제2조의2제1항 각 호의 어느 하나에 해당하는 경우

2) 위반행위가 사소한 부주의나 오류로 인한 것으로 인정되는 경우

3) 법 위반상태를 시정하거나 해소하기 위한 노력이 인정되는 경우

4) 그 밖에 위반행위의 정도, 위반행위의 동기와 그 결과 등을 고려하여 줄일 필요가 있다고 인정되는 경우

마. 부과권자는 다음의 어느 하나에 해당하는 경우에는 제2호에 따른 과태료 금액의 2분의 1의 범위에서 그 금액을 늘릴 수 있다. 다만, 법 제62조제1항에 따른 과태료 금액의 상한을 초과할 수 없다.

1) 위반의 내용 · 정도가 중대하여 응급환자 등에게 미치는 피해가 크다고 인정되는 경우

2) 법 위반상태의 기간이 6개월 이상인 경우

3) 그 밖에 위반행위의 정도, 위반행위의 동기와 그 결과 등을 고려하여 늘릴 필요가 있다고 인정되는 경우

2. 개별기준

위반행위	근거 법조문	과태료 금액(단위: 만원)		
		1차 위반	2차 위반	3차 이상 위반
가. 법 제31조의2를 위반하여 응급의료기관의 지정기준에 따른 시설 · 인력 · 장비 등을 유지 · 운영하지 않은 경우	법 제62조 제1항제1호	300	300	300
나. 법 제31조의5제2항을 위반하여 응급실에 출입하는 보호자 등의 명단을 기록 또는 관리하지 않은 경우	법 제62조 제1항제1호의2	50	75	100
다. 법 제32조제4항을 위반하여 당직전문의등 또는 당직전문의등과 동등한 자격을 갖춘 것으로 인정되는 자로 하여금 응급환자를 진료하게 하지 않은 경우	법 제62조 제1항제2호	100	200	300
라. 법 제33조를 위반하여 예비병상을 확보하지 않거나 응급환자가 아닌 사람에게 예비병상을 사용하게 한 경우	법 제62조 제1항제3호	100	200	300
마. 법 제44조의2제2항에 따른 신고를 하지 않고 구급차등을 운용한 경우	법 제62조 제1항제4호의2	100	200	300
바. 법 제44조의3제1항 및 제2항을 위반하여 말소 통보 또는 신고를 하지 않은 경우	법 제62조 제1항제4호의3	50	75	100
사. 법 제46조의2에 따른 운행연한 또는 운행거리를 초과하여 구급차를 운용한 경우	법 제62조 제1항제4호의4	50	100	150
아. 법 제47조의2제1항을 위반하여 자동심장충격기 등 심폐소생술을 할 수 있는 응급장비를 갖추지 않은 경우	법 제62조 제1항제3호의2	50	75	100
자. 법 제47조의2제2항을 위반하여 자동심장충격기 등 심폐소생술을 할 수 있는 응급장비의 설치 신고 또는 변경신고를 하지 않은 경우	법 제62조 제1항제3호의4	20	40	60

차. 법 제48조 본문을 위반하여 응급구조사를 탑승시키지 않은 경우	법 제62조 제1항제3호의3	50	100	150
카. 법 제39조 또는 제49조제1항부터 제4항까지를 위반하여 준수 사항을 지키지 않거나 출동 및 처치 기록 등에 관한 의무를 이행하지 않은 경우	법 제62조 제1항제4호	50	75	100
타. 법 제51조제3항, 제53조 또는 제54조제3항에 따른 변경허가를 받지 않거나 신고를 하지 않은 경우	법 제62조 제1항제5호	50	75	100
파. 법 제59조를 위반하여 응급구조사 · 중앙응급의료센터 등의 명칭 또는 이와 비슷한 명칭을 사용하거나, 응급환자 진료와 관련된 명칭이나 표현을 사용하거나 외부에 표기한 경우	법 제62조 제1항제6호	50	100	150

[별표 5의2]〈개정 2021.7.7〉

권역응급의료센터의 지정기준(시행규칙 제13조관련)

1. 시설기준 · 장비기준 · 인력기준

가. 시설기준

1) 응급실 시설은 서로 인접하고 다른 의료시설과 구별되어야 하며, 응급실과 응급 전용 중환자실 · 입원실 및 수술실, 검사실 · 중재실 · MRI실 등은 수평 또는 수직으로 바로 연결될 수 있도록 최대한의 근접성을 갖추어 설치 · 운영해야 한다.

2) 감염병환자를 위한 음압격리병상 및 일반격리병상은 응급실 인근에 다른 구역과 분리하여 설치할 수 있으며, 소아환자를 위한 응급실을 별도 운영하는 경우 소아환자 진료구역도 응급실 다른 구역과 분리하여 설치할 수 있다.

3) 응급실 입구 환자 분류소에서 감염의사환자를 선별하고, 일반 응급환자와 동선을 분리하여 음압격리병상 등에서 격리진료를 받을 수 있도록 시설을 갖추어야 한다.

4) 응급실 전용 시설기준

시설	시설기준	비고
가) 환자 분류소	• 환자진입구와 인접하여 설치할 것 • 중증도 분류에 필요한 장비와 비품을 갖출 것 • 충분한 환기가 이루어지도록 할 것	감염의사환자를 위한 마스크 등 보호 장구를 비치할 것
나) 소생실	• 최소 20㎡의 전용면적을 확보하고, 각각의 내변이 3m 이상이 되도록 할 것	환자 진입구 및 구급차출입구와 인접되게 설치할 것
다) 처치실	• 최소 20㎡의 전용면적을 확보하고, 각각의 내변이 3m 이상이 되도록 할 것 • 감염방지를 위해 손세척이 가능할 것	
라) 응급환자 진료구역	• 각 병상마다 상지 · 하지 전동방식 높이조절 기능 및 시각적 차폐 시설을 갖출 것 • 산소와 음압을 공급하는 설비를 갖출 것 • 10병상 이상을 확보할 것	병상 간 간격은 1.5m 이상을 확보할 것
마) 중증응급환자 진료구역	• 출입통제가 가능한 별도의 구역으로 구성하고 무정전 시스템을 갖출 것 • 각 병상마다 상지 · 하지 전동방식 높이조절 기능 및 시각적 차폐 시설을 갖출 것 • 산소, 음압, 고압공기를 공급하는 설비를 갖출 것 • 8병상 이상을 확보할 것	
바) 음압격리병상	• 외부로부터 완전히 밀폐될 것 • 필터링된 급기 · 배기, 음압제어 및 환기가 가능한 시설을 갖출 것 • 각 병상은 1인 격리실로 설치할 것 • 내부 전체를 관찰할 수 있는 창문 또는 폐쇄회로 텔레비전(CCTV)을 설치할 것 • 개인보호장비를 착용하거나 손세척을 할 수 있는 전실을 갖출 것 • 2병상 이상을 확보할 것	일반격리병상은 중증응급환자 진료구역 병상 수에 포함됨
사) 일반격리병상	• 외부로부터 완전히 차폐될 수 있을 것 • 각 병상은 1인 격리실로 설치할 것 • 내부 전체를 관찰할 수 있는 창문 또는 폐쇄회로 텔레비전(CCTV) 설비를 갖출 것 • 3병상 이상을 확보할 것	
아) 소아응급환자 진료구역	• 각 병상마다 시각적 차폐 시설을 갖출 것 • 산소와 음압을 공급하는 설비를 갖출 것 • 3병상 이상을 확보할 것	• 소아전문응급센터가 아닌 경우에만 적용 • 병상 간 간격은 1.5m 이상을 확보할 것

<table>
<tr><td>자) 방사선실
• 일반촬영실
• CT촬영실</td><td>• 신체 전 부위 촬영이 가능할 것
• 산소와 음압 공급설비를 설치할 것</td><td>중증응급환자 진료구역 인근에 설치할 것</td></tr>
<tr><td>차) 응급전용 입원실</td><td>• 30병상 이상을 확보할 것
• 병상당 4.3㎡ 이상의 공간을 확보할 것</td><td rowspan="2">당일 응급의료 책임자가 입원 · 퇴원을 결정할 것. 다만, 전문진료과 중환자실 병상인 경우 입퇴원시 당일 응급의료 책임자의 동의를 받을 것
• 전문진료과 중환자실 내 병상은 응급전용임을 표기하고 환자 대장을 관리할 것</td></tr>
<tr><td>카) 응급전용 중환자실</td><td>• 20병상 이상을 확보할 것. 다만, 20병상 중 10병상은 전문진료과의 중환자실내 응급전용 중환자 병상을 지정하여 운영할 수 있다.
• 「의료법 시행규칙」 별표 4의 중환자실 규정을 준수할 것</td></tr>
<tr><td>타) 응급전용 수술실</td><td>• 병원 내 수술실 중 하나를 응급환자 전용으로 지정하여 사용할 것
• 응급환자 전용 수술실이 사용 중인 경우, 별도의 수술실 1실을 응급환자 전용으로 지정하여야 함</td><td>응급전용 수술실 사용권한을 당일의 응급의료 책임자에 부여할 것</td></tr>
<tr><td>파) 보호자 면담실</td><td>• 외부로부터 시청각적으로 차단할 수 있을 것
• 환자의 상태 설명을 위한 시설을 갖출 것</td><td></td></tr>
<tr><td>하) 전용 주차장</td><td>• 응급실 입구에 인접하고, 평면으로 연결되어 있어야 할 것
• 응급환자 전용 표기가 되어 있을 것</td><td>구급차 2대 이상 주차 공간을 확보할 것</td></tr>
<tr><td>거) 보호자 대기실</td><td>• 최소 100㎡의 전용면적을 갖출 것
• 입원환자의 인원수에 따라 면적을 조정할 수 있음</td><td>30명 이상이 동시에 대기할 수 있는 공간으로 편의시설 설치가 가능할 것</td></tr>
<tr><td>너) 회의실</td><td>20명 이상을 수용하여 교육 · 회의할 수 있도록 시청각 기자재 등을 갖출 것</td><td rowspan="2">• 질 관리를 위한 컨퍼런스 등을 수행할 것
• 응급실과 인접하지 않은 공간에 설치 가능함</td></tr>
<tr><td>더) 재난 및 응급의료 지원실</td><td>재난, 교육, 의료지도 등 권역 내 응급의료 업무를 하기에 충분한 공간을 확보할 것</td></tr>
</table>

5) 의료기관 시설기준

<table>
<tr><th>시설</th><th>시설기준</th><th>비고</th></tr>
<tr><td>가) 검사실</td><td>• 혈액성분검사(CBC), 혈액화학검사(Chemistry), 동맥혈가스분석(ABGA) 및 요검사(U/A)가 가능할 것
• 심근효소검사, 혈액응고검사가 가능할 것</td><td rowspan="2">• 24시간 운영할 것
• 응급환자에 우선 사용되도록 할 것</td></tr>
<tr><td>나) MRI실</td><td>• 신체 전 부위의 촬영이 가능할 것
• 산소와 음압을 공급하는 설비를 설치할 것</td></tr>
</table>

다) 중재실	• 위내시경실, 담관내시경실, 기관지내시경실 각각 1실 이상 갖출 것 • 혈관조영실, 심혈관조영실 각각 1실 이상 갖출 것 • 각 시설은 산소와 음압을 공급하는 설비를 설치할 것	
라) 혈액은행	• ABO 및 Rh Typing, 교차 시험(Cross Matching), Coomb's Test 검사가 가능할 것	
마) 주산기 시설	• 신생아실을 갖출 것 • 분만실을 갖출 것	

나. 장비기준

1) 응급실 전용 장비

품명	개수(단위: 개)						비고
	일반 구역	소아 구역	중증 구역	소생실 · 처치실	중환자실	격리 병상	
가) 12유도 심전도기	1		1				
나) 심장충격기	1	1 (소아용 패드 구비)	1	1	2	1	전원연결 없이 사용, 동기화 심전환 가능할 것
다) 인공호흡기			5병상당 1	1실당 1	3병상당 1	5병상당 1	호흡방식 조절 가능, 경고장치가 있을 것
라) 무영등				1실당 1			
마) 이동 X-선 촬영기	1					1	
바) 이동식 초음파 검사기	1						심초음파검사 가능할 것
사) 환자 감시장치	5병상당 1	5병상당 1	1병상당 1	1실당 1	1병상당 1	1병상당 1	심전도, 혈압, 혈중산소포화도 측정이 가능할 것
아) 이동환자 감시장치	1						
자) 기도흡입기	1병상당 1	1병상당 1	1병상당 1	1실당 1	1병상당 1	1병상당 1	

차) 산소량 조절장치	1병상당 1	1병상당 1	1병상당 1	1실당 1		1병상당 1	
카) 급속혈액가온주입기			1		1		
타) 정맥 주입기	5병상당 1	5병상당 1	1병상당 1	1실당 1	1병상당 1	1병상당 1	약물 투여량의 정량 조절이 가능, 경고장치가 있을 것
파) 보온포				1실당 1	1		가온이 가능할 것
하) 중심체온 조절유도기				1			
거) 심부체온 측정장비				1			
너) 이동 심근효소측정기			1				
더) 연령별 기도확보 장비 및 보조호흡 도구		1					
러) 소아를 위한 기타 연령별 기구 · 소모품		1					
머) 무선장비 및 전산장비	1						TRS 단말기 구비, 응급의료정보 입력 · 조회
버) 구급차	특수구급차 1대 이상을 포함한 구급차 2대						응급실과 교신할 수 있는 장비를 갖출 것

2) 의료기관 내 확보해야 하는 장비

장 비	기 준
가) 뇌압감시장비	24시간 사용이 가능해야하며, 응급환자에 우선적으로 사용될 수 있게 할 것
나) 인공심폐순환기(ECMO)	
다) 지속적 신 대체 요법(CRRT) 장비	
라) 인큐베이터	

다. 인력기준

• **응급실 전담 인력기준**

인 력	인력기준	비 고
가) 의사	• 응급실 전담 응급의학전문의: 5명 이상 • 소아응급환자 전담전문의: 1명 이상 ※ 소아응급환자 중심으로 진료 • 응급실 전담전문의: 전년도 응급실 내원 환자수가 30,000명을 초과하는 경우, 1명을 확보하고 매 10,000명마다 1명을 추가 확보할 것 ※ 소아응급환자 전담전문의는 응급실 전담전문의 수에 포함 ※ 응급실 전담전문의는 응급의학과, 내과, 외과, 정형외과, 신경외과, 신경과, 흉부외과, 소아청소년과, 마취통증의학과, 영상의학과 전문의 중에서 확보할 것	• 응급실 중환자 진료구역 내에는 24시간 응급의학전문의 1명 이상이 상주할 것 • 응급실 일반 진료구역 내에는 24시간 의사 1명 이상이 상주할 것 ※ 소아전문응급센터인 경우 소아응급환자 전담전문의는 별표 6의 기준을 별도 적용
나) 간호사	• 응급실 전담 간호사 25명 이상 • 소아응급환자 전담 간호사 1명 이상 확보 • 전년도 응급실 내원 환자수가 30,000명을 초과하는 경우 3명을 추가 확보하고, 매 5000명마다 3명을 추가 확보할 것 ※ 소아응급환자 전담 간호사는 내원 환자당 추가 확보해야 하는 응급실 전담 간호사 수에 포함	• 응급전용 중환자실 및 응급전용 입원실과 별도로 할 것 ※ 소아전문응급센터인 경우 소아응급환자 전담간호사는 별표 6의 기준을 별도 적용
다) 응급구조사	• 재난, 교육, 전원관리 등을 위해 1급 응급구조사 5명 이상 • 구급차 운영을 위해 구급차 1대당 2명 이상	구급차 및 관련 인력은 위탁하여 운영할 수 있을 것
라) 그 밖의 인력	• 간호사, 응급구조사 또는 보건의료정보관리사의 면허 · 자격을 가진 사람 2명 이상	• 응급의료 정보 관리 및 제공 업무를 전담할 것
	• 응급의료종사자 및 환자의 안전을 위한 청원경찰 또는 경비원 등의 보안인력 1명 이상	• 24시간 응급실 전담으로 1명 이상이 상주할 것

2. 일반 운영기준(법 제26조제2항에 따른 권역응급의료센터의 업무)

가. 권역응급의료센터의 장은 응급환자의 진료를 위해 응급실과 각 전문진료과의 당직 인력을 확보하고 관련 부서 간 협력체계를 가동해야 한다.

나. 권역응급의료센터의 장은 불시에 발생하는 중증응급환자를 수용하기 위하여 중환자실과 일반병동의 예비병상, 응급전용 수술장 등을 확보해야 한다.

다. 권역응급의료센터의 장은 가용가능한 응급의료 자원의 현황, 주요 응급질환별 수용가능 여부, 응급환자의 내원 및 퇴실에 대한 정보를 보건복지부장관이 정하는 바에 따라 중앙응급의료센터로 전송해야 한다.

라. 권역응급의료센터의 장은 감염의사환자의 선별, 음압격리병상 등 감염예방 시설의 운영, 동선분리 및 감염예방활동, 보호자 및 방문객 출입통제 등 응급실 감염예방 및 확산방지를 위한 지침을 마련하고 시행되도록 해야 한다.

마. 권역응급의료센터의 장은 가목부터 라목까지의 조치 및 제18조의3에 따른 중증도 분류의 지도 및 시행을 위해 당일 근무하는 응급실 전담전문의 중 응급의료 책임자를 지정해야 한다.

바. 제18조의3에 따른 중증응급환자가 내원하면 응급실 전담전문의가 직접 진료해야 한다. 다른 전문진료과목 전문의의 진료가 필요한 경우 「응급의료에 관한 법률」 제32조에 따라 호출해야 하며, 호출된 전문의는 해당 환자를 신속히 진료해야 한다.

사. 중증응급환자를 다른 의료기관으로 이송하는 것을 최소화하되, 불가피하게 이송하는 경우 당일의 응급의료 책임자와 해당 진료과목 전문의가 직접 이송을 결정해야 하며, 이를 중앙응급의료센터에 통보해야 한다.

아. 마목 및 바목에 따른 중증응급환자의 적정시간 내 진료, 다른 의료기관에서 이송되어 온 중증응급환자의 적극적 수용 등에 대하여, 법 제17조에 따라 보건복지부장관이 실시하는 평가를 매년 통과해야 한다.

자. 응급실 근무자 등은 소속, 전문과목, 면허 · 자격, 성명이 표기된 이름표를 달아야 하며, 면허 · 자격에는 전문의, 레지던트, 인턴, 간호사, 응급구조사 등이 구체적으로 표기되어야 한다.

차. 중증응급환자에 대한 책임 진료와 권역 내 재난 · 교육, 구급대에 대한 의료지도 등 그 밖에 권역응급의료센터의 운영에 관한 세부적인 사항은 보건복지부장관이 정한다.

카. 법 제15조의2에 따른 비상대응매뉴얼에 규정된 다수사상자 발생 시 즉시 출동할 수 있는 팀을 3개 이상 조직하되, 각 팀은 의사 1명 이상, 간호사 또는 응급구조사 2명 이상, 행정 업무를 담당하는 사람 1명 이상으로 각각 구성한다.

■ 응급의료에 관한 법률 시행규칙 [별표 7의3]〈개정 2020.2.28〉

정신질환자응급의료센터의 지정 기준(제17조의3제1항 관련)

1. 시설 기준

「정신건강증진 및 정신질환자 복지서비스 지원에 관한 법률 시행규칙」 별표 3에 따른 시설과 다음 표에 따른 시설을 모두 갖출 것

시설	기준
가. 응급전용 입원실	「정신건강증진 및 정신질환자 복지서비스 지원에 관한 법률」 제50조에 따라 입원하는 환자(응급실에서 진료를 받은 후 입원하는 환자로 한정하며, 이하 "응급입원환자"라 한다) 2명 이상을 수용할 수 있을 것
나. 응급전용 보호실	1개 이상. 이 경우 자해 및 폭행 등을 예방할 수 있는 안전장치를 갖추어야 한다.
비고 정신질환자응급의료센터로 지정을 받으려는 응급의료기관의 응급실 외의 공간에 응급전용 입원실과 응급전용 보호실을 두려면 응급의료기관의 정신건강의학과 등 병동의 일부 입원실과 보호실을 응급전용 입원실과 응급전용 보호실로 지정해야 한다.	

2. 인력 기준

인력	기준
가. 정신건강의학과전문의	최소 2명을 두고, 응급입원환자가 30명을 초과하는 때에는 응급입원환자 15명당 1명을 두되, 그 끝수에는 1명을 추가한다. 이 경우 정신건강의학과전공의 1명은 정신건강의학과전문의 0.5명으로 본다.
나. 간호사	응급입원환자 4명당 1명을 두되, 그 끝수에는 1명을 추가한다.
비고 1. 정신질환자응급의료센터에는 정신건강의학과전문의 또는 정신건강의학과전공의 1명 이상이 항상 근무하고 있어야 한다. 2. 정신질환자응급의료센터의 인력은 「정신건강증진 및 정신질환자 복지서비스 지원에 관한 법률 시행규칙」 별표 4에서 입원환자 수에 따라 두는 인력에 포함될 수 있다.	

[별표 15]

구급차등의 운용위탁에 대한 기준 및 절차(제36조 관련)

1. 구급차등의 운용을 위탁한 의료기관과 그 위탁을 받은 자는 위탁 구급차등의 등록번호, 응급환자이송업 허가번호, 구급차등 운용 신고번호, 운용 인력의 명단 및 자격 등을 위탁계약서에 명시하여 작성하여야 한다.

2. 구급차등의 운용을 위탁한 의료기관은 그 위탁을 받은 자에 대하여 다음 각 목의 사항을 6개월에 1회 이상 정기적으로 지도 및 점검하여야 한다.

가. 「구급차의기준및응급환자이송업의시설기준등기준에관한규칙」의 준수 여부

나. 수탁기관 소속 응급구조사가 별표 13에 따른 응급구조사의 준수사항을 지켰는지 여부

다. 법 제43조에 따른 보수교육 이수 여부

3. 구급차등의 운용을 위탁받은 자는 위탁 의료기관의 구급차등 운용이 필요한 경우 즉시 운용이 가능하도록 하여야 한다.

4. 구급차등의 운용을 위탁받은 자는 이를 위탁한 의료기관의 장에게 위탁 구급차등의 월별 운행기록을 매월 10일까지 제출하여야 한다.